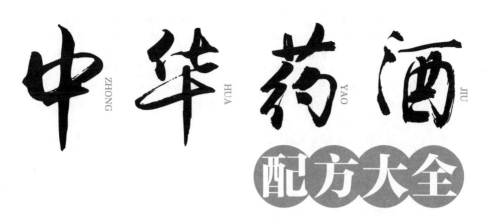

中华药酒

ZHONG　HUA　YAO　JIU

配方大全

刘步平　陈宏斌 —— 主编

U0194930

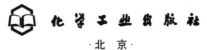

化学工业出版社

·北京·

药酒在我国的使用历史已超过几千年，是人们防病治病、养生保健、延年益寿的佳品。本书精心选取了疗效确切的药酒配方 1200 多首，既有内服方，也有外用方。书中详细介绍了具有养颜嫩肤、祛斑增白、降脂减肥、养脑益智、强筋壮骨、延年益寿等功效的保健药酒配方，以及临床心血管科、消化科、妇科、男科、骨伤科等各科常见病的药酒验方，每首配方都介绍了原料、制作、功效、主治等内容。书中还介绍了药酒制作和使用时的注意事项。本书可为养生保健爱好者选用药酒提供指导，也可为医疗、科研、生产单位等人员研究开发药酒提供参考。

图书在版编目（CIP）数据

中华药酒配方大全/刘步平，陈宏斌主编. —北京：化学工业出版社，2017.1 （2024.11重印）
ISBN 978-7-122-28739-7

Ⅰ.①中… Ⅱ.①刘…②陈… Ⅲ.①药酒-配方-中国
Ⅳ.①R289.5

中国版本图书馆 CIP 数据核字（2016）第 314842 号

责任编辑：陈燕杰　　　　　　　装帧设计：尹琳琳
责任校对：王素芹

出版发行：化学工业出版社（北京市东城区青年湖南街 13 号　邮政编码 100011）
印　　装：河北延风印务有限公司
710mm×1000mm　1/16　印张 24¼　字数 478 千字　2024 年 11 月北京第 1 版第 11 次印刷

购书咨询：010-64518888　　　　　　售后服务：010-64518899
网　　址：http://www.cip.com.cn
凡购买本书，如有缺损质量问题，本社销售中心负责调换。

定　　价：56.00 元　　　　　　　　　　　　　　版权所有　违者必究

本书编写人员

主　　编　刘步平　陈宏斌

副 主 编　方春平　陈思达

编写人员（按姓名笔画排序）

　　　　王丽伟　方春平　刘步平　李　静

　　　　李深情　何　渊　陈义娇　陈宏斌

　　　　陈思达　胡秋兰　夏春玲　钱丽欢

　　　　黄丽军

酒有"通血脉、行药势、温肠胃、御风寒"等多种作用，被奉为"百药之长"，或用于炮制中药，或用于冲服药物，或用于制作酒剂，显示出强大的功效。

药酒是将中药有效成分溶解在酒中而制成的日常佳品，既发扬了酒的独特之处，又集中了中药的特异功效，还兼有取材容易、制作简单、加减灵活、费用低廉、服用方便、疗效可靠、便于储存等多种优势，内服、外用均宜，急症、久病皆可，特别是对一些顽疾难症其疗效更为显著，受到历代医家的重视和广大群众的欢迎，被广泛应用于防病治病、养生保健等各个方面，已成为祖国医学的重要组成部分。

数千年来，经过历代前辈先贤的不懈努力，中华民族在药酒运用方面积累了丰富的经验，形成了数万种药酒，其中很多因为选料讲究、配方独到、做工精细、疗效神奇而大受追捧，至今在国内外医疗保健市场仍享有极高的声誉。随着经济社会的发展和文化生活的提高，制作和使用药酒不再只是治病保健的需要，更成为时尚举动，受到越来越多人士的青睐。

为了使药酒文化爱好者掌握各种药酒的配制技术，使药酒这种"简、便、廉、验"的养生治病品更好地惠及大众，我们浏览历代医家名贤的论文著作，集纳中华古今的各种药酒配方，本着安全、高效、实用、易制的原则，结合自身治病经验和养生心得，取其精华，慎加筛选，详加考证，编撰此书。

本书详细介绍了养颜嫩肤、祛斑增白、乌须黑发、生发护发、降脂减肥、养脑益智、强筋壮骨、强身健体、延年益寿九类常用的养生药酒名方，以及呼吸科、消化科、心血管科、血液科、泌尿科、神经精神科、内分泌科、传染科、外科、妇科、男科、儿科、骨伤科、皮肤科、眼科、耳鼻喉科及口腔科、肿瘤科等临床各科常见病的惯用药酒验方1000余首，推荐了醒酒解酒便方近百首，每首配方都介绍了原料、制作、功效、主治、注意、来源六方面的内容，以便按需索用。书中涉及的每一味中药，也都按《本草纲目》、《中药大辞典》等规范使用，具备较高的科学性。

本书条理清楚，叙述规范，语言精练，配方实用，用药精到，可供养生保健爱好者根据实际情况选用药酒参考，也可为医疗、科研、生产单位等研究开发药酒提供参考。值得注意的是，药酒在养生治病方面虽然特色优势明显，但并不适用于所有病症，且中药存在同名异物现象，因此不懂医者要在中医师指导下使用，拿不准的中药还应咨询中药师意见，以便切合病情。

　　书中的疏漏之处在所难免，敬请广大读者与专家赐教，以便订正，是为至盼。

作者
二〇一七年一月于四知斋

目录

第一章　药酒配制知识

第二章　养生药酒

·第三章·
治病药酒

• 第四章 •
家用解酒便方

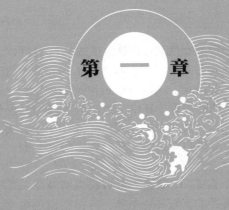

第一章

药酒配制知识

第一节 药酒的起源与发展

所谓药酒，就是将药物用酒类(酒精)浸制后形成的澄明液体，简单说就是含有药物的酒。既然制作药酒先得有酒，那么药酒自然不会早于酒出现了。

关于酒的起源，至今众说纷纭。先后出现过仪狄造酒说、杜康造酒说、神农造酒说、酒星造酒说、猿猴造酒说等。其中，比较有意思的是仪狄造酒说，讲的是夏禹时代有个造酒师叫仪狄，做了一种美酒（叫做"醪"），喝起来甘醇，以为奇功一件，就献给了大禹。没想到大禹喝完酒后做了两个判断：一是仪狄溜须拍马必须疏远；二是有人会以酒亡国。后来商纣王确实因为"酒池肉林"（用酒装满池子、把肉挂满树林）亡了国。仪狄造酒说听起来有意思，其实并不准确。据孔子的后代孔鲋考证，大禹的前两任——帝尧、帝舜都很能喝酒。显然，早在大禹之前，已经有人会造酒了。可见，仪狄并不是酒的发明者，很可能他只是一位造酒师（民间工匠或政府官员），总结前人经验，完善酿造方法，最终酿出了甘美的酒醪。考古挖掘也发现，龙山文化早期（大约5000年前）已有谷物酿酒。因此，可以判定，酒在我国的使用历史至少有5000多年。

将酒和药物结合起来运用，是我国劳动人民的一大创举。早在殷商时期，我们的祖先就知道了制作药酒的方法（如用郁金制成"鬯"）。到了周代，朝廷委派专门官员——"酒正"、"食医"，将酒纳入了医疗保健品管理。到了秦汉年间，现存最早的中医经典——《黄帝内经》不仅载有药酒配方（如"鸡矢醴"），还有专篇论述酒与防病治病的关系（"汤液醪醴论"）；长沙马王堆汉墓出土的《五十二病方》也有许多药酒治病的记载，同墓出土的《养生方》、《杂疗方》还有关于药酒酿制工艺的记载，其中《养生方》"醪利中"的第二方包括药酒制作过程、服用方法、功能主治等内容，是我国酿制药酒最早的完整记载。

到汉代，药酒被认为特别适合治疗肠胃疾病，如《史记·扁鹊仓公列传》提出"其在肠胃，酒醪之所及也"；药酒也被用于外科手术麻醉，如《列子·汤问篇》记载，扁鹊用毒酒"迷死"鲁公扈、齐婴二人，剖胸探心；还出现了最早的药酒医案，如西汉名医淳于意用三石药酒治愈济北王"风蹶胸满"、用莨菪酒治愈甾川王美人"难产症"。同时，药酒配方进一步增加。如《伤寒杂病论》收录了红蓝花酒、麻黄醇酒汤、瓜蒌薤白白酒汤等药酒名方。

魏晋南北朝，药酒的制作方法不断完善，开始用药曲酿酒，堪称酿酒史上的独创。如《齐民要术》对药酒特别是浸药专用酒的制作，从曲的选择到酿造步骤都做了说明，提出了热浸药酒的新方法。《肘后备急方》载有海藻酒、桃仁酒、金牙酒、猪胰酒等药酒配方，列有浸渍、煮等制作药酒的方法。《本草经集注》对药酒的浸制方法进行了论述，指出 71 种药物不宜浸酒。在这一时期，药酒的制作技术开始传到日本、朝鲜、印度等国家，出现了用药酒行刑和平叛的记载。如北魏高祖太和二十年，废太子恂被"椒酒"麻醉后处死。

在隋唐时期，药酒种类更多，运用范围更广，使用经验渐增。其中，《千金方》记载最丰，收录药酒配方 80 多首，涉及补益强身、内科、外科、妇科等方面，对药酒的毒副作用有一定认识，研制出了治疗饮酒头痛、中毒等方面的方剂。《千金翼方·诸酒》是现存最早的药酒专论，载有药酒方 20 首，强调"冬宜服酒，至春宜停"。《外台秘要》设"古今诸家酒方"，收录药酒处方 11 首、药酒医案 2 个，对药酒的酿造工艺进行了详细记述。

宋元时期对药酒的认识上升到了新阶段，不仅提出药酒能养阳通脉、适合治疗病久邪深的疾病（《圣济总录·治法·汤醴》），而且强调药酒少饮为佳、过度伤生（《饮膳正要》）。在这一时期，发明了隔水加热的煮酒法，提出了加热杀菌贮存药酒（比欧洲早数百年），出现了我国现存最早的论酒专著——《酒经》（又名《北山酒经》）；而且药酒种类大大增加，《太平圣惠方》、《圣济总录》、《太平惠民和剂局方》、《三因极一病证方论》、《普济本事方》、《严氏济生方》等均载有药酒配方，数量达数百种。同时，出现了养身延年、美容保健等方面的药酒。如《养老奉亲书》、《饮膳正要》、《御药院方》等就收载了许多适合老年人服用的养生保健药酒。在元都北京，羌族的枸杞酒、地黄酒，大漠南北各地的鹿角酒、羊羔酒，东北各族的松节酒、松根酒、虎骨酒，南方的五加皮酒、茯苓酒，西南的乌鸡酒、腽肭脐酒等也曾流行一时。

到明代，药酒使用更加广泛，不仅宫廷建有御酒房，出现了"满殿香"等名噪京城的宫廷养生保健酒，而且作坊还制有成品药酒出售，形成了正月椒　酒、端午菖蒲酒、中秋桂花酒、重阳菊药酒等传统节令酒，深受群众喜爱。同时，药酒配方继续增加。《普济方》、《奇效良方》、《医学全录》、《证治准绳》、《本草纲目》等都收载有大量的药酒配方，既有前人经典之作，又有时人创新之举。其中，《本草纲目》辑录药酒方 200 多首，仅《谷部·卷二十五·酒》就列举药酒69 种，对药酒的制作和服法作了精辟论述。此外，《医方考》收载药酒 7 种，《扶寿精方》收载药酒 9 种，《万病回春》、《寿世保元》收载药酒近 40 种。这些药酒大多以烧酒为基质酒，与先前用黄酒作基质酒明显不同。

至清代，药酒又有新发展，配方数量继续增长。《医方集解》、《随息居饮食谱》、《医宗金鉴》、《良朋汇集经验神方》、《同寿录》等均录有新创制的药酒方。药酒除了用于治疗疾病之外，养生保健酒更是盛极一时，宫廷补益酒空前发达。其中，乾隆帝经常饮用的松龄太平春酒，对老年人诸虚百损、关节酸软、纳食少味、夜寐不实诸症均有治疗作用；清宫御制的夜合欢酒，对脑卒中挛缩等症有良好的治疗作用。至此，药酒已发展成为比较完善和成熟的一种养生治病方法。

民国时期，由于战乱频繁，加之当局大肆扼杀中医，药酒备受冲击，少有进展。

中华人民共和国成立后，中医药事业得到空前发展，药酒研制工作取得长足进步：一是文献整理取得新进展，出版了《中华药酒谱》、《中国药酒大全》、《中国药酒》、《药酒配方 800 例》等专项著作，更加方便药酒的推广；二是理论认识逐渐加深，通过临床研究和实验研究，对五加皮酒、十全大补酒、史国公药酒、龟龄集酒等传统中药名酒的药理、毒理、有效成分等有了全新认识，为其拓展应用、增强疗效提供了依据；三是药酒品种增加，根据市场需要，研发出清宫大补酒、十全大补酒、金童常乐酒、罗汉补酒、藿香正气水、大黄酒等多种新药酒，受到国内外欢迎；四是制备工艺改进，发明了渗漉法等制酒新工艺，大大降低了药酒的制作成本，增强了药酒的作用效果；五是质量标准严格，药酒规范被收入药典，国家中医药管理局也公布了允许制作药酒的中药，药酒生产逐步转向标准化和工业化，不仅逐渐满足了人民群众的需要，并且打入了国际市场，博得了国际友人的欢迎。

可以预见，随着人们生活水平的提高和现代科技的发展，在各界共同努力下，必将产生更多更好的药酒，为人类健康事业作出更新更大的贡献。

第二节 | 药酒的作用与特点

一、作用

我国传统医药学认为，酒为水谷之气，味辛、甘，性热，有小毒，入心、肝、肾三经，有畅通血脉、活血行气、祛风散寒、通络止痛、健脾养胃、杀虫辟瘟、消冷积、厚肠胃、促消化及引药上行、助运药力等多种作用，能通行经络、上窜巅顶、外达皮腠、旁通四肢，既可以直接作为药，治疗寒滞经脉、瘀血内阻、风湿痹阻等引起的痛证、痹证、痿证、诸虚劳损、精神不振、肢体疼痛拘挛、胸痛彻背、劳累后体倦神乏等多种疾病；也可以用来炮制药物，增强药物温阳散结、活血逐瘀的作用，反佐或缓和苦寒药物的药性，减少一些药物的不良反应；还可以与其他药物制成药酒，用来防病治病、养生保健、延年益寿。

现代研究证实，酒对人体各个系统都有影响，总体而言，适量饮酒对人类健康具有以下 5 种益处。

（一）营养机体

虽然白酒含乙醇较多，营养价值有限，但黄酒、葡萄酒、啤酒等都含有比较丰富的营养成分。其中，黄酒含有糖分、糊精、有机酸、氨基酸和多种维生素等，氨基酸的数量、种类更是酒中之冠，营养价值极高。葡萄酒含葡萄糖、果糖、戊糖、多种氨基酸、维生素 C、维生素 D 等营养成分，营养价值与新鲜水果近似，此外，还含有多种有机酸、矿物质等。啤酒含有糖类、蛋白质、17 种氨基酸、多种维生素,以及钙、磷、铁等微量元素,1升啤酒可为人体提供1776千焦热能,与4只鸡蛋或500克牛奶近似,营养极为丰富,享有"液体面包"的美誉。

(二) 促进消化

现代研究证实,酒精含量在10%左右时能增加胃液和胃酸分泌,促进消化,提高食欲。国外实验发现,适量饮酒60分钟后,人体内胰岛素明显增多。饭前适量饮酒,可增强胃肠道对食物的消化和吸收,弥补中老年人消化功能降低的缺陷。

(三) 改善循环

适量饮用葡萄酒,能使血中的高密度脂蛋白增加,有利于胆固醇从动脉壁输送至肝脏,并能促进纤维蛋白溶解,减少血小板聚集和血栓形成,起到活血化瘀的作用,可减少冠心病发生和猝死的机会。

(四) 畅达情志

如果人们长期处在孤独和紧张的状态,很容易发生疾病。少量饮酒能减弱大脑皮层的抑制功能,起到消除疲劳、振奋精神、减少抑郁、调节心理的作用,有助于缓和人的忧虑和紧张心理,增强安定感,提高生活兴趣,对老年人尤其如此。日本的一些养老院针对不少老年人易发怒、易不满、孤独不快,以及其他令人费解的古怪性情,用一二杯酒代替通常服用的镇静药物和心情舒展药物,结果养老院的气氛豁然开朗,洋溢出一派和睦气氛,而且睡眠差的老人从以前的40%下降到了18%。

(五) 延年益寿

许多研究显示,适量饮酒者比滴酒不沾者健康长寿。对老年人而言,少量饮酒更是健身灵丹。美国的生物统计学者为了证实这一事实,对94对兄弟进行了长期的追踪调查,结果表明适量饮酒者要比不饮酒者长寿。最后由于不饮酒的那组对象都已去世,追踪调查才不得不终止。调查同时表明,长寿的主要原因是心血管疾病的发生概率较低,即使曾经饮酒后来戒酒的人,也要比从不饮酒者患心脏病的概率低。

二、特点

药酒之所以运用广泛,除了对人类健康具有多种益处外,还因为他与其他药物相比,具有以下8个鲜明的特点。

(一) 配制简单

药酒的配制方法十分简单,容易掌握,而且配制过程中不需要特殊的器具和条件,适合群众在家制作。

(二) 加减灵活

药酒配方保留了汤剂的特点,可根据季节气候、地域环境、个体体质、病情进展等具体情况加减调整，使用灵活。而且，药酒是均匀溶液，单位体积内的有效成分相对固定，按量服用，治疗用量比汤剂更易调节。

（三）应用广泛

药酒有防治并举的特点，适合预防、治疗、康复、保健、美容等各个方面，临床可治疗内科、外科、妇科、儿科、皮肤科、骨伤科、五官科、肿瘤科等多科疾病，急性病和慢性病均可使用。尤其是保健类药酒，多有滋补气血、温肾壮阳、养胃生精、强心安神之功，平时服用可调理脏腑、气血、阴阳偏失，增强人体的免疫功能和抗病能力，防止病邪对人体的侵害，发挥保健作用；病时服用又能祛除病邪，促进病体早日康复。

（四）滋味可口

多数中药滋味苦涩，一些药物如白花蛇、五灵脂等还有腥膻之味，难以下咽。酒能消除或掩盖这些药物的不良气味，方便下咽，而且多数药酒加有糖和蜂蜜，能纠正异味，改善口感，服用舒适，因此服用药酒既没有"良药苦口"的烦恼，也没有打针补液的痛苦，给人带来的是一种独特的享受，无论是好酒者还是不好酒者都乐于接受。

（五）吸收迅速

中医认为酒入血分，有宣行走窜之性，能加速血液循环，使药物中的有效成分无需经过消化道吸收，即透过消化道黏膜，直接进入血液循环，更快地发挥治疗作用，尤其适合于急需用药的人。研究表明，药酒一般比汤剂的治疗作用快4~5倍。

（六）药效较强

酒有引经作用，能引导诸药直达病所，选择性地治疗某经病变。如"大黄酒浸入太阳经，酒洗入阳明经（《汤液本草》）"。同时，酒是一种有机溶剂，具有良好的穿透性，容易进入药材的组织细胞中，溶解大部分水溶性物质和需要非极性溶剂的有机物质，最大限度地保留药物中的生物活性物质，提高有效成分的浓度。

（七）服用便捷

由于药酒能使中药的有效成分充分溶解，因此其有效剂量比汤剂、丸剂都要小，使用起来比较方便，而且内服、外用均可，避免了每天都要煎煮汤药的麻烦，省时省力，随用随取，特别适合于生活紧张，以及慢性病、体质差等需长期服药的患者使用。

（八）便于储存

药酒的盛装器具多无特殊要求，剂量可浓缩，且酒有杀菌防腐作用，含20%的酒精即能防腐，含40%以上的酒精可延缓多种药物成分的水解，比其他剂型的药物更稳定，只要配制适宜、遮光密封保存，即使经历较长时间，也不易腐败变质。

第三节 制作药酒的准备

制备高质量的药酒，必须严格把好从准备到制作的每一个环节。其中，制备准备包括选好药酒方、中药材、基质酒、制酒器、制酒时令五个方面，这是保证药酒质量的前提。

一、药酒配方

通常，不同基质酒有不同作用，不同药物也有不同作用。因此，制作药酒前，先要在中医师的指导下，选好药酒配方。其中，养生保健酒要适时饮用、因人制宜，根据个体体质特点在不同时节饮不同的药酒，如除夕饮屠苏酒益气温阳、避除疫疬，重阳节饮菊花酒抗老防衰，夏季饮杨梅酒预防中暑等；制作理伤疗疾酒，则要根据疾病的中医证型和发展阶段选用合适的配方。

二、入酒药物

药物质量直接影响药酒质量。制备药酒要尽量选用品种纯正道地的上等药物，既不能乱用假冒伪劣药物，也不能随意减少药物，或使用腐败变质药物。对处方中的生僻药物，务必弄清品名、规格和用量，以免造成不良后果。如牛膝有怀牛膝、川牛膝之分，前者擅长补肝肾、强筋骨，后者擅长活血祛瘀，配置药酒时不能混用。

值得注意的是，中药入酒前必须经过加工炮制。其中，植物类中药应尽量除去杂质、污泥，保持干燥，以便有效成分的析出；动物类中药应除去内脏及污物，清水洗净，毒蛇还应除去头，用火炉或烘箱烤至微香，以纠正腥膻等异味；矿物类中药应除去汞、砷、铬、铅等重金属，以免发生毒副反应。特别是具有偏性、毒副作用的中药，更应经过炮制，以策安全、确保功效。如附子生用有毒，用甘草和黑大豆煎煮后毒性大减；生何首乌有生津润燥、滑肠通便的作用，用甘草和黑大豆蒸煮后具有补肝肾、益精血、乌须发的功能。

同时，为了充分析出有效成分，药物入酒前要碎成粗颗粒或加工成饮片，但不能加工过细。因为，药物过细，不仅容易形成药渣，使药酒变得浑浊，影响美观和食用，而且容易破坏药材细胞，使细胞内的不溶物质、黏液质等进入酒液，阻碍有效成分的溶解。通常，坚硬的皮、根、茎等植物药多切成3毫米厚的薄片，草质茎、根等多切成3厘米长碎段，种子类药材多用棒击碎。

三、基质酒类

用来配制药酒的基质酒主要有两类。一类是蒸馏酒，由淀粉、糖类发酵蒸馏而成，如米酒、烧酒、大曲酒等，酒精含量较高。另一类是发酵酒，由含淀粉、糖类的物质发酵过滤而成，如黄酒、葡萄酒、果露酒等，酒精含量较低。此外，医用酒精也能用来制作药酒。但工业酒精（假酒常含工业酒精）含甲醇，能在肝脏代谢成甲醛，可选择性地破坏视神经和中枢神经，引起头痛、头晕、呕吐、抽搐、全身疼痛及多种视觉症状，甚至失明等，因此不能用来制作药酒。总体而言，制作药酒的基质酒必须是具有"香、甘、清"特点的优质酒，即闻起来气味芳香、浓厚、强烈，尝起来味道甘美如乳，看起来酒色清亮透明。

　　制作药酒通常选用 50~60 度的白酒。因为白酒容易获得，酒精度数较高，方便药物有效成分的析出，且高度白酒能杀灭药物中黏附的有害微生物，防止药酒腐败变质。但是，基质酒的浓度并不是越高越好。基质酒浓度太高，刺激性比较强，难以下喉，而且会吸收药材中的水分，导致药材脱水变硬，有效成分难以溶出。值得注意的是，基质酒浓度过低，一方面药物有效成分不易溶出，降低药酒功效，且药酒容易变质，难以保存；另一方面，药物苦味物质容易溶出，影响药酒气味和味道；同时，中药材吸水膨胀，难以去渣，有效成分损失较大。通常，动物类药材的基质酒浓度要适当高些，以纠正异味，方便有效成分析出；祛风湿类药酒的基质酒浓度也要高些，以增强祛风活血的作用；滋补类药酒的基质酒浓度要适当低些，以便药物缓慢见效；不善饮酒者制作药酒的基质酒，宜选低度白酒、黄酒、米酒或果露酒等，并适当延长浸出时间、增加浸泡次数，或用热浸法，以增加有效成分的析出，弥补酒精度数不高的缺陷。同时，应根据药物的吸水量和用量，选择适量基质酒。药物吸水量多，酒与药物重量比为（8~10）∶1。药物吸水量少，酒与药物重量比为（5~7）∶1。

　　四、制酒容器

　　制作药酒的容器至少要满足四点要求：①容器洁净，经过高温加热等消毒处理；②容量够大，药液浸泡、加热后均不易外溢；③容器有盖，可有效阻碍水分、酒精、药物有效成分的挥发散失；④成分稳定，避免与药物有效成分发生化学反应。否则，容易导致药酒变色，功效下降，甚至产生毒副反应。因此，制作药酒最好用深色广口瓶、瓦罐、陶器和砂锅，其次是成分稳定的不锈钢器具，最差是银、铁、铜、铝、锡等金属器具，以及搪瓷容器、塑料器具等。其中，银器价格贵，导热好，水分和酒精蒸发快；铝在 100℃时与药物生成易溶物质，被人吸收后积蓄在肝、脾、肾和脑等组织器官内，导致消化功能紊乱、关节疼痛、四肢无力等症状；铁能与药物成分生成有色物质或不溶解的鞣酸亚铁等化学物质，既丢失有效成分，又容易被人体吸收，发生恶心、呕吐、胸闷、腹胀等不良反应；搪瓷容器含铅，容易溶解在药酒中，被人服用后产生铅中毒；塑料制品含有害物质，容易溶解在药酒里，可对人体造成危害。

　　五、制酒时令

　　制备药酒的最佳时节是春秋两季。这是因为，夏季气温高，酒精挥发快，容易丢失有效成分，部分原料也容易变质；冬季过于寒冷，药物有效成分难于析出。春、秋时节不冷不热，避免了冬、夏两季的不足。而且，春、秋时节制作的

中华药酒配方大全

药酒，储存一段时间后，正好适合冬季饮用。冬季主收藏，人体活动相对减少，新陈代谢相对缓慢，这时进补易被吸收。同时，养生保健酒多偏温性，在寒冷的冬季也容易被人体所接受。

第四节 | 制作药酒的方法

药酒的制作方法若不当，轻者功效全无，次者产生不良反应，重者危及生命，因此必须妥善选用。目前，制作药酒有浸、淋、煨、酿、煮、热投等多种方法，其中适合家庭和小型工厂采用的主要有以下 4 种。

一、煎煮法

煎煮法是将酒与药汁同时放在火上煎煮。

1. 具体做法

① 中药材碾成粉末，全部放入砂锅内，加水高出药面 6～10 厘米，浸泡 4～6 小时。

② 加热煮沸 1～2 小时，过滤。

③ 药渣加适量水复煎 1 次，过滤。

④ 合并两次滤液，静置 6～12 小时。

⑤ 取上清液加热浓缩成稠状清膏（一般每 5 千克生药，煎成清膏 1.5～2.5 千克），待冷。

⑥ 加入与清膏等量的 50～60 度白酒，搅拌均匀。

⑦ 放入瓶或缸内密封静置 7 日，取上清液过滤。

2. 注意事项

① 注意密封，防止有效成分挥发。

② 选用稳定酒器，避免无用的化学反应。

③ 含挥发类有效成分（如芳香类中药）、受热后治疗作用改变的中药禁用此法。

3. 优点

① 用酒量较少，经济实惠。

② 酒味不重，便于饮用，尤其适合不善饮酒者。

③ 制作时间短，适合治疗急性疾病。

4. 缺点

① 酒精受热易挥发。

② 药物成分易与酒器发生化学反应，如山楂与铁生成鞣酸亚铁，导致不良反应。

③ 某些有效成分受热后会失去治疗作用，如青蒿受热后抗疟作用降低。

④ 某些有效成分可能因受热挥发散失，如薄荷。

5. 适用范围

① 药物有效成分常温不易析出。

② 药物有效成分稳定。

③ 药物有效成分受热不易破坏。

二、浸渍法

浸渍法是将药物放在酒中浸渍，根据是否加热分为冷浸法和热浸法两种，为最常用的药酒制备法。

（一）冷浸法

1. 具体做法

① 中药材切成薄片或粗碎成颗粒，直接放入带盖的陶、瓷罐或带塞的玻璃瓶等非金属容器中，或用绢袋、布袋盛装后放入密封容器中。

② 按处方比例加入适量的基质酒[如果处方中未规定酒的用量，则药物与酒可按 1：(5~10)的比例加入，即每 100~200 克中药材加入 1000 毫升酒，也可根据中药材的性质适量增减酒的用量]。

③ 室温下密封浸渍 14 日，过滤。

④ 药渣压榨取汁。

⑤ 合并浸出液与榨出液，静置数日后过滤。

或

③ 取一半基质酒浸渍药材，室温下密封浸渍 14 日，过滤。

④ 取另一半基质酒浸渍药渣，室温下密封浸渍 14 日，过滤。

⑤ 合并 2 次浸出液，静置数日后过滤。

或

③ 取一半基质酒浸渍药材，室温下密封浸渍 14 日，过滤。

④ 每饮 1 次，即加入等量基质酒，至药味淡为止。

2. 注意事项

① 尽量避免阳光照射。

② 冬季浸渍时间延长至 20~30 日。

③ 注意经常搅拌或振荡。

④ 如需加入砂糖或蜂蜜矫味着色，应将砂糖用等量基质酒温热溶解，再与药液混匀。

3. 优点

操作简便、安全。

4. 缺点

① 用酒量多。

② 所需时间较长。

③ 药物有效成分不易完全析出。

④ 药物膨胀后占用体积较大。

5. 适用范围

① 药物有效成分容易浸出且药材量不多。

② 药物含较多挥发性成分。

③ 药物有效成分受热易破坏。

（二）热浸法

1. 具体做法

① 药物打成粗粉，放在小砂锅、搪瓷罐等容器里。

② 加入 50 度左右的白酒（一般为药材量的 4 ~ 6 倍，或根据处方规定量），密封。

③ 放在盛水锅中，隔水炖煮至药面出现泡沫。

④ 密封静置10 ~ 15 日，取上清液。

⑤ 药渣压榨取液，过滤澄清。

⑥ 合并上清液与滤液。

2. 注意事项

① 注意密封，防止酒精挥发。

② 选用稳定酒器，避免无用的化学反应。

③ 禁止直接用火加热。

④ 基质酒是医用酒精，或用酒精加热，应注意防火。

⑤ 含挥发类有效成分（如芳香类中药）、受热后治疗作用改变的药物禁用此法。

3. 优点

① 需时短。

② 药物有效成分易析出。

③ 用酒量少。

4. 缺点

① 酒精受热易挥发。

② 药物易与酒器发生化学反应。

③ 某些有效成分受热失效。

④ 某些有效成分可能受热挥发散失。

5. 适用范围

① 药物量大。

② 酒量有限。

③ 药物有效成分常温不易浸出。

三、酿制法

1. 具体做法

① 药物切片或研末，加水煎熬取汁（桑椹、梨、杨梅等果实也可直接压榨

取汁）。

② 取适量糯米（黄黏米）入水浸泡至涨，加水煮熟沥干，冷却至 30℃ 左右。

③ 将药汁、糯米饭和酒曲拌匀，装入干净的容器里，加盖密封，置保温处发酵。

④ 酒味香甜可口时，即可去糟留液。

2. 注意事项

① 器具及手均需洁净，无油污及异味，以免影响发酵。

② 发酵器要大，以免发酵中酒液溢出。

③ 糯米不要煮得过生、过熟、过稀或过稠，以免影响酒质。

④ 一般每 100 克糯米，加酒曲 4～6 克，高寒、低温地区酒曲可加至 18 克。

⑤ 酿制过程中，不能蘸冷水。

⑥ 发酵中应注意气温，气温过高可搅拌降温，时间稍短；气温过低，应用棉花、稻草包绕发酵器，或者加温发酵，时间稍长。

⑦ 发酵酒液需隔水加热至 75～80℃，杀灭酵母菌及杂菌，以保证质量和适于存储。

3. 优点

① 药物有效成分充分析出。

② 酒味浓郁香甜，醇厚爽口，刺激性少。

4. 缺点

① 工艺复杂，难以掌握。

② 受气温和酒曲的质量影响较大。

③ 容易出现烂酒和性质不稳定的现象。

5. 适用范围

① 要求药酒口感较好。

② 用糯米等粮食入酒。

四、渗漉法

1. 具体做法

① 药物碎成粗末，加适量白酒浸至药材膨胀。

② 分次装入底部垫有脱脂棉的渗漉器中，每次装完后用木棒压紧。

③ 顶层盖纱布，压一层洗净的小石子（以免加入白酒后使药粉浮起）。

④ 打开渗滤器下口开关，从顶端缓慢注入白酒，液体自下口流出时关闭开关，收集渗漉液。

⑤ 继续加白酒至高出药粉面数厘米，密封静置 24～48 小时，打开下口开关，收集渗漉液。

⑥ 反复操作，合并渗漉液，加矫味剂溶解。

⑦ 静置数日，过滤。

⑧ 加白酒至规定量。

2. 注意事项

① 药物粉碎不能过细，否则可阻塞基质酒的通过，影响提取率。

② 基质酒挥发性不能太强（多用不同浓度的乙醇、酸性或碱性水等），否则有损酒效。

③ 药物装填不能过紧、过松、过量，一般装满渗漉筒的 2/3 即可。

④ 注入基质酒前，应先打开渗出口的阀栓，以提高渗出率。

3. 优点

① 节约基质酒。

② 药物成分提取比较安全。

③ 酒液的流动造成了浓度差，有利于有效成分的溶解扩散。

4. 缺点

所需器材较多，不宜家庭制作。

5. 适用范围

工业大规模生产。

第五节 药酒的服用方法

服用药酒，选准种类是前提，遵守原则是基础，避免禁忌是条件，注意反应是保障。

一、选准药酒种类

选用药酒要根据人体需要。人的机体状况大致有三种：

一是健康机体，脏腑经络功能正常，阴阳气血津液调和，没有任何不舒服的感觉；

二是垂病机体，脏腑经络功能异常，阴阳气血津液失调，虽然感觉不舒服，但是可以自行恢复；

三是生病机体，脏腑经络功能异常，阴阳气血津液失调，感觉明显不舒服，需要外界干预才能恢复正常。

其中，健康机体不需要服用药酒，或者服用一些养生酒就可以了；垂病机体适合服用养生酒，或者短期服用一些作用平和的治疗类药酒，如阳盛于阴选用滋阴药酒，阴盛于阳选用助阳药酒；生病机体复杂一些，要根据阴阳、表里、寒热、虚实的不同，长期或者短期服用合适的治疗类药酒。例如，阳痿既可能由肾阳虚损引起，也可能由湿热蕴结引起，前者需要饮用补肾壮阳酒，后者适合饮用清热利湿酒，否则肾阳更虚、湿热更甚、阳痿更重。

值得注意的是，滋补类药酒有补血、滋阴、温阳、益气的差别，攻伐类药酒有化痰、燥湿、理气、行血、消积的差异，不能随便乱用。例如，即使是肾虚引起的阳痿，也有肾阴亏虚、肾阳虚损之分，前者需要服用滋阴补肾酒，后者需要服用补肾壮阳酒，否则阴伤更甚、阳气难振、阳痿更重。

总体而言，以心神不安、怔忡惊恐为主者，可选用安神定惊类药酒；以风湿性关节炎及风湿所致肌肉、筋骨痛为主者，可选用祛风除湿类药酒；以筋骨痿软无力为主者，可选用强筋健骨类药酒；增强机体功能者，可选用强身健体类中药。对风湿症状较轻者，可选购药性温和的木瓜酒、风湿关节酒、养血愈风酒；若患风湿多年，肢体麻木，半身不遂者，则宜选购药性猛烈的三蛇酒、五蛇药酒、蕲蛇药酒等。体虚者用补酒，血脉不通者则用行气活血通络的药酒；有寒者用酒宜温，而有热者用酒宜清。

此外，中医素有"瘦人多火，肥人多湿"之说，认为形体消瘦的人偏于阴虚血亏，容易上火、伤津；形体肥胖者，偏于阳虚气虚，容易生痰、怕冷。因此，身体瘦弱的人，应多选用滋阴补血、生津的药酒；身体肥胖的人，应多选用助阳补气的药酒。

二、遵守服用原则

（一）适量

没有馒头饿死人，馒头吃多撑死人。药酒也是这样，饮用太少没效果，饮用太多伤身体。即使是滋补类药酒，饮用太多也害人。例如人参酒，喝多了不仅容易醉，还会引起胸腹胀闷、不思饮食等症状。因此，服用药酒要适量，一般每次饮用 10～30 毫升，酒量大可多饮一些，酒量小宜逐渐加量或者用冷开水稀释后饮用。治病类药酒偏攻，用量要少一些，而且病好了就不要再用了，否则容易损伤正气；养生类药酒用量要大一些，即使感觉身体舒服了，也可以停用 1～2 周，再继续饮用 1～2 个月。

（二）适时

按照中医理论，人体十二脏气血运行规律与时辰（十二地支计时）密切相关，即在某个时间段进食某类药酒效果最佳。早上 5～7 时为肾所主，人体阳气升发，故补肾壮阳、行水利湿的药酒应在清晨服用。支配呼吸道肌肉的植物神经晚上兴奋，早上将多数痰涎、浊物驱逐到咽喉等处，因此化痰止咳类药酒也应在早晨服用。午前阳气升发，服用益气升阳类药酒更能发挥作用。正午阳气升腾之力最大，服用发汗解表类药酒更能祛邪外出。21～23 时肾脏功能虚衰，服用滋养阴血类药酒可更好地发挥药效。强心安神类药酒应在临睡前服，以便卧床后及时进入睡眠状态，提前服用会影响工作和生活，特别是高空作业者，白天服用后容易引发事故。

服用药酒的时间还应兼顾病位。胸膈以上的疾病，如肺脏、头面部疾患，最好在饭后服用，这样有效成分向上，更易接近病位。胸腹以下疾病，如脾胃、肛肠处疾患，最好空腹服用，这样有效成分向下以靠近病灶，能更好地发挥作用。病在四肢血脉，最好晨起空腹口服，这时四肢血流快，且胃中内容物少，有效成分容易吸收、输送到病灶，可更快发挥作用。病在骨髓，应晚饭后服用，这时人体代谢活动缓慢，生长激素分泌旺盛，有效成分缓慢吸收，药效持续更长时间。

通常，饭前服、空腹服均宜在饭前10～60分钟服用，饭后服宜在饭后15～30分钟服用，睡前服宜在睡前10～30分钟服用，晨起服宜在早晨起床后10～30分钟服用。

（三）适温

药酒是冷饮好还是热饮好，历来看法不一。有人主张冷饮，认为酒性本来就热，热饮更热，容易伤肺。也有人主张热冷，认为生冷伤脾。那么究竟是冷饮还是热饮好呢？ 关键在药酒的性味。酒性本热，加入温热药制成药酒确实性热，但是加入寒凉药制成药酒后反而偏寒了。也就是说，并不是所有的药酒都性热。因此，饮用药酒的温度应该兼顾病症的寒热。具体而言，治疗寒证，热饮较好；治疗热证，冷饮较好；治疗寒热、阴阳盛衰差异不大的病症，温饮（37℃）较好。

（四）内外有别

所谓内外有别，就是外用药酒不宜内服，内服药酒不宜外用。因为外用药酒有些加了附子、川乌等有毒物质，改成内服以后容易中毒；有些加了冰片、薄荷等容易挥发的物质，改成内服以后作用效果不是很好。另外，外用药酒直接与患处接触，吸收多，见效快，常常剂量比较大，改成内服以后吸收比较少、见效慢，不容易发挥正常的治疗作用。内服药酒不宜外用，主要是因为有些药酒需要跟胃酸等体内的物质发生反应以后才有作用，外用无效；有些药酒的有效成分含量比较低，很难在患处达到要求的浓度，外用效果不理想；还有一些药酒内服吸收慢、作用久，改成外用后吸收快、药力猛，容易引起不良后果。

三、避免服用禁忌

服用药酒时，人们需在药物、病症、生理、年龄、饮食、起居等方面有所注意。

（一）药物禁忌

药酒有偏性，既要避免不同作用的药酒同时、交叉使用，也要避免与某些西药混用，否则容易出现以下不良反应。

① 引发酒精中毒。服用药酒后，如果再服用头孢菌素类药物（头孢哌酮、头孢美唑、头孢米诺、头孢甲肟、头孢曲松、头孢氨苄、头孢唑啉、头孢拉定、头孢克洛等）、硝咪唑类药物（甲硝唑、替硝唑、奥硝唑、赛克硝唑等）、磺胺类药物（磺胺嘧啶、磺胺甲唑等）、呋喃唑酮（痢特灵）等抗微生物感染药，药酒中的乙醇代谢受阻，导致酒精中毒，轻则出现面红、眼结膜充血、头晕、恶心、呕

吐、出汗、口干、胸痛、心跳加快、视力下降和呼吸困难等症状，重则发生呼吸抑制、心律失常、休克甚至死亡。因此，如果使用上述药物，至少应停药 4~5 日后才开始服用药酒。

② 降低药效。药酒中含有的乙醇能减少维生素 B_1、维生素 B_2 及烟酸、地高辛等药物的吸收，药酒与补血剂硫酸亚铁合用后容易形成沉淀；药酒与维生素 K、安络血等止血药同用，能抑制凝血因子，对抗止血作用；少量药酒还能诱导肝药酶活性，加速异烟肼、苯巴比妥、苯妥英钠、普萘洛尔（心得安）、安乃近、丙酮双香豆素、华法令、甲苯磺丁脲等药物的代谢，降低药物的疗效。

③ 增加毒副反应。药酒与二甲双胍、苯乙双胍（降糖灵）等降糖药同用，可引发乳酸中毒。药酒与胰岛素、甲苯磺丁脲、格列本脲（优降糖）等降糖药合用，能刺激分泌胰岛素，引起严重的低血糖反应和不可逆的神经系统病变。药酒与硝酸甘油、异山梨酯(消心痛)等抗心绞痛药合用，能抑制交感神经和血管运动中枢，扩张心肌血管，轻则加剧头痛，重则引起血压下降、血脂升高、胃肠不适等症甚至发生昏厥。药酒与胍乙啶、利血平、肼苯哒嗪、硝苯地平、地巴唑、降压灵等降压药，以及氢氯噻嗪（双氢克尿噻）、依他尼酸（利尿酸）、呋塞米（速尿）、氯噻酮、螺内酯等利尿药同用，能扩张血管，使人感到头晕，发生直立性低血压、虚脱等。药酒与帕吉林（优降宁）合用，轻则出现恶心、呕吐、胸闷、呼吸困难等不适，重则因血压突然升高而出现高血压危象，甚至死亡。药酒与抗肿瘤药甲氨蝶呤，解热镇痛药乙酰氨基酚，抗结核药异烟肼、利福平，抗微生物感染药四环素、氯霉素、酮康唑等合用，会干扰胆碱合成，诱发或加重肝损害，升高谷氨酸氨基转移酶，引起肝昏迷和呼吸抑制。药酒与抗过敏药赛庚啶、苯海拉明、开瑞坦、异丙嗪（非那根）、氯苯那敏（扑尔敏）、氯丙嗪，以及镇静催眠药苯巴比妥、苯妥英钠、氯丙嗪（冬眠灵）、氯氮䓬（利眠宁）、地西泮（安定）等合用，会抑制中枢神经系统，轻则使人昏昏欲睡、身体不协调，重则引起呼吸困难、血压下降，甚至因呼吸中枢麻痹而导致死亡。药酒与解热镇痛药阿司匹林、保泰松、对乙酰氨基酚、布洛芬、吲哚美辛及水杨酸类抗凝药等合用，能抑制胃黏膜分泌，增加上皮细胞脱落，阻止凝血酶原在肝脏中的形成，诱发胃溃疡或引起急性出血性胃炎，加重出血。药酒与单胺氧化酶抑制剂苯乙肼等药物合用，容易引起血压过高而导致脑出血。药酒与地高辛等洋地黄制剂同用，可降低血钾浓度，增强机体对洋地黄类药物的敏感性，导致中毒。

（二）病症禁忌

虽然小量饮酒有利于冠心病、脑卒中后遗症的康复，加速骨折愈合，但是肝脏疾病、原发性高血压、严重心脏病、脑卒中、骨折等患者应禁用或慎用药酒，严格控制药酒的用量和次数，最忌多饮频饮。因为肝病患者解毒能力降低，饮酒后乙醇更易在肝脏内积聚，损伤肝细胞；原发性高血压患者收缩压和舒张压都随饮酒量的增多而逐步升高，并引发心、脾、肾等重要器官的并发症；严重心脏病特别是冠心病患者大量饮酒后，体内酶的活性降低，发生动脉粥样硬化的机会增加；脑卒中患者酗酒则容易诱发血栓，提高疾病发生率；骨折后饮酒过多会损害骨骼组织的新陈代谢，使其丧失生长发育和修复损伤的能力。此外，酒可刺激胃肠道、咽喉部等，加重胃溃疡、慢性胃炎、咽喉部炎症等疾病；乙醇过敏者也不宜使用药酒。

（三）生理禁忌

某些特殊的生理时期不适合饮酒。如妇女月经期、妊娠期、哺乳期，以及儿童、少年等，均不宜饮用药酒。妊娠期，药酒中含有的乙醇可以通过胎盘屏障，从母体进入胎儿体内，影响胎儿脑细胞的分裂及组织器官的发育。特别是在孕25～33周，内服药酒可以造成胎儿发育迟缓、畸形及智力发育障碍。

（四）年龄禁忌

儿童和少年正处在生长发育时期，容易受到乙醇的伤害，导致急性胃炎、胃溃疡甚至肝硬化等疾病，因此不宜饮用药酒。如果确实需要饮用药酒，应严格监控，尽量外用，病好了以后就立即停止使用。老年人由于新陈代谢功能相对缓慢，饮用药酒也应减量，不宜多饮。

（五）饮食禁忌

中医认为，食物分为温热、平性、寒凉三类，服用药酒时应避免进食性味相反的食物。即服用寒凉类药酒时，忌食温热性食物；服用温热类药酒时，忌食寒凉性食物；服用芳香燥湿类药酒时，忌食肥甘厚腻食物；服用滋阴类药酒时，忌食芳香温燥的食物；服用补气类药酒时，忌食萝卜等破气、下气类食物。另外，许多中药不能与食物同时服用，因为同用以后会产生不良反应，如荆芥忌鱼鳖，薄荷忌蟹肉，甘草、黄连、桔梗、乌梅忌猪肉，常山忌葱，地黄、何首乌忌葱、蒜和萝卜，丹参、茯苓、茯神忌醋，土茯苓、使君子忌茶等，服用药酒时也应注意。此外，服用药酒时一般不宜加糖或冰糖，以免影响药效，可适当加一些蜜糖，以减少药酒对肠胃的刺激，保护肝脏，提高药效；葛花、赤小豆、绿豆、白醋等有醒酒解酒作用，不能在饮用药酒后服用，以免降低或消除药酒作用。

（六）起居禁忌

① 饮用药酒后，肌肤腠理舒张，容易感受风邪，不宜顶风受寒、针灸、拔火罐、艾灸、刮痧等。

② 酒对性功能多有负面影响，因此服用药酒后不宜立即行房事。

四、注意服用反应

服用含有有毒药物的药酒后，如果出现口麻、眩晕、呕吐等不良反应，应警惕中毒，并停用药酒。不善饮酒者或老年人，服用药酒后，出现呕吐、眩晕、心跳加快、血压升高等反应，可能是醉酒或中毒，应停止服用，或在医师指导下服用。

第六节 | 药酒的储存与保管

药酒含有乙醇，不易变质，但如果储存与保管不当，也会变质或污染，轻则影响疗效，重则不能饮用。因此，应掌握以下储存和保管药酒的基本知识。

① 用来配制或盛装药酒的容器要清洗干净，用开水煮沸消毒，或用 75% 的乙醇消毒，并晾干、烤干，以免混入水液，感染细菌。

② 药酒配好后，应及时装入有盖且成分稳定的容器里，最好是细口、长颈的玻璃瓶内，并将容器口密封好，避免其与外界空气接触而变质。药酒不能存放在金属容器内，时间长了容易发生化学变化，导致药酒变质。

③ 家庭自制的药酒，要贴上标签，并写明药酒的名称、主要功效、配制时间、用法、有效日期等内容，外用药酒还应该贴上醒目的标签，以免时间久了混淆，造成不必要的麻烦，或导致误用错饮而引起不良反应。一般而言，用酒精浓度低于 20 度的黄酒、糯米酒等浸泡的药酒，保质期不超过 1 个月；用 50 度以上的白酒配制的药酒，保质期可达 2～3 年。

④ 药酒宜储存在环境清洁、空气清新、温度变化不大的地方，最佳存储温度为 10～25℃；并且不能与有机溶剂（香蕉水、甲醛）、汽油、煤油、化妆品、沐浴露等气味浓烈、刺激性大的物品放在一处，以免串味或受到污染。同时，要注意防火，不要与蜡烛、油灯等明火放在一处。

⑤ 夏季储存药酒时要避免阳光直接照射。因为强烈的光照可破坏药酒中有效成分的稳定性，降低药酒的功效。冬季储存药酒时要注意储存温度不应低于 -5℃，特别是用黄酒或米酒配制的药酒，要避免受冻变质。

⑥ 使用药酒时，盛出一些后应注意密封，最好每次多盛一些，以减少开启次数，尽量避免药酒与空气接触，导致功效降低或变质。

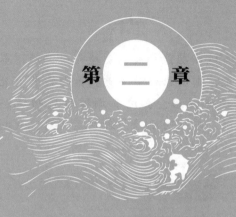

第二章

养生药酒

第一节 | 养颜嫩肤酒

　　肌肤的润燥、色泽与脏腑功能相关，全赖气血津液滋养。脏腑精气匮乏，或气血津液输送不足，则皮肤粗糙萎黄。养颜嫩肤首先要清洁皮肤，畅和情志，节制饮食，调适劳逸；其次要调理脏腑功能，或健脾，或补肾，或养肺，或益气养血，或滋阴填精，或祛痰化瘀，或利水除湿，务必使气血津液化源充足、输送顺畅。

① 人参肉桂酒
来源:《药酒汇编》

【原料】 人参、肉桂各 15 克，白酒 1 升。

【制作】 前 2 味切碎，置容器中，添加白酒，每日振摇 1~2 次，密封浸泡 7 日，去渣留液。

【功效】 益气补虚，温经通脉。

【主治】 中气不足，手足麻木，面黄肌瘦，精神委靡，食欲不振。

【用法】 口服。每日 2 次，每次 15~20 毫升。

【注意】 阴虚火旺者忌服。忌食萝卜、莱菔子、生葱、大蒜、藜芦等。

② 人参酒
来源:《本草纲目》

【原料】 人参 30 克，60 度白酒 500 毫升。

【制作】 人参切碎，置容器中，添加白酒，每日振摇 1~2 次，密封浸泡 10 日，去渣留液。

【功效】 大补元气，健脾益肺，生津止渴，安神益智。

【主治】 久病脾虚，虚劳羸瘦，面色少华，倦怠乏力，少气懒言，食欲不振，自汗口渴，心悸怔忡，健忘失眠；肺虚久咳，咽喉干燥，虚热烦倦，咳嗽气喘，痰中带血；年老体虚，发脱形坏，尿频，阳痿，早泄，虚痢，精神恍惚；气虚血滞型心肌营养不良、冠心病心绞痛。

【用法】 空腹口服。每日 2 次，每次 20 毫升。

【注意】 实证及热证忌服，阴虚者慎服。忌食萝卜、莱菔子、生葱、大蒜、藜芦等。

【来源】 《本草纲目》。又，一方用人参末同米、曲常规酿酒，余同上，补养之力更强。

③ 三圣参术酒

来源:《圣济总录》

【原料】 人参、山药、白术各 20 克，白酒 500 毫升。

【制作】 前 3 味粗碎，置容器中，添加白酒，文火煮百沸，候冷，每日振摇 1～2 次，密封浸泡 3～5 日，去渣留液。

【功效】 大补元气，健脾和胃。

【主治】 久病体虚，脾胃虚弱，面黄肌瘦，气短心悸，倦怠乏力，食欲不振。

【用法】 空腹温饮。每日 3 次，每次 10 毫升。

【注意】 阴虚火旺者忌服。忌食萝卜、莱菔子、生葱、大蒜、藜芦等。

④ 天真酒

来源:《增补万病回春》

【原料】 肉苁蓉、山药、黄芪各 50 克，当归 45 克，天冬 24 克，人参 15 克，白术 35 克，精羊肉 500 克，白酒 1 升。

【制作】 前 7 味粗碎，置容器中，添加白酒，文火煮至减半，去渣留液。羊肉另外加水，煮取浓汁。

【功效】 益气养血，暖胃驻颜。

【主治】 脾胃虚弱，腹胀便溏，饮食不香，胃纳乏力，或失血过多，形枯肢瘦，面色萎黄，肢软乏力，失眠健忘。

【用法】 晨起空腹口服。每日 1 次，每次饮酒10～20毫升、羊肉汤 50 毫升。

【注意】 忌食萝卜、莱菔子、生葱、大蒜、藜芦等。

⑤ 四花逡巡酒

来源:《本草纲目》

【原料】 桃花 106 克，马蔺花 175 克，芝麻花 211 克，菊花 317 克，桃仁 20 克，腊水（12 月 8 日取）10 升，白面 5000 克，酒曲适量。

【制作】 前 5 味粗碎，入容器中，加白面、曲末拌匀，密封，置阴凉干燥处，常规酿酒，酒熟后去糟留液。

【功效】 补虚益气，强筋壮骨。

【主治】 体倦乏力，容颜憔悴，须发早白，视物昏花；风湿痹痛，跌打损伤，瘀血肿痛；闭经。

【用法】 口服。每日 2～3 次，每次 30～50 毫升。

【注意】 桃仁小毒。本酒不宜多服、久服，孕妇和身体强壮、内热甚及泄泻者忌服。

⑥ 四补苁蓉酒

来源:《圣济总录》

【原料】 柏子仁、何首乌、肉苁蓉、牛膝各 15 克，白酒 500 毫升。

【制作】 前 4 味粗碎，置容器中，添加白酒，每日振摇 1～2 次，密封浸泡 20 日，去渣留液。

【功效】 益气养血，补养五脏。

【主治】 气血不足，面色少华，心慌气短。

【用法】 口服。每日2次，每次10~20毫升。

【注意】 忌用铁器浸酒。少数人服用何首乌可出现肝损害、皮肤过敏、眼部色素沉着、腹痛、泄泻等症状，应立即停用。

⑦ 甘菊还童酒 来源：民间验方

【原料】 甘菊花春之苗、夏之叶、秋之花、冬之根各150克，白酒3.5升。

【制作】 前4味混匀、阴干、捣末，置容器中，添加白酒，每日振摇1~2次，密封浸泡49日，去渣留液。

【功效】 驻颜延年，乌须生齿。

【主治】 老年人面色少华，须发早白，牙齿脱落。

【用法】 口服。不拘时候，随量饮用。

⑧ 龙眼枸杞酒 来源：《种福堂公选良方》

【原料】 龙眼肉250克，枸杞子120克，当归、菊花各30克，白酒3.5升。

【制作】 前4味粗碎，置容器中，添加白酒，每日振摇1~2次，密封浸泡30日，去渣留液。

【功效】 补益肝肾，养血润燥。

【主治】 肝肾亏虚，精血不足，腰膝酸软，身体羸弱，皮肤粗糙、老化。

【用法】 口服。每日2次，每次10~15毫升。

【注意】 身体强壮、内热甚者忌服。

⑨ 当归龙眼酒 来源：《中国民间百病良方》

【原料】 当归、龙眼肉各15克，白酒500毫升。

【制作】 前2味粗碎，置容器中，添加白酒，每日振摇1~2次，密封浸泡7日，去渣留液。

【功效】 养血活血。

【主治】 黑色素沉着，皮肤老化，血虚诸证。

【用法】 睡前口服。每日1次，每次20毫升。

⑩ 杞参麦杏酒 来源：《百病中医药酒疗法》

【原料】 枸杞子汁、生地黄汁各100毫升，麦冬汁60毫升，甜杏仁汁30毫升，人参20克，茯苓30克，白酒1升。

【制作】 人参、茯苓捣碎，与其余诸药混匀，置容器中，添加白酒，每日振摇1~2次，密封浸泡15日，去渣留液。

【功效】 补肾固精，益气养阴。

【主治】 肾虚精亏，面色少华，容颜憔悴，肌肤粗糙，腰困体倦，阳痿不起，食欲不振，耳聋目昏，大便秘结。

【用法】 口服。每日 2 次，每次10～15毫升。

【注意】 忌食萝卜、莱菔子、生葱、大蒜、藜芦等。

⑪ 参归美容酒
来源:《药酒汇编》

【原料】 人参、当归、玉竹、黄精、制何首乌、枸杞子各30克，黄酒1.5升。

【制作】 前 6 味捣碎，置容器中，添加黄酒，每日振摇 1～2 次，密封浸泡 7 日，去渣留液。

【功效】 补肾填精，益气养血。

【主治】 容颜憔悴，面色少华，身体羸弱，皮肤毛发干燥，甚则须发枯槁。

【用法】 口服。每日 2 次，每次10～20毫升。

【注意】 玉竹大剂量损害心脏，不宜过量。忌用铁器浸酒及同食萝卜、莱菔子、生葱、大蒜、藜芦等。少数人服用何首乌可出现肝损害、皮肤过敏、眼部色素沉着、腹痛、泄泻等症状，应立即停用。

⑫ 参术枣姜酒
来源:《太平惠民和剂局方》

【原料】 人参、炙甘草、大枣各30克，生姜20克，炒白术、茯苓各40克，黄酒1升。

【制作】 前 6 味捣碎，置容器中，添加黄酒，每日振摇 1～2 次，密封浸泡 5～7 日，去渣留液。

【功效】 健脾益气。

【主治】 脾胃虚弱，面色萎黄，四肢乏力，语言低微，食少便溏。

【用法】 空腹温饮。每日 2 次，每次15～25毫升。

【注意】 阴虚火旺者忌服。忌食萝卜、莱菔子、生葱、大蒜、藜芦等。湿邪较重，加制半夏30克、陈皮20克；兼呕吐痞闷、胃脘疼痛，再加木香20克、砂仁25克。

⑬ 参芪三白酒
来源:《长寿补酒》

【原料】 党参、黄芪各30克，山药、茯苓、白扁豆、白术、甘草各20克，大枣15克，白酒500毫升。

【制作】 前 8 味粗碎，置容器中，添加白酒，每日振摇 1～2 次，密封浸泡 14 日，去渣留液。

【功效】 健脾益气养血。

【主治】 气虚乏力，不思饮食，面黄肌瘦。

【用法】 温饮。每日 2 次，每次10～15毫升。

【注意】 外感发热者忌服。

⑭ 苓菊养荣酒

来源:《经典药酒保健方选粹》

【原料】 茯苓、菊花、石菖蒲、天冬、白术、黄精、生地黄各25克，人参、肉桂、牛膝各15克，白酒500毫升。

【制作】 前10味捣碎，置容器中，添加白酒，每日振摇1~2次，密封浸泡7日，去渣留液。

【功效】 滋阴益气补虚。

【主治】 诸虚劳损，体弱乏力，容颜憔悴。

【用法】 空腹温饮。每日2次，每次10毫升。

【注意】 忌食萝卜、莱菔子、生葱、大蒜、藜芦等。

⑮ 桃仁朱砂酒

来源:《太平圣惠方》

【原料】 桃仁100克，朱砂10克，白酒500毫升。

【制作】 桃仁烫浸去皮尖、炒黄、研细，置容器中，添加白酒，密封，煮沸，候冷，加朱砂末搅匀，去渣留液。

【功效】 活血安神。

【主治】 心悸怔忡，面色少华，筋脉挛急疼痛，心绞痛。

【用法】 温饮。每日2次，每次10~15毫升。

【注意】 朱砂有毒，桃仁小毒。本酒不宜多服、久服，孕妇忌服。勿食羊血。

⑯ 猪脂玉液酒

来源:《家庭常用保健食谱集成》

【原料】 生猪脂50克，蜂蜜10~20克，白酒500毫升。

【制作】 前1味切碎，置容器中，加蜂蜜、白酒，文火煮数百沸，待温，去渣留液。

【功效】 滋阴润肺生津。

【主治】 老年人肺虚久咳，肌肤粗糙，毛发枯萎。

【用法】 空腹温饮。每日3次，每次20毫升。

【注意】 痰湿内停者慎服。

⑰ 猪膏姜汁酒

来源:《备急千金要方》

【原料】 猪脂100克，生姜汁10~20毫升，黄酒500毫升。

【制作】 前1味切碎，与生姜汁同置容器中，文火煎至减半，加黄酒混匀。

【功效】 健脾开胃，温中通便。

【主治】 体虚气弱，头晕目眩，两胁胀满、疼痛，大小便不利，毛发枯黄，面青肌瘦，口淡无味，筋脉拘急。

【用法】 空腹温饮。每日3次，每次20~30毫升。

⑱ 黄精苍术酒

来源:《太平圣惠方》

【原料】 黄精、苍术各 200 克，天冬、地骨皮各 150 克，松叶 300 克，米酒 5 升。

【制作】 前 5 味粗碎，置容器中，添加米酒，每日振摇 1~2 次，密封浸泡 7~10 日，去渣留液。

【功效】 健脾祛湿，益气养血。

【主治】 头晕目眩，体倦乏力，饮食减少，面浮肢肿，须发早白，皮肤干燥，心烦难眠。

【用法】 口服。每日 2 次，每次 10~20 毫升。

【注意】 脾胃虚寒泄泻者忌服。

⑲ 滋阴补血酒

来源: 民间验方

【原料】 当归 90 克，枸杞子 75 克，制何首乌 50 克，大枣 50 枚，白酒 1.5 升。

【制作】 前 4 味粗碎，置容器中，添加白酒，每日振摇 1~2 次，密封浸泡 7~10 日，去渣留液。

【功效】 补益肝肾，滋养精血。

【主治】 肝肾亏虚，精血不足，身体羸弱，面色少华，头晕眼花，须发早白，腰膝酸困，肢软乏力。

【用法】 午饭后口服。每日 1 次，随量饮用。

【注意】 忌用铁器浸酒。脾虚泄泻者忌服。少数人服用何首乌出现肝损害、皮肤过敏、眼部色素沉着、腹痛、泄泻等症状，应立即停用。

⑳ 葡萄干酿酒

来源:《古今图书集成》

【原料】 葡萄干 250 克，酒曲 1250 克，糯米 1250 克。

【制作】 糯米入容器中，加水煮熟，候冷，入曲末、葡萄干，密封，置阴凉干燥处，常规酿酒，酒熟后去糟留液。

【功效】 开胃增食，滋阴补虚。

【主治】 胃阴不足，纳食不佳，肌肤粗糙，容颜无华，心悸多汗，腰酸水肿，小便不利；牛皮癣。

【用法】 温饮。每日 2 次，每次 20~30 毫升。

㉑ 橘皮酒

来源: 民间验方

【原料】 橘皮 50 克，白酒 200 毫升。

【制作】 前 1 味撕碎，置容器中，添加白酒，每日振摇 1~2 次，密封浸泡 7~10 日，去渣留液。

【功效】 理气调中，燥湿化痰。

【主治】 肌肤粗糙，皱纹深多。

【用法】 外用。每日 2 次，每次用本酒涂面，过 5 分钟再用清水洗净。

【注意】 气虚、阴虚燥咳者忌用，吐血者慎用。

第二节 | 祛斑增白酒

　　面部晦暗多斑是脏腑功能不健、气血津液失调在面部的反映。心气不足，皮肤失养，则面色灰暗或瘀积成斑；肝气郁结，血瘀于面，则面部黧黑斑；脾虚失运，肌体失养，则面部枯黄无泽；肾脏亏虚，面部失养，则皮肤晦暗无泽、面部斑点沉着色黑。因此，防治面部晦暗多斑的关键在补益心气、疏肝解郁、健脾益气、滋肾填精，以改善全身的气血状况。

① 牛羊双胆酒　　　　　　　　　　来源：民间验方

【原料】 公羊胆、牛胆各1只，白酒200毫升。
【制作】 前2味粗碎，置容器中，添加白酒，文火煮沸，待温。
【功效】 清热解毒祛斑。
【主治】 黄褐斑。
【用法】 睡前外用。每日1次，每次用本酒涂面，过5分钟再用清水洗净。

② 龙桂三仙酒　　　　　　　　　　来源：《寿世保元》

【原料】 龙眼肉250克，桂花60克，白砂糖120克，白酒2.5升。
【制作】 前2味粗碎，置容器中，添加白砂糖、白酒，每日振摇1~2次，密封浸泡30日，去渣留液。
【功效】 健脾养心，益气养血。
【主治】 黄褐斑，思虑过度，面色少华，精神委靡，头痛健忘，记忆力减退；更年期失眠多梦，心悸怔忡。
【用法】 口服。每日2次，每次20毫升。
【注意】 牙龈肿痛、口渴尿黄及目赤咽痛者忌服，阴虚者少服。

③ 龙眼当归酒　　　　　　　　　　来源：《家庭食疗手册》

【原料】 当归30克，龙眼肉240克，白酒1.5升。
【制作】 前2味捣碎，置容器中，添加白酒，每日振摇1~2次，密封浸泡7日，去渣留液。
【功效】 养血安神。
【主治】 阴血不足，失眠健忘，心悸怔忡，年老体弱，脑力衰退，皮肤干燥，色素沉着。

【用法】 口服。每日2次，每次20毫升。

④ 地黄驻颜酒
来源:《经典药酒保健方选粹》

【原料】 柚5个，生地黄、白芍、当归各40克，蜂蜜50克，白酒4升。

【制作】 前4味粗碎，置容器中，加蜂蜜、白酒混匀，每日振摇1~2次，密封浸泡90日，去渣留液。

【功效】 养血滋阴。

【主治】 皮肤色素沉着，面部痤疮，发枯不荣。

【用法】 口服。每日1次，每次20~30毫升。

⑤ 杏仁酒
来源:《太平圣惠方》

【原料】 杏仁、白酒各适量。

【制作】 杏仁置容器中，添加白酒，浸至皮脱，捣烂，入布袋。

【功效】 润肤祛斑。

【主治】 面色暗黑、粗糙，皮厚状丑，破伤风。

【用法】 外用。每日1次，晚上取药袋拭面，5分钟后再用清水洗面。

⑥ 鸡子美容酒
来源:《外台秘要》

【原料】 鸡子(鸡蛋)3枚，白酒500毫升。

【制作】 鸡蛋敲破，置容器中，添加白酒，每日振摇1~2次，密封浸泡28日。

【功效】 养血润肤。

【主治】 面色少华，容颜憔悴；黄褐斑。

【用法】 外用。每日2次，用本酒涂面，过5分钟再用清水洗净。

⑦ 制白附子酒
来源：民间验方

【原料】 制白附子20克，白酒100毫升。

【制作】 前1味粗碎，置容器中，添加白酒，密封，文火煮沸，去渣留液。

【功效】 祛风解毒散结。

【主治】 黄褐斑。

【用法】 外用。每日2次，每次取酒少许置手上，合掌擦热，然后涂于面部患处，5分钟后用清水洗净。

【注意】 白附子有毒，须炮制。本酒不宜内服、多用、久用，孕妇忌用。

⑧ 地骨商陆酒
来源:《千金翼方》

【原料】 地骨皮500克，生地黄、干姜、制商陆根、泽泻、花椒、肉桂各100克，酒曲适量。

【制作】 地骨皮切碎，加水 40 升，煮至 10 升，入酒曲末，密封，置阴凉干燥处，常规酿酒，酒熟后去糟留液。后 6 味研末，置容器中，加上述酿制的酒，埋地下 20 日后取出，去渣留液。

【功效】 温肾助阳利水。

【主治】 皮肤斑痕。

【用法】 晨起空腹口服。每日 1 次，每次 30～50 毫升。

【注意】 商陆有毒，须炮制。本酒不宜多服、久服，孕妇忌服。

【来源】 《千金翼方》。《备急千金要方》中地骨皮 60 克，干地黄末 1250 克，制商陆末 200 克，余同上。

❾ 党参枸杞酒　　　来源:《中国民间百病良方》

【原料】 党参、枸杞子各 25 克，米酒 500 毫升。

【制作】 党参拍裂、切片，枸杞子晾干，共置容器中，添加米酒，每日振摇 1～2 次，密封浸泡 7 日，去渣留液。

【功效】 健脾益气，养肝益胃。

【主治】 脾胃气虚，面色萎黄，食欲不振，肢体倦怠，腰酸头晕。

【用法】 口服。每日 3 次，每次 10 毫升。

【注意】 感冒发热者慎服。

❿ 桃花白芷酒　　　来源:《浙江中医杂志》

【原料】 桃花 250 克，白芷 30 克，白酒 1 升。

【制作】 前 2 味粗碎，置容器中，添加白酒，每日振摇 1～2 次，密封浸泡 30 日，去渣留液。

【功效】 活血通络。

【主治】 面色晦暗，黄褐斑，妊娠产后面暗，大便干燥甚至秘结。

【用法】 口服。每日 2 次，每次 10～20 毫升。同时取酒少许置手上，合掌擦热，再涂面部患处，5 分钟后用清水洗净。

【注意】 孕妇、乳母忌服。

⑪ 雄鸡酒　　　来源:《中国民间百病良方》

【原料】 黑雄鸡 1 只，白酒 2 升。

【制作】 雄鸡去毛、内脏，炒香熟，置容器中，添加白酒，密封浸泡 1 日。

【功效】 补益肝肾。

【主治】 新产妇，令人肤白。

【用法】 空腹口服。不拘时候，随量饮用。

⑫ 槟榔陈皮露　　　来源: 民间验方

【原料】 槟榔 20 克，青皮、陈皮、玫瑰花各 10 克，砂仁 5 克，白酒、黄酒各 1.5

升，冰糖适量。

【制作】 前 5 味研末，置容器中，添加白酒和黄酒，每日振摇 1～2 次，密封浸泡 14 日，去渣留液，入冰糖溶解。

【功效】 疏肝解郁，行气活血。

【主治】 肝气郁结型黄褐斑。

【用法】 口服。每日 2 次，每次 10～15 毫升。

【注意】 孕妇忌服。

⑬ 槟榔桃花露　　　　　　　　　　来源:《经典药酒保健方选粹》

【原料】 桃花 250 克，槟榔 30 克，白酒 500 毫升。

【制作】 前 2 味粗碎，置容器中，添加白酒，每日振摇 1～2 次，密封浸泡 30 日，去渣留液。

【功效】 行气活血通络。

【主治】 气滞血瘀，面色晦暗，黄褐斑。

【用法】 口服。每日 2 次，每次 20 毫升。

【注意】 孕妇、乳母忌服。

第三节 | 乌须黑发酒

　　正常须发黑泽粗密，长而不枯。35 岁后由于组织器官功能退化，须发逐渐转白，属生理现象。20 岁前出现须发灰白、枯萎、稀疏则属病态，多因肝肾亏虚、肝旺血燥、气血不足、肝郁脾湿等因素导致，应辨证给予清热除湿、疏肝健脾、补益肝肾、益气养血等治法。其中，青少年多因血中蕴热、营养缺乏所致，中年人多由肝肾亏虚、气血亏虚引起。

① 一醉散酒　　　　　　　　　　　　　　　来源:《普济方》

【原料】 槐角 12 克，墨旱莲、生地黄各 15 克，白酒 500 毫升。

【制作】 前 3 味研末，置容器中，添加白酒，每日振摇 1～2 次，密封浸泡 20 日，去渣留液。

【功效】 凉血祛风，补肾养血。

【主治】 须发早白。

【用法】 口服。不拘时候，随量饮用。

② 七宝美髯酒

来源:《医方集解》

【原料】 何首乌 100 克,茯苓 50 克,牛膝、当归各 25 克,枸杞子、菟丝子各 20 克,补骨脂 15 克,烧酒 1.5 升。

【制作】 前 7 味粗碎,置容器中,添加烧酒,每日振摇 1~2 次,密封浸泡 30 日,去渣留液。

【功效】 补益肝肾,滋阴填精。

【主治】 肝肾亏虚,须发早白、易脱,牙齿动摇,腰膝酸软,手足心热,梦遗滑精,白带过多,不育症。

【用法】 口服。每日 2 次,每次 15~20 毫升。

【注意】 少数人服用何首乌可出现肝损害、皮肤过敏、眼部色素沉着、腹痛、泄泻等症状,应立即停用。

【来源】 《医方集解》七宝美髯丹改酒剂。

③ 乌发益寿酒

来源:《家庭常用保健食谱集成》

【原料】 女贞子 80 克,墨旱莲、桑椹各 60 克,黄酒 1.5 升。

【制作】 前 3 味捣烂,置容器中,添加黄酒,每日振摇 1~2 次,密封浸泡 14 日,去渣留液。

【功效】 补益肝肾,清虚热。

【主治】 肝肾亏虚,须发早白,头晕目眩,腰膝酸痛,面容枯槁,目赤耳鸣。

【用法】 空腹温饮。每日 2 次,每次 10 毫升。

【注意】 阳虚畏寒者慎服。

④ 乌须酒(一)

来源:《万病回春》

【原料】 人参、牛膝各 30 克,生地黄 100 克,熟地黄、枸杞子、当归各 60 克,麦冬 200 克,天冬 80 克,何首乌 120 克,白酒 4 升。

【制作】 前 9 味捣碎,置容器中,添加白酒,每日振摇 1~2 次,密封浸泡 15 日,去渣留液。

【功效】 益气养血,滋阴填精。

【主治】 气血亏虚,阴精不足,须发早白,形体消瘦,面色少华,精神委靡,腰膝酸软,头晕眼花,耳鸣。

【用法】 空腹口服。每日 2 次,每次 20~25 毫升。

【注意】 忌用铁器浸酒及同食萝卜、莱菔子、生葱、大蒜、藜芦等。少数人服用何首乌可出现肝损害、皮肤过敏、眼部色素沉着、腹痛、泄泻等症状,应立即停用。

⑤ 乌须酒(二)

来源:《寿世保元》

【原料】 赤何首乌、白何首乌各 250 克,生地黄、生姜汁各 60 克,大枣、胡桃仁、莲子各 45 克，当归、枸杞子各 30 克，麦冬 15 克，蜂蜜 45 克，米酒 3.5 升。

【制作】 前 10 味除生姜汁外捣碎，置容器中，添加米酒、生姜汁，每日振摇 1～2 次，密封浸泡 14 日，去渣留液，入蜂蜜溶解。

【功效】 补益肝肾，养血填精。

【主治】 肝肾亏虚，精血不足，须发早白，腰膝酸软，眩晕耳鸣，精神委靡，疲倦乏力，食欲不振，大便秘结。

【用法】 口服。每日 2 次，每次 10～20 毫升。

【注意】 忌用铁器浸酒。痰火积热、阴虚火旺及阳虚畏寒者忌服。少数人服用何首乌可出现肝损害、皮肤过敏、眼部色素沉着、腹痛、泄泻等症状，应立即停用。

⑥ 五精酒　　　　　　　　　　　来源：《外台秘要》

【原料】 枸杞子、天冬各 500 克，黄精、白术各 400 克，松叶 600 克，酒曲 1200 克，糯米 12.5 千克。

【制作】 前 5 味粗碎，置容器中，加清水，文火煮汁 10 升。糯米加水蒸熟，沥半干，候温，加药汁、曲末拌匀，密封，置阴凉干燥处，常规酿酒，酒熟后去糟留液。

【功效】 补益肝肾，养血填精，健脾和胃，祛风除湿。

【主治】 肝肾亏虚，精血不足，须发早白，体倦乏力，食欲不振，头晕目眩，肌肤干燥、易痒。

【用法】 口服。每日 2 次，每次 10～20 毫升。

【注意】 忌食鲤鱼、桃、李、雀肉等。

⑦ 生地黄酿酒　　　　　　　　　来源：《太平圣惠方》

【原料】 生地黄 1500 克，糯米 2500 克，酒曲 180 克。

【制作】 生地黄略蒸，捣碎成末。糯米蒸熟、沥半干，加生地黄末、酒曲末搅匀，密封，置阴凉干燥处，常规酿酒，酒熟后去糟留液。

【功效】 补益肝肾，滋养阴血。

【主治】 肝肾阴血不足，须发早白，面色少华，腰酸腿软，眩晕耳鸣，月经先后无定期；脾胃虚弱，食后不消化，倦怠乏力。

【用法】 口服。每日 3 次，随量饮用。

【注意】 脾虚泄泻便溏、胸闷纳呆者忌服。

【来源】 《太平圣惠方》。又，一方用白酒代糯米、酒曲，密封浸泡 14 日，余同上。

⑧ 地黄牛膝酒　　　　　　　　　来源：《太平圣惠方》

【原料】 熟地黄 400 克，牛膝、五加皮各 200 克，酒曲 180 克，糯米 2500 克。

【制作】 前 3 味粗碎，加清水煎至 3.5 升，候温。糯米加水蒸熟，候温，入药汁、曲末拌匀，密封，置阴凉干燥处，常规酿酒，酒熟后去糟留液。

【功效】 补益肝肾，强筋壮骨。

【主治】 肝肾精血亏虚，须发早白，筋骨软弱，腰腿酸困，两足乏力，容颜无华。

【用法】 口服。每日3次，每次15~20毫升。

【来源】 《太平圣惠方》。又，一方熟地黄用400克，糯米2500克，余同上。又，一方用米酒500毫升代替酒曲、糯米，密封浸泡7~10日，余同上。

⑨ 芝麻酒 来源:《家庭常用保健食谱集成》

【原料】 黑芝麻140克，黄酒1升。

【制作】 黑芝麻洗净、微炒、捣烂，置容器中，添加黄酒，每日振摇1~2次，密封浸泡7日，去渣留液。

【功效】 补益肝肾，润养五脏。

【主治】 肝肾亏损，须发早白，肠燥便秘，腰膝酸软，眩晕耳鸣，失眠健忘，视物模糊；肺阴虚弱，干咳少痰，皮肤干燥；脾胃阴虚，大便干结，产后少乳。

【用法】 口服。每日2次，每次20毫升。

【注意】 脾虚便溏者忌服。

⑩ 芪归乌须酒 来源:《药方杂录》

【原料】 黄芪、茯神各30克，当归、熟地黄各18克，党参、麦冬、茯苓、白术、川芎、龟甲胶、防风、枸杞子、陈皮各15克，肉桂9克，五味子、羌活各12克，大枣、冰糖各500克，白酒5升。

【制作】 前17味捣碎，置容器中，添加白酒，每日振摇1~2次，密封浸泡7~10日，去渣留液，入冰糖溶解。

【功效】 益气养血，补益肝肾，健脾养胃，养心安神。

【主治】 肝肾亏虚，腰膝酸软，心悸失眠，须发早白。

【用法】 口服。每日3次，每次20~30毫升。

⑪ 补血顺气酒 来源:《医便》

【原料】 天冬、麦冬各20克，生地黄、熟地黄各62克，人参、枸杞子各15克，砂仁5克，木香3.8克，沉香2.8克，白酒3.75升。

【制作】 前9味研末，置容器中，添加白酒，每日振摇1~2次，密封浸泡3日，文火隔水煮至酒色转黑，继续浸泡1~2日，去渣留液。

【功效】 益气养血，行气活血。

【主治】 气血不足，精神不振，乏力气短，面色少华，须发早白，脘满食少。

【用法】 口服。不拘时候，随量饮用。

【注意】 忌食萝卜、莱菔子、生葱、大蒜、藜芦等。有热象者，宜去木香，人参减半。

⑫ 龟台回童酒 来源:《遵生八笺》

【原料】 黑芝麻300克，黄精350克，天冬、白术各250克，茯苓200克，桃仁150克，朱砂10克，糯米5000克，酒曲320克。

【制作】 朱砂研粉，酒曲粗碎。前6味粗碎，加清水，煎至5升，去渣留液，候冷。糯米加水蒸熟，沥半干，候温，入药汁、曲末拌匀，密封，置阴凉干燥处，常规酿酒，酒熟后去糟留液。

【功效】 补肾健脾。

【主治】 脾肾两虚，须发早白，容颜憔悴，头晕眼花，体倦食少，燥咳无痰，多梦惊悸，便秘口干。

【用法】 空腹温饮。每日3次，每次10~25毫升。

【注意】 朱砂有毒，桃仁有小毒。本酒不宜多服、久服，孕妇及脾虚便溏者忌服。

⑬ 固本地黄酒
来源:《普济方》

【原料】 生地黄、熟地黄、天冬、麦冬、茯苓、人参各30克，白酒1升。

【制作】 前6味捣碎，置容器中，添加白酒，每日振摇1~2次，密封浸泡3日，文火煮至酒色变黑，埋土中7日后取出，去渣留液。

【功效】 益气养血。

【主治】 气血两虚，毛枯发白，容颜憔悴，精神不振，腰酸膝困。

【用法】 空腹口服。每日2次，每次10~20毫升。

【注意】 忌食萝卜、莱菔子、生葱、大蒜、藜芦等。

⑭ 枸杞芝地酒
来源:《中国民间百病良方》

【原料】 枸杞子60克，黑芝麻30克，生地黄汁80毫升，白酒1升。

【制作】 枸杞子拍破，与黑芝麻混匀，置容器中，添加白酒，每日振摇1~2次，密封浸泡20日，入地黄汁搅匀，再密封浸泡30日，去渣留液。

【功效】 滋阴养肝，清热凉血。

【主治】 阴虚血热，须发早白，头晕目眩，口舌干燥。

【用法】 空腹口服。每日2次，每次20~30毫升。

【注意】 脾虚便溏者忌服。

⑮ 美髯酒
来源:《摄生秘剖》

【原料】 何首乌300克，墨旱莲、乌饭叶、黑大豆皮、水牛角、茄花各90克，桑椹、冬青子各60克，熟地黄210克，白酒7升。

【制作】 前9味捣碎，置容器中，添加白酒，密封，隔水文火加热90分钟，候冷，埋土中7日后取出，去渣留液。

【功效】 补益肝肾，清热凉血。

【主治】 肝肾亏虚，腰膝酸软，头晕耳鸣，须发早白，头发脱落。

【用法】 口服。每日2次，每次10毫升。

【注意】 忌用铁器浸酒。

⑯ 耐老酒
来源:《太平圣惠方》

【原料】 生地黄、枸杞子、菊花各250克，糯米2500克，酒曲200克。

【制作】酒曲研为碎末。前3味捣碎，加清水5升，煮取2.5升，候冷。糯米加水蒸熟，沥半干，候温，加药汁、曲末拌匀，密封，置阴凉干燥处，常规酿酒，酒熟后去糟留液。

【功效】补益肝肾，养血祛风。

【主治】肝肾亏虚，须发白斑，头晕头痛，耳鸣耳聋，腰膝酸软。

【用法】空腹温饮。每日3次，每次20毫升。

【注意】久服可消百病，延年益寿。

【来源】《太平圣惠方》。又，一方用米酒代糯米和酒曲，密封浸泡7~10日，余同上。

⑰ 首乌三豆酒
来源：民间验方

【原料】何首乌200克，黑大豆500克，蚕豆、赤小豆、糯米各250克，蜂蜜200克。

【制作】前5味烘干、粉碎，加蜂蜜和成面团，蒸熟，密封，置阴凉干燥处，常规酿酒，酒熟后去糟留液。

【功效】补肾滋阴，益气养血。

【主治】须发早白。

【用法】睡前口服。每日1次，每次30毫升。

【注意】忌用铁器浸酒。少数人服用何首乌可出现肝损害、皮肤过敏、眼部色素沉着、腹痛、泄泻等症状，应立即停用。

⑱ 首乌归地酒
来源：《山东中医杂志》

【原料】何首乌、熟地黄各30克，当归15克，白酒1升。

【制作】前3味切碎，置容器中，添加白酒，每日振摇1~2次，密封浸泡14日，去渣留液。

【功效】补益肝肾，养血填精。

【主治】肝肾亏虚，精血不足，未老先衰，须发早白，腰膝酸软，头晕耳鸣。

【用法】口服。每日2次，每次10~15毫升。

【注意】忌用铁器浸酒。少数人服用何首乌可出现肝损害、皮肤过敏、眼部色素沉着、腹痛、泄泻等症状，应立即停用。

⑲ 首乌茯苓酒
来源：民间验方

【原料】赤何首乌、白何首乌、赤茯苓各90克，低度白酒1.5升。

【制作】前3味研末，置容器中，添加白酒，每日振摇1~2次，密封浸泡20日，去渣留液。

【功效】补肾滋阴，益气养血。

【主治】须发早白。

【用法】睡前口服。每日1次，每次15毫升。

【注意】 忌用铁器浸酒。少数人服用何首乌可出现肝损害、皮肤过敏、眼部色素沉着、腹痛、泄泻等症状，应立即停用。

⑳ 桑椹酢浆酒　来源：《补肾益寿药酒方》

【原料】 桑椹、酢浆草各 120 克，白酒 1 升。

【制作】 前 2 味捣碎，置容器中，添加白酒，每日振摇 1～2 次，密封浸泡 7 日，去渣留液。

【功效】 补益肝肾，养血填精。

【主治】 肝肾亏虚，精血不足，须发早白，头晕目眩，腰膝酸软，耳鸣耳聋，燥热咳嗽，口渴咽干，小便不利，水肿。

【用法】 口服。每日 3 次，每次 15～25 毫升。

【注意】 服后刷牙，以防牙齿染黑。

㉑ 常春枸杞酒　来源：《家庭常用保健食谱集成》

【原料】 常春藤子、枸杞子各 200 克，白酒 1.5 升。

【制作】 前 2 味捣碎，置容器中，添加白酒，每日振摇 1～2 次，密封浸泡 7 日，去渣留液。

【功效】 补肾壮阳，祛风除湿。

【主治】 肾阳不足，腰膝冷痛，须发早白，身体羸弱，腹中冷痛，妇女经闭。

【用法】 口服。每日 3 次，每次 20～40 毫升。

㉒ 康壮酒　来源：《家庭常用保健食谱集成》

【原料】 枸杞子、菊花、熟地黄、神曲各 45 克，肉苁蓉 36 克，白酒 1.5 升。

【制作】 前 5 味粗碎，置容器中，添加白酒，每日振摇 1～2 次，密封浸泡 7 日，去渣留液，加白开水 1 升混匀。

【功效】 滋肝补肾。

【主治】 肝肾亏虚，腰膝软弱，神疲乏力，须发早白。

【用法】 空腹温饮。不拘时候，随量饮用。

【来源】 《家庭常用保健食谱集成》。一方去陈曲，加炒陈皮、肉桂各 45 克，余同上。

㉓ 熟地杞檀酒　来源：《家庭常用保健食谱集成》

【原料】 熟地黄 60 克，枸杞子 30 克，檀香 1 克，白酒 750 毫升。

【制作】 前 2 味捣碎，置容器中，添加白酒，每日振摇 1～2 次，密封浸泡 14 日，去渣留液，入檀香末混匀。

【功效】 补益肝肾，养血填精。

【主治】 肝肾亏虚，精血不足，须发早白，病后体虚，神疲乏力，腰酸膝软，阳痿遗精，性欲减退。

【用法】 口服。每日 2 次，每次 20 毫升。

【注意】 脾虚气滞、痰多便溏者忌服。

㉔ 熟地栀子酒 来源：民间验方

【原料】 熟地黄 60 克，栀子 100 克，白酒 500 毫升。

【制作】 前 2 味粗碎，置容器中，添加白酒，每日振摇 1～2 次，密封浸泡 7～10 日，去渣留液。

【功效】 清热泻火，滋阴补血。

【主治】 阴血亏虚，体虚足软，须发早白，头晕眼花。

【用法】 口服。每日 2 次，每次 15～20 毫升。

第四节 生发护发酒

　　头发需保持自然蓬松、适度压力和必要营养。脱发与肝郁肾虚有关，分血虚风燥、气滞血瘀、肝肾亏虚论治。其中，血虚风燥，症见脱发时间较短，轻度瘙痒，伴头昏、失眠，治以养血祛风；气滞血瘀，症见脱发时间较长，伴头痛、胸胁疼痛、夜寐难眠，治以理气活血；肝肾亏虚，症见脱发时间更长，甚至全秃或斑秃，多伴头昏、失眠、耳鸣、目眩，治以补益肝肾。

① 三味侧柏酒 来源：《百病中医熏洗熨擦法》

【原料】 鲜侧柏叶、鲜骨碎补各 30 克，闹羊花 9 克，85% 乙醇 100 毫升。

【制作】 前 3 味捣烂，置容器中，添加乙醇，密封浸泡 14 日，去渣留液。

【功效】 补肾通络，凉血活血。

【主治】 脱发。

【用法】 外用。不拘时候，每次用消毒棉球蘸本酒涂擦患处至该处皮肤发红。

【注意】 闹羊花有毒。本酒不宜内服、多用、久用，孕妇及体虚者忌用。

② 双花二乌酊 来源：《百病中医熏洗熨擦法》

【原料】 芫花、红花、制川乌、制草乌、细辛、花椒各 3 克，75% 乙醇 100 毫升。

【制作】 前 6 味捣烂，置容器中，添加乙醇，密封浸泡 7 日，去渣留液。

【功效】 活血化瘀通络。

【主治】 斑秃。

【用法】 外用。每日 1 次，每次用消毒棉球蘸本酒涂擦患处至该处皮肤发红。

【注意】 乌头大毒，须炮制；芫花有毒；细辛小毒。本酒不宜内服、久用、多用，孕妇禁用。

③ 生姜牛黄酊

来源:《福建中医药》

【原料】 生姜 120 克，密陀僧、制雄黄、白矾、栀子各 30 克，牛黄 6 克，95% 乙醇 1 升。

【制作】 前 6 味粗碎，置容器中，添加乙醇，密封浸泡 5~7 日，去渣留液。

【功效】 活血凉血，清热解毒。

【主治】 脂溢性脱发，油垢堆积，头皮色红灼热。

【用法】 外用。每日 2~3 次，每次用消毒棉球蘸本酒外擦患处至该处皮肤发红。

【注意】 雄黄有毒，须炮制；密陀僧有毒。本酒不宜内服，多用、久用，孕妇及体虚者忌用。

④ 羊椒碎补酊

来源:《百病中医熏洗熨擦法》

【原料】 闹羊花、骨碎补各 15 克，花椒 30 克，高粱酒 150 毫升。

【制作】 前 3 味研末，置容器中，添加高粱酒，每日振摇 1~2 次，密封浸泡 7 日，去渣留液。

【功效】 解毒，杀虫，生发。

【主治】 斑秃，呈圆形脱落，肤色红亮，痒如虫行。

【用法】 外用。每日 2 次，每次用老生姜切片涂擦患处，至皮肤有刺痛感，然后用消毒棉球蘸本酒涂擦患处至该处皮肤发红。

【注意】 闹羊花有毒。本酒不宜内服、多用、久用，孕妇及体虚者忌用。

⑤ 花椒酒

来源:《疮疡外用本草》

【原料】 花椒 30 克，白酒 100 毫升。

【制作】 花椒晒干、粗碎，置容器中，添加白酒，每日振摇 1~2 次，密封浸泡 6 日，去渣留液。

【功效】 活血止痛。

【主治】 斑秃，牙痛，尤其适合虫蛀牙痛。

【用法】 外用。治斑秃，每日 2~3 次，每次用消毒棉球蘸本酒涂擦患处至该处皮肤发红。治牙痛，不拘时候，用消毒棉球蘸本酒塞入蛀孔或含漱。

【来源】 《疮疡外用本草》。又，《本草纲目》等改外用为口服，可温经散寒止痛，治疗虚寒性脘腹冷痛、大便溏稀、咳喘气冷及妇女寒滞痛经。

⑥ 诃子山柰酒

来源:《中医杂志》

【原料】 诃子、山柰、桂枝、青皮各 10 克，樟脑 1.5 克，白酒 300 毫升。

【制作】 前 5 味粗碎，置容器中，添加白酒，每日振摇 1~2 次，密封浸泡 7 日，去渣留液。

【功效】 生发。

【主治】 脱发。

【用法】 外用。每日2~3次，每次用消毒棉球蘸本酒外擦患处至头皮发红。

【注意】 樟脑有毒。本酒不宜内服、多用、久用，孕妇及阴虚血亏、胃有郁火者忌用。忌食猪油、肥肉等，忌用洗衣粉、肥皂水洗头。

⑦ 侧柏三黄酒　　来源:《药酒汇编》

【原料】 侧柏叶30克，大黄、黄芩、黄柏、苦参、川芎、白芷、蔓荆子各10克，冰片2克，高度烧酒500毫升。

【制作】 前8味碎粉，置容器中，添加烧酒，每日振摇1~2次，密封浸泡7日，去渣留液，加冰片溶解。

【功效】 清热凉血，燥湿止痒。

【主治】 秃发，斑秃，脂溢性脱发。

【用法】 外用。每日3~4次，每次用消毒棉球蘸本酒涂擦患处至该处皮肤发红。

【注意】 孕妇慎用。

⑧ 侧柏酒　　来源:《浙江中医杂志》

【原料】 鲜侧柏叶30克，60度白酒500毫升。

【制作】 前1味粗碎，置容器中，添加白酒，每日振摇1~2次，密封浸泡7日，去渣留液。

【功效】 清热凉血祛风。

【主治】 斑秃，脱发，脂溢性皮炎。

【用法】 外用。每日3次，每次用消毒棉球蘸本酒涂擦患处至该处皮肤发红。

⑨ 养血生发酒　　来源:《临床验方集》

【原料】 何首乌50克，当归、熟地黄、天麻各30克，川芎、木瓜各20克，白酒1升。

【制作】 前6味研末，置容器中，添加白酒，每日振摇1~2次，密封浸泡14日，去渣留液。

【功效】 补肾养血祛风。

【主治】 血虚，斑秃，全秃，脂溢性脱发，病后、产后脱发。

【用法】 口服。每日2次，每次20毫升。

【注意】 忌用铁器浸酒。血热者忌服。少数人服用何首乌可出现肝损害、皮肤过敏、眼部色素沉着、腹痛、泄泻等症状，应立即停用。

⑩ 复方藜芦酊　　来源:《浙江中医杂志》

【原料】 藜芦、蛇床子、黄柏、百部、五倍子各4.5克，斑蝥3克，95%乙醇100

毫升。

【制作】 前6味捣碎，置容器中，添加乙醇，密封浸泡7日，去渣留液。

【功效】 破血逐瘀，清热解毒。

【主治】 斑秃。

【用法】 外用。每日1~2次，每次用消毒棉球蘸本酒涂搽皮损处，先搽1小片，反应不严重则扩大范围，皮损较广泛则先剃发。一般搽后出现红斑、水疱。如见水疱，先停用，等到长出新皮后再使用。疱干后结痂，痂脱落后逐渐长出新毛发。

【注意】 斑蝥有毒。本酒不宜内服、多用、久用，孕妇及体虚者忌用。用药中出现水疱，属生发的好兆头。百部过量使用，偶见胸部灼热感，口、鼻、咽喉发干，甚至头晕、胸闷、气急，应立即停药。

⑪ 神应养真酒　　　来源：《医宗金鉴》

【原料】 熟地黄、白芍、木瓜各30克，当归25克，菟丝子20克，天麻、川芎各15克，羌活9克，白酒1升。

【制作】 前8味粗碎，置容器中，添加白酒，每日振摇1~2次，密封浸泡7~10日，去渣留液。

【功效】 补肾固精，祛风活络，养血生发。

【主治】 风盛血燥，毛发不荣，脱落屑多；脂溢性皮炎。

【用法】 口服。每日3次，每次10~20毫升。

⑫ 首乌生地酒　　　来源：《百病中医药酒疗法》

【原料】 制何首乌、生地黄各40克，白酒1升。

【制作】 何首乌闷软切块，生地黄洗净切片，同置容器中，添加白酒，每日振摇1~2次，密封浸泡15日，去渣留液。

【功效】 补益肝肾，养血填精。

【主治】 肝肾亏虚，精血不足，须发早白、稀疏脱落，头晕目眩，体倦乏力，腰膝酸痛，烦热口渴，健忘失眠；热性出血症；痛经；遗精，白带过多，肌肤粗糙，不育症。

【用法】 口服。每日2次，每次15~30毫升。

【注意】 忌用铁器浸酒及同食生冷、油炸食物及猪肉、马肉、牛肉、狗肉等。食少、腹胀、便溏者不宜。少数人服用何首乌可出现肝损害、皮肤过敏、眼部色素沉着、腹痛、泄泻等症状，应立即停用。

⑬ 首乌固发酒　　　来源：《宋佩衍遗方》

【原料】 何首乌30克，熟地黄24克，枸杞子、麦冬、当归、龙眼肉、党参各15克，龙胆草、白术、茯苓各12克，陈皮、五味子、黄柏各9克，大枣20克，白酒1升。

【制作】 前14味捣碎，置容器中，添加白酒，每日振摇1~2次，密封浸泡14日，去渣留液。

【功效】 补益肝肾，益气养血，清热利湿。

【主治】 青壮年血气衰弱，头发脱落不复生，且继续脱落新发。

【用法】 口服。每日2次，每次15毫升。

【注意】 阴虚火旺、大便溏泄者忌服。忌鱼腥、铁器。少数人服用何首乌可出现肝损害、皮肤过敏、眼部色素沉着、腹痛、泄泻等症状，应立即停用。

⑭ 骨碎斑蝥酒 　　　　　　　　　来源：《中国民间百病良方》

【原料】 鲜骨碎补30克，斑蝥5只，高度烧酒150毫升。

【制作】 骨碎补打碎，与斑蝥一起置容器中，添加烧酒，每日振摇1~2次，密封浸泡12日，去渣留液。

【功效】 补益肝肾，祛风解毒。

【主治】 斑秃。

【用法】 外用。每日2~3次，每次用消毒棉球蘸本酒涂擦患处至该处皮肤发红。

【注意】 斑蝥有毒。本酒不宜内服、多用、久用，孕妇忌用。

⑮ 脱发再生酊 　　　　　　　　　　　来源：《实用医学美容》

【原料】 补骨脂、白鲜皮、制何首乌各50克，鲜侧柏叶200克，95%乙醇1升。

【制作】 前4味粗碎，置容器中，添加乙醇，每日振摇1~2次，密封浸泡7~10日，去渣留液。

【功效】 补肾益精，凉血活血，祛风燥湿，化瘀解毒。

【主治】 脂溢性脱发。

【用法】 外用。每日2~3次，每次用消毒棉球蘸本酒外擦患处至该处皮肤发红。

【注意】 忌用铁器浸酒。少数人服用何首乌可出现肝损害、皮肤过敏、眼部色素沉着、腹痛、泄泻等症状，应立即停用。

⑯ 野菊香芷酒 　　　　　　　　　　来源：《疮疡外用本草》

【原料】 零陵香、白芷各20克，野菊花15克，甘松、防风各10克，高度白酒500毫升。

【制作】 前5味粗碎，置容器中，添加白酒，每日振摇1~2次，密封浸泡6日，去渣留液。

【功效】 疏风清热解毒。

【主治】 脂溢性脱发，头皮糠疹。

【用法】 外用。每日2~3次，每次用消毒棉球蘸本酒涂擦患处至该处皮肤发红。

⑰ 银花酒 　　　　　　　　　　　　来源：《疮疡外用本草》

【原料】 金银花100克，白酒500毫升。

【制作】 金银花粗碎，置容器中，添加白酒，每日振摇1~2次，密封浸泡7日，至酒呈棕黄色，去渣留液。

【功效】 清热解毒，活络生发。

【主治】 斑秃。

【用法】 外用。每日2次，每次用消毒棉球蘸本酒涂擦患处至该处皮肤发红。

⑱ 斑蝥侧柏酒
来源：《内蒙古中医药》

【原料】 斑蝥5克，侧柏叶、辣椒、僵蚕各10克，干姜5克，75%乙醇适量。

【制作】 前5味研末，置容器中，加乙醇，每日振摇1~2次，密封浸泡7日，去渣留液。

【功效】 清热解毒，活血化瘀，祛风止痒。

【主治】 斑秃。

【用法】 外用。每日1~2次，每次用棉球蘸本酒涂擦患处至该处皮肤发红。

【注意】 斑蝥有毒。本酒不宜内服、多用、久用，孕妇及体虚者忌用。

⑲ 斑蝥酒
来源：《中国民间百病良方》

【原料】 斑蝥15只，白酒200毫升。

【制作】 斑蝥去头、足、翅，研末，置容器中，添加白酒，每日振摇1~2次，密封浸泡5~7日，去渣留液。

【功效】 攻毒，消疮。

【主治】 斑秃，神经性皮炎，恶疮，顽癣，口眼㖞斜，喉蛾。

【用法】 外用。每日2次，每次用棉球蘸本酒涂擦患处至该处皮肤发红。

【注意】 斑蝥有毒。本酒不宜内服、多用、久用，孕妇及体虚者忌用。

⑳ 碎补首乌酒
来源：《药酒汇编》

【原料】 鲜骨碎补、何首乌各30克，丹参20克，洋金花、侧柏叶各9克，白酒250毫升。

【制作】 前5味捣碎，置容器中，添加白酒，每日振摇1~2次，密封浸泡7日，去渣留液。

【功效】 补肾活血通络。

【主治】 斑秃，脱发。

【用法】 外用。每日3~4次，每次用消毒棉球蘸本酒涂擦患处至该处皮肤发红。

【注意】 忌用铁器浸酒。洋金花有毒。本酒内服、多用、久用宜慎，孕妇及体虚者禁用。少数人服用何首乌可出现肝损害、皮肤过敏、眼部色素沉着、腹痛、泄泻等症状，应立即停用。

㉑ 蔓荆附子酒
来源：《肘后备急方》

【原料】 蔓荆子6克，制附子2枚，白酒500毫升。

【制作】 前2味粗碎，置容器中，添加白酒，每日振摇1~2次，密封浸泡14日，去渣留液。

【功效】温阳祛风，通经活血。

【主治】头发脱落，偏头痛，正头痛。

【用法】外用。每日1~2次，每次用本酒入水洗头。

【注意】附子有毒，须炮制。本酒不宜内服、多用、久用，孕妇忌用。

㉒ 熟地杞沉酒 　　　　　　　　来源：《家庭常用保健食谱集成》

【原料】熟地黄、枸杞子各60克，沉香6克，白酒1升。

【制作】前3味捣碎，置容器中，添加白酒，每日振摇1~2次，密封浸泡10日，去渣留液。

【功效】补益肝肾，养血填精。

【主治】肝肾亏虚，精血不足，须发早白、容易脱落，眼花头胀，视物模糊，心悸健忘，月经量少色淡，久不受孕。

【用法】口服。每日3次，每次10毫升。

【注意】脾虚多湿、便溏、痰多、食欲不振者忌服。

第五节｜降脂减肥酒

　　成人的标准体重（千克）=[身高（厘米）-100]×0.9。实际体重超过标准体重20%以上则为肥胖。血脂是血浆或血清中脂类的统称，包括胆固醇、甘油三酯、磷脂、游离脂肪酸等，含量超出正常范围则为高脂血症。两者皆因肝、脾、肾三脏虚损，痰瘀内结所致，治以疏肝健脾益肾、活血化痰除湿为主，常用茯苓、大蒜、洋葱、制半夏、山楂、绿茶、香菇等中药。

① 大蒜酒 　　　　　　　　　　　来源：《圣济总录》

【原料】大蒜头800克，白酒1.5升。

【制作】大蒜头去皮、剥瓣、拍裂，置容器中，添加白酒，每日振摇1~2次，密封浸泡30日，去渣留液。

【功效】温经健脾，通经活血。

【主治】中老年肥胖症，高脂血症，冠心病，高血压，脑动脉硬化，脑血栓，破伤风；月经量少，闭经；预防流行性感冒、流行性脑脊髓膜炎、癌症。

【用法】口服。每日2次，每次10毫升。

【注意】阴虚火旺及贫血者忌服，眼疾、肝病、胃及十二指肠溃疡者禁用。

② 山楂丹参酒

来源:《单方验方治百病》

【原料】 山楂80克,丹参60克,延胡索50克,白酒1.5升。

【制作】 前3味切碎,置容器中,添加白酒,每日振摇1~2次,密封浸泡20日,去渣留液。

【功效】 活血化瘀,健胃消食。

【主治】 肥胖症,冠心病,心绞痛,高脂血症,胸闷胸痛。

【用法】 口服。每日2次,每次10~15毫升。

【注意】 脾胃虚弱者忌服。

③ 山楂麦冬酒

来源: 民间验方

【原料】 山楂50克,麦冬30克,白酒1升。

【制作】 前2味捣碎,置容器中,添加白酒,每日摇动1~2次,密封浸泡7日,去渣留液。

【功效】 活血化瘀,清热降脂。

【主治】 高脂血症,咽干口渴。

【用法】 口服。每日1次,每次15~20毫升。

④ 玉竹长寿酒

来源:《中国药物大全》

【原料】 玉竹、白芍各30克,当归、党参、何首乌各20克,白酒1升。

【制作】 前5味研末,置容器中,添加白酒,每日振摇1~2次,密封浸泡7日,去渣留液。

【功效】 益气养血,健脾益胃。

【主治】 气阴不足,身倦乏力,食欲不振,血脂过高。

【用法】 口服。每日2次,每次10~20毫升。

【注意】 忌用铁器浸酒。玉竹大剂量可损害心脏,不宜过量。少数人服用何首乌可出现肝损害、皮肤过敏、眼部色素沉着、腹痛、泄泻等症状,应立即停用。

⑤ 枸杞银花酒

来源: 民间验方

【原料】 枸杞子100克,金银花60克,茯苓80克,白酒1升。

【制作】 前3味粗碎,置容器中,添加白酒,隔日摇动1次,密封浸泡30日,去渣留液。

【功效】 清热明目,燥湿健脾。

【主治】 肥胖症。

【用法】 口服。每日1~2次,每次10~15毫升。

⑥ 茱萸杜仲酒

来源: 民间验方

【原料】 山茱萸、杜仲、胡桃仁、茯苓各10克,白术、菟丝子各15克,山药30克,

第二章 养生药酒

白酒500毫升，蜂蜜适量。

【制作】 前7味粗碎，置容器中，添加白酒，每日振摇1～2次，密封浸泡30日，去渣留液，入蜂蜜溶解。

【功效】 补益肝肾，燥湿健脾。

【主治】 肥胖症。

【用法】 口服。每日1次，每次10毫升。

【注意】 痰火积热、阴虚火旺者忌服。

⑦ 首乌黄精酒　来源:《中国药物大全》

【原料】 何首乌、金樱子、黄精各15克，黑大豆30克，白酒1升。

【制作】 前4味捣为碎末，置容器中，添加白酒，每日振摇1～2次，密封浸泡14日，去渣取液。

【功效】 补肾养血。

【主治】 心血不足，肾虚遗精，须发早白，血脂、血糖过高。

【用法】 口服。每日2次，每次20毫升。

【注意】 忌用铁器浸酒。少数人服用何首乌可出现肝损害、皮肤过敏、眼部色素沉着、腹痛、泄泻等症状，应立即停用。

⑧ 香菇山楂酒　来源：民间验方

【原料】 泽泻、山楂、丹参、香菇各30克，蜂蜜150克，白酒500毫升。

【制作】 前4味切片，置容器中，添加白酒，每日振摇1～2次，密封浸泡14日，去渣留液，入蜂蜜溶解。

【功效】 健脾益胃，活血消脂。

【主治】 高脂血症。

【用法】 口服。每日2次，每次20～30毫升。

⑨ 香菇柠檬酒　来源：民间验方

【原料】 香菇25克，柠檬1枚，蜂蜜80克，白酒500毫升。

【制作】 前2味切片，置容器中，添加白酒，每日振摇1～2次，密封浸泡7日，去柠檬，再每日振摇1～2次，密封浸泡10日，去渣留液，入蜂蜜溶解。

【功效】 健脾和胃。

【主治】 高脂血症，高血压。

【用法】 口服。每日2次，每次20毫升。

⑩ 党参山楂酒　来源：民间验方

【原料】 党参、山楂各50克，阿胶40克，白酒500毫升。

【制作】 前2味切碎，置容器中，添加白酒，每日振摇1～2次，密封浸泡30日，去渣留液，入阿胶溶解。

【功效】 益气养血，消积降脂。

【主治】 气血不足，胃纳欠佳，肥胖症，高血脂症。

【用法】 睡前口服。每日 1 次，每次10～30毫升。

⑪ 绿茶蜂蜜酒
来源：民间验方

【原料】 绿茶 150 克，蜂蜜 250 克，米酒 1 升。

【制作】 绿茶捣碎，置容器中，添加米酒与蜂蜜，每日振摇 2～3 次，密封浸泡 15 日，去渣留液。

【功效】 降压降脂，强心利尿。

【主治】 高脂血症，高血压。

【用法】 饭后口服。每日 3 次，每次10～20毫升。

第六节 养脑益智酒

　　45 岁以前出现明显的记忆力衰退，伴毛发斑白、耳聋眼花、眼角鱼尾纹、精神不足、工作效率低下等老年性变化，是为早衰，多因心脾不足、肾精虚衰引起，治以健脾养心、滋肾填精为主，常用人参、五味子、龙眼肉、远志、莲子、石菖蒲等中药，并注意营养，及时补充脑所需要的各类营养物质。

① 人参益智酒
来源：《中国民间百病良方》

【原料】 人参 9 克，猪脂 90 克，白酒 1 升。

【制作】 人参捣末。猪脂置锅内熬油，待温，置容器中，添加白酒，入人参末搅匀，每日振摇 1～2 次，密封浸泡 21 日，去渣留液。

【功效】 开心益智，聪耳明目。

【主治】 记忆力减退，面色少华，耳聋眼花，风热疾病。

【用法】 口服。每日 2 次，每次 15 毫升。

【注意】 忌食萝卜、莱菔子、生葱、大蒜、藜芦等。

② 五加远榆酒
来源：《本草纲目》

【原料】 五加皮根、地榆、远志各 10 克，白酒 500 毫升。

【制作】 前 3 味捣碎，置容器中，添加白酒，密封，隔水文火煮沸，去渣留液。

【功效】 强筋壮骨，安神益智。

【主治】年老体弱，腰膝酸软，神疲乏力，头晕目眩，失眠健忘，记忆力减退。

【用法】口服。每日1次，每次10毫升。

③ 五味子酒

来源：《药学学报》

【原料】五味子50克，60度白酒500毫升。

【制作】五味子拍碎，置容器中，添加白酒，每日振摇1~2次，密封浸泡15日，去渣留液。

【功效】健脾养心，益气养血。

【主治】神经官能症，用脑过度，心气不足，心神不安，精神恍惚，焦虑烦躁，惊悸健忘，失眠头晕，肢软乏力，虚劳羸瘦；肺虚喘咳，口干渴，自汗盗汗，梦遗滑精，久泻久痢。

【用法】饭后口服。每日3次，每次20~30毫升。

【注意】大便溏泄、实热、麻疹初起者忌服。

④ 归脾养心酒

来源：《济生方》

【原料】酸枣仁、龙眼肉各30克，党参、黄芪、当归、白术、茯苓各20克，木香、远志各10克，炙甘草6克，白酒1.5升。

【制作】前10味粗碎，置容器中，添加白酒，每日振摇1~2次，密封浸泡14日，去渣留液。

【功效】健脾养心，益气养血。

【主治】思虑过度，劳伤心脾，心悸怔忡，健忘失眠，精神抑郁，倦怠乏力。

【用法】口服。每日2次，每次20毫升。

⑤ 石燕酒

来源：《普济方》

【原料】石燕20枚，白酒1升。

【制作】前1味炒熟，置容器中，添加白酒，每日振摇1~2次，密封浸泡3日，去渣留液。

【功效】补益精气。

【主治】体质虚弱，精神疲倦，健忘，思维迟钝。

【用法】睡前口服。每日1次，每次10~20毫升。

【注意】体虚、无湿热者及孕妇忌服。忌食萝卜、莱菔子、生葱、大蒜、藜芦等。

⑥ 龙眼酒

来源：《万病回春》

【原料】龙眼肉250克，白酒1.5升。

【制作】前1味粗碎，置容器中，添加白酒，每日振摇1~2次，密封浸泡30日。

【功效】益气养血，健脾养心。

【主治】心脾两虚，食少纳呆，虚劳羸弱，惊悸怔忡，失眠健忘，心绪不宁，精神恍惚，老年体虚。

【用法】 口服。每日2次，每次15～30毫升。

⑦ 羊肾仙茅酒

来源:《新编经验方》

【原料】 羊肾1对，仙茅、沙苑子、龙眼肉、薏苡仁、淫羊藿各30克，白酒2升。

【制作】 羊肾切碎，其余5味捣碎，置容器中，添加白酒，文火加热30分钟，候冷，每日振摇1～2次，密封浸泡7日，去渣留液。

【功效】 补肾壮阳，祛风除湿。

【主治】 中老年人肾阳虚衰，腰膝酸冷，少腹不温，行走乏力，精神恍惚，食欲不振，阳痿不育，精冷清稀。

【用法】 口服。每日2次，每次10～25毫升。

【注意】 仙茅有毒。本酒不宜多服、久服，孕妇及阴虚火旺者忌服。

⑧ 远志菖蒲酒

来源: 民间验方

【原料】 远志、石菖蒲各20克，益智仁10克，鸡蛋4只，龙眼肉20颗，糯米500克，黄酒100毫升，酒曲适量。

【制作】 前3味粗碎，置容器中，添加黄酒，密封浸泡2日，去渣留液。糯米加水蒸熟，候温，入药汁、曲末搅匀，密封，置阴凉干燥处，常规酿酒，酒熟后去糟留液。

【功效】 养心健脑，安神强志。

【主治】 心悸怔忡，惊恐易怒，神疲乏力，记忆力减退，自汗。

【用法】 口服。每日1次，每次取1/4剂酒汁及龙眼肉5颗，煮沸，打入鸡蛋1只，再煮30秒，食蛋饮汁。

⑨ 麦杞补心酒

来源:《奇方类编》

【原料】 麦冬30克，枸杞子、茯苓、当归、龙眼肉各15克，生地黄20克，糯米甜酒2.5升，白酒2.5升。

【制作】 前6味粗碎，置容器中，添加糯米甜酒，每日振摇1～2次，密封浸泡15日，去渣留液。药渣再用白酒2.5升浸泡，时间稍延长，仍去渣留液。

【功效】 养血补心安神。

【主治】 脑力劳动过度，心血不足，精神倦怠，心烦不寐，惊悸怔忡，失眠多梦，健忘。

【用法】 口服。每日2次，每次30～100毫升。

【来源】 《奇方类编》。一方加柏子仁15克，余同上。

⑩ 参杞精神酒

来源:《龚志贤临床经验集》

【原料】 人参、熟地黄、枸杞子各15克，淫羊藿、沙苑子、丁香各9克，沉香、远志各3克，荔枝核12克，高粱酒1升。

【制作】 前9味粗碎，置容器中，添加白酒，每日振摇1～2次，密封浸泡45日，去渣留液。

【功效】 补肾壮阳,养血健脑。

【主治】 脑力劳动过度,精神疲倦,气虚乏力,面色萎黄,食欲不振,中虚呃逆,泄泻,心悸怔忡,失眠健忘,头晕目眩,耳鸣耳聋,腰酸背痛,四肢乏力,遗精阳痿,月经先后无定期,男子精液虚冷不育。

【用法】 睡前口服。每日1次,每次20毫升。

【注意】 青壮年、阴虚肝旺者禁服。忌食萝卜、莱菔子、生葱、大蒜、藜芦等。

⑪ 首乌五味酒 来源:《经验方》

【原料】 制何首乌、五味子各50克,白酒1升。

【制作】 何首乌切片,五味子捣碎,置容器中混匀,添加白酒,每日振摇1~2次,密封浸泡15日,去渣留液。

【功效】 补益肝肾,益智宁神。

【主治】 脑力劳动过度,或情绪紧张,失眠健忘,头晕,工作效率下降,体亏早衰,须发早白,心悸怔忡,易感疲劳,血脂过高,血管硬化,冠心病。

【用法】 口服。每日2次,每次10~20毫升。

【注意】 忌用铁器浸酒。大便溏泄、感冒发热、食滞便秘、高血压者忌服。少数人服用何首乌可出现肝损害、皮肤过敏、眼部色素沉着、腹痛、泄泻等症状,应立即停用。

⑫ 读书丸酒 来源:《证治准绳》

【原料】 远志、熟地黄、菟丝子、五味子各20克,石菖蒲、川芎各15克,地骨皮25克,白酒1升。

【制作】 前7味粗碎,置容器中,添加白酒,每日振摇1~2次,密封浸泡7日,去渣留液。

【功效】 补肾填精,养血安神。

【主治】 思虑过度,身体亏虚,记忆力减退,不耐久劳。持续学习或工作时出现头痛头晕,疲困难支,心悸失眠,腰膝酸软。

【用法】 口服。每日2次,每次10毫升。

【注意】 阴虚火旺、大便溏泄者忌服。

⑬ 菖蒲骨脂酒 来源:民间验方

【原料】 石菖蒲、补骨脂、熟地黄、远志、地骨皮、牛膝各30克,白酒1升。

【制作】 前6味粗碎,置容器中,添加白酒,每日振摇1~2次,密封浸泡24日,去渣留液。

【功效】 理气活血,聪耳明目,安神益智。

【主治】 老年人五脏不足,精神恍惚,耳聋耳鸣,少寐多梦,食欲不振。

【用法】 空腹温饮。每日2次,每次10毫升。

⑭ 黄精苁蓉酒

来源:《中药制剂汇编》

【原料】 黄精、肉苁蓉各 250 克,白酒 5 升。

【制作】 前 2 味捣碎,置容器中,添加白酒,每日振摇 1~2 次,密封浸泡 7 日,去渣留液。

【功效】 补肾壮阳。

【主治】 神经衰弱,记忆力减退,阳痿,遗精。

【用法】 空腹温饮。每日 3 次,每次 5~10 毫升。

第七节 | 强筋壮骨酒

肝为作强之器,腰为肾府,肾主骨生髓,脾主肌肉。肝脾肾三脏功能正常,则筋骨、肌肉充养正常,强健有力。如果肝肾亏损或感受风寒湿邪,导致脾运不健,筋骨、肌肉失养,则出现腰膝酸软、腿脚乏力等症状,宜补肾益肝健脾、祛风散寒除湿,常用补骨脂、牛膝、生地黄、杜仲、肉苁蓉、枸杞子等中药。

① 三味杜仲酒

来源:《外台秘要》

【原料】 杜仲、丹参各 60 克,川芎 30 克,白酒 1 升。

【制作】 前 3 味粗碎,置容器中,添加白酒,每日振摇 1~2 次,密封浸泡 14 日,去渣留液。

【功效】 温肝散寒,强筋壮骨,活血通络。

【主治】 肝阳虚寒,瘀血内阻,腰脊酸困、重着怕冷,阳痿早泄,筋骨疼痛、麻木酸胀,四肢、关节刺痛、活动不利,遇阴雨天或夜晚疼痛更剧,小便余沥;冠心病,高血压,脑动脉硬化。

【用法】 口服。每日 2 次,每次 10~15 毫升。

【注意】 阴虚火旺、口舌生疮、性欲亢进者忌服。不善饮酒或高血压者,可改用黄酒配制。

② 天雄茵芋酒

来源:民间验方

【原料】 制天雄、茵芋各 90 克,花椒、防风、闹羊花各 45 克,制川乌、制附子各 60 克,炮姜 30 克,白酒 15 升。

【制作】 前 8 味粗碎,置容器中,添加白酒,每日振摇 1~2 次,密封浸泡 5~7 日,去渣留液。

【功效】 补肾壮阳，强筋壮骨。

【主治】 肾风筋急，两膝不得屈伸，手不能用，恶寒，全身流肿生疮。

【用法】 空腹口服。每日2次，每次10~15毫升。

【注意】 天雄、川乌大毒，附子有毒，均须炮制。茵芋、闹羊花有毒。本酒不宜多服、久服，阴虚阳盛者、孕妇及阴虚而无风湿实邪者禁服。

③ 左归酒　　　　　　　　　　　来源:《景岳全书》

【原料】 熟地黄、山茱萸各30克，山药24克，枸杞子40克，鹿角霜、龟甲各20克，牛膝120克，白酒1.5升。

【制作】 前7味切碎，置容器中，添加白酒，每日振摇1~2次，密封浸泡30日，去渣留液。

【功效】 补益肝肾，养血填精。

【主治】 年老形衰，精血亏损，久病体虚，腰痛腿软，眩晕耳鸣，失聪，小便自遗，口干咽燥。

【用法】 口服。每日1次，每次5~10毫升。

④ 龙羊健步酒　　　　　　　来源:《随息居饮食谱》

【原料】 生羊肠1具，龙眼肉、沙苑子、薏苡仁、淫羊藿、仙茅各120克，白酒10升。

【制作】 羊肠燥干、切段，余5味捣碎，共置容器中，添加白酒，每日振摇1~2次，密封浸泡21日，去渣留液。

【功效】 补肾壮阳，健脾理虚，散寒除湿。

【主治】 脾肾虚损偏重于肾阳不振，腰膝乏力，畏寒肢冷，肚腹不温，性欲减退；风湿痹阻，筋骨关节拘挛、疼痛，不思饮食，健忘失眠。

【用法】 空腹温饮。每日2次，每次10~15毫升。

【注意】 仙茅有毒。本酒不宜多服、久服，孕妇、阴虚火旺及湿热者忌服。

⑤ 地冬首乌酒　　　　　来源:《经典药酒保健方选粹》

【原料】 何首乌、熟地黄、生地黄、当归、天冬、麦冬各15克，牛膝、杜仲各10克，白酒1升。

【制作】 前8味粗碎，置容器中，添加白酒，每日振摇1~2次，密封浸泡7日，去渣留液。

【功效】 补益肝肾，养血填精，强筋壮骨。

【主治】 肝肾亏虚，腰酸腿软，膝关节肿疼，肌肤萎缩。

【用法】 口服。每日2次，每次20毫升。

【注意】 忌用铁器浸酒。少数人服用何首乌可出现肝损害、皮肤过敏、眼部色素沉着、腹痛、泄泻等症状，应立即停用。

⑥ 当归天冬酒

来源:《随息居饮食谱》

【原料】 当归、天冬各 30 克，五加皮、麦冬、牛膝、川芎、熟地黄、生地黄、秦艽各 15 克，桂枝 10 克，蜂蜜、红砂糖各 150 克，食醋 250 克，白酒 2 升。

【制作】 前 10 味捣碎，置容器中，添加白酒、蜂蜜、红砂糖、食醋混匀，隔水文火煮 2 小时，待温，埋土中 7 日后取出，去渣留液。

【功效】 补益肝肾，养血息风，强筋壮骨。

【主治】 肝肾亏虚，腰腿乏力，肢体麻木，筋骨疼痛，头晕头痛，耳鸣目眩，少寐多梦；突然口眼歪斜，舌强，言语不利，或手足重滞，半身不遂。

【用法】 空腹口服。每日 2 次，每次 10 ~ 30 毫升。

【注意】 忌过量服用。

⑦ 苁蓉金刚酒

来源:《中成药学》

【原料】 肉苁蓉 100 克，杜仲 50 克，菟丝子 75 克，萆薢 24 克，猪肾 2 枚，白酒 1 升。

【制作】 猪肾剖开，洗净臊膜，切小块，入砂锅，添加白酒 500 毫升，文火煮 40 分钟，连同余药一起兑入剩下的白酒中，每日振摇 1 ~ 2 次，密封浸泡 30 日，去渣留液。

【功效】 补益肝肾，填精壮骨。

【主治】 肝肾亏虚，腰酸腿软，头晕耳鸣，梦遗滑精，阳痿早泄，四肢乏力，步行艰难。

【用法】 晚饭后口服。每日 1 次，每次 10 ~ 20 毫升。

⑧ 附子杜仲酒

来源:《古今图书集成》

【原料】 杜仲 50 克，淫羊藿 15 克，独活、牛膝、制附子各 25 克，白酒 1 升。

【制作】 前 5 味捣碎，置容器中，添加白酒，每日振摇 1 ~ 2 次，密封浸泡 14 日，去渣留液。

【功效】 补益肝肾，强筋壮骨，散寒祛风除湿。

【主治】 感冒后身体虚弱，筋骨痿软，腰膝乏力，脘腹胀闷冷痛，周身骨节疼痛。

【用法】 空腹温饮。每日 2 次，每次 10 ~ 20 毫升。

【注意】 附子有毒，须炮制。本酒不宜多服、久服，孕妇忌服。

⑨ 狗脊丹参酒

来源:《太平圣惠方》

【原料】 狗脊、丹参、黄芪、萆薢、牛膝、川芎、独活、制附子各 20 克，白酒 1 升。

【制作】 前 8 味粗碎，置容器中，添加白酒，密封，文火煮沸，候冷，每日振摇 1 ~ 2 次，密封浸泡 7 日，去渣留液。

【功效】 活血通络，补益肝肾，祛风除湿，强筋壮骨。

【主治】 肝肾亏虚，风湿痹阻，腰脊强痛，俯仰不利，腿软乏力，小便失禁，白带增多，关节不利，肢体麻木。

【用法】 温饮。每日2次，每次15毫升。

【注意】 附子有毒，须炮制。本酒不宜多服、久服，孕妇忌服。

⑩ 虎骨草薢酒

来源：《普济方》

【原料】 虎胫骨、草薢、淫羊藿、薏苡仁、牛膝、熟地黄各30克，白酒1升。

【制作】 虎胫骨炙酥，与余药一同粗碎，置容器中，添加白酒，每日振摇1~2次，密封浸泡7日，去渣留液。

【功效】 补肾壮阳，强筋壮骨。

【主治】 肾阳虚损，腰腿冷痛，行走乏力，肢软气短，四肢沉重，关节屈伸不利。

【用法】 空腹温饮。每日3次，每次10~20毫升。

⑪ 虎鹿杞龙酒

来源：《普济方》

【原料】 鹿筋100克，虎胫骨、枸杞子、龙眼肉各50克，牛膝、当归各25克，白酒2.5升。

【制作】 前6味捣碎，置容器中，添加白酒，每日振摇1~2次，密封浸泡21日，去渣留液。

【功效】 补益肝肾，养血填精，强筋壮骨，祛风散寒。

【主治】 腰膝痿软，筋骨关节疼痛，行走乏力。

【用法】 空腹温饮。每日2次，每次20毫升。

⑫ 蒜豉酒

来源：《圣济总录》

【原料】 大蒜400克，桃仁、淡豆豉各250克，白酒2升。

【制作】 前3味粗碎，置容器中，添加白酒，每日振摇1~2次，密封浸泡（春夏3日，秋冬7日），去渣留液。

【功效】 补肾壮阳，活血舒筋。

【主治】 初感腿脚软弱乏力。

【用法】 口服。每日3~4次，初服10毫升，渐加至20毫升。

【注意】 桃仁有小毒。本酒不宜多服、久服，孕妇忌服。如酒尽，更添入酒1.5毫升，加干辣椒30克。

第八节 | 强身健体酒

《黄帝内经》言："阴平阳秘，精神乃治。"人体是一个有机的整体，脏腑功能健旺，气血阴阳调和，精津输布有度，则外邪难侵，内邪少生，机体健旺。因此，可以根据自身体质，平时适当浸服一些具有行气、滋阴、养血、益气、助阳、疏肝、化痰、清热等作用的药酒，以调和脏腑阴阳，发挥无病防病、有病防变的效用。

① 人参枸杞酒

来源：民间验方

【原料】 人参 10 克，枸杞子 20 克，白酒 500 毫升。

【制作】 前 2 味粗碎，置容器中，添加白酒，每日振摇 1 次，密封浸泡 15 日，去渣留液。

【功效】 大补元气，养肝明目。

【主治】 一切气虚证，如肺气虚之呼吸短促，脾气虚之食欲不振，肾气虚之小便频数，心气虚之心悸失眠，中气不足之脱肛、胃下垂，肝肾亏虚之夜盲、视物不清。

【用法】 口服。每日 2 次，每次 20~30 毫升。

【注意】 脱肛加升麻 15 克。忌食萝卜、莱菔子、生葱、大蒜、藜芦等。

② 人参黄芪酒

来源：《辽宁省药品标准》

【原料】 鲜人参 70 克，生晒参 45 克，黄芪 250 克，白酒适量。

【制作】 生晒参切片，密封浸于 5 倍量的白酒中，每日振摇 1~2 次，浸泡 15 日，过滤取液。黄芪粗碎，加清水煎 2 次（每次加清水 500 毫升），去渣留液，合并煎液，浓缩至 500 毫升。生晒参浸渍液、黄芪浓缩液及适量白酒混匀，静置 7 日，去渣留液，添加白酒至 4.5 升，分装 10 瓶内，每瓶放入鲜人参 1 支，密封浸泡。

【功效】 补气强身。

【主治】 神疲懒言，动则气短，心悸不宁，健忘自汗，体寒肢冷，纳少便溏。

【用法】 口服。每日 3 次，每次 40 毫升。

【注意】 实火、温热病初起、肝阳上亢、外感邪实者忌服。忌食萝卜、莱菔子、生葱、大蒜、藜芦等。

③ 人参葡萄酒

来源：《中国民间百病良方》

【原料】 人参 20 克，葡萄 100 克，白酒 500 毫升。

【制作】 人参切碎，葡萄绞汁，混匀，置容器中，添加白酒，每日振摇 1~2 次，密封浸泡 7 日，去渣留液。

【功效】 健脾，益气，补肾。

【主治】 体虚气弱，腰酸乏力，食欲不振，心悸，盗汗，干咳劳嗽，津液不足；辅助治疗肺结核。

【用法】 空腹口服。每日 2 次，每次 10 毫升。

【注意】 阴虚火旺者忌服。忌食萝卜、莱菔子、生葱、大蒜、藜芦等。

④ 三味抗衰酒

来源:《时珍国药研究》

【原料】枸杞子 700 克,山楂 300 克,肉苁蓉 500 克,白酒 7.5 升。

【制作】前 3 味粗碎,置容器中,添加白酒,每日振摇 1~2 次,密封浸泡 1 个月,去渣留液。

【功效】益气养阴,补肾健脾。

【主治】中老年体虚。

【用法】口服。每日 2 次,每次 20~30 毫升。

⑤ 乌鸡参归酒

来源:《药酒汇编》

【原料】嫩乌鸡 1 只,党参、当归各 60 克,黄酒 1 升。

【制作】党参、当归切碎,纳入鸡腹,置容器中,加清水、黄酒各 1 升,文火煮至减半,取出鸡,去渣留液。

【功效】补虚养身。

【主治】脾肺俱虚,体弱羸瘦,面色少华,精神倦怠,气短乏力,崩漏,白带过多。

【用法】口服。每日 2 次,每次 20 毫升,食鸡肉。

⑥ 乌蛇黄芪酒

来源:《经典药酒保健方选粹》

【原料】乌蛇肉 90 克,黄芪 60 克,当归 40 克,桂枝 30 克,白芍 25 克,白酒 1 升。

【制作】前 5 味切碎,置容器中,添加白酒,密封,隔水文火煮 1 小时,候冷,每日振摇 1~2 次,密封浸泡 7 日,去渣留液。

【功效】补气活血,祛风通络。

【主治】半身不遂,肌肉消瘦,肢体麻木。

【用法】口服。每日 2 次,每次 20 毫升。

⑦ 五加地骨酒

来源:《备急千金要方》

【原料】五加皮、地骨皮各 300 克,米酒 4 升。

【制作】前 2 味粗碎,置容器中,添加米酒,每日振摇 1~2 次,密封浸泡 5~7 日,去渣留液。

【功效】祛风除湿,补益肝肾,强筋壮骨。

【主治】虚劳不足,腰膝酸软,肢体麻木。

【用法】口服。每日 2 次,每次 20~30 毫升。

⑧ 双乌暖胃酒

来源:《药酒汇编》

【原料】制川乌、制草乌、当归、黄连、生甘草、高良姜、陈皮各 5 克,烧酒 5 升,糯米甜酒 2.5 升,红砂糖 520 克。

【制作】前 7 味捣碎,置容器中,添加烧酒和糯米甜酒,每日振摇 1~2 次,密封浸

中华药酒配方大全

泡 5 日，去渣留液，入红砂糖溶解。

【功效】 温通经络，暖胃健脾。

【主治】 脾胃虚弱，精神疲乏。

【用法】 口服。不拘时候，随量饮用。

【注意】 乌头大毒，须炮制。本酒不宜多服、久服，孕妇忌服。

⑨ 双参益气酒
来源：《药酒汇编》

【原料】 党参 40 克，人参 10 克，白酒 500 毫升。

【制作】 前 2 味切段，置容器中，添加白酒，每日振摇 1~2 次，密封浸泡 7 日，去渣留液。

【功效】 健脾益气。

【主治】 脾胃虚弱，食欲不振，体倦乏力，肺虚气喘，血虚萎黄，津液不足，慢性贫血，白血病，佝偻病，年老体虚。

【用法】 空腹口服。每日 2 次，每次 10~15 毫升。

【注意】 忌食萝卜、莱菔子、生葱、大蒜、藜芦等。

⑩ 双蜂强身酒
来源：民间验方

【原料】 蜂蜜 900 克，蜂王浆 100 克，白酒 500 毫升。

【制作】 蜂蜜、蜂王浆、白酒共置容器中，加凉开水 1.5 升搅匀，密封浸泡 10 日，去渣留液。

【功效】 益肝健脾，滋补强壮。

【主治】 腰膝软弱，身疲乏力，须发早白。

【用法】 空腹口服。每日 1 次，每次 60 毫升。

⑪ 归芪术芍酒
来源：《药酒汇编》

【原料】 当归 24 克，黄芪、白芍各 12 克，白术 8 克，冰糖 20 克，白酒 600 毫升。

【制作】 前 4 味粗碎，置容器中，添加白酒，每日振摇 1~2 次，密封浸泡 21 日，去渣留液，入冰糖溶解。

【功效】 益气养血。

【主治】 内伤劳倦，脾虚泄泻，食欲不振，面色少华，精神委靡，气虚下陷，血虚羸弱，眩晕头痛，痈疽不溃或溃久不收。

【用法】 空腹温饮。每日 2 次，每次 10~20 毫升。

⑫ 归虎壮血酒
来源：《药酒汇编》

【原料】 当归、鸡血藤各 250 克，黑老虎、制何首乌各 115 克，五指毛桃 30 克，骨碎补 165 克，白术 33 克，炙甘草 20 克，50 度白酒 4.3 升。

【制作】 鸡血藤、黑老虎、骨碎补、五指毛桃隔水文火蒸 2 分钟后候冷，与其余 4 味混匀，置容器中，添加白酒，每日振摇 1~2 次，密封浸泡 35~45 日，去渣留液。

【功效】 益气养血，通经活络，强筋壮骨，健脾益胃。

【主治】 贫血，病后体质虚弱，腰膝酸痛，妇女白带过多，月经不调。

【用法】 口服。每日2次，每次15~20毫升。

【注意】 忌用铁器浸酒。孕妇慎服。少数人服用何首乌可出现肝损害、皮肤过敏、眼部色素沉着、腹痛、泄泻等症状，应立即停用。

⑬ 白鸽血竭酒
来源：《串雅内编》

【原料】 白鸽1只，血竭30克，白酒1升。

【制作】 白鸽宰杀、除毛、洗净、去肠，纳血竭入肚，加酒，文火煮百沸，令熟，候温。

【功效】 活血行瘀，滋补身体。

【主治】 干血痨，肌体消瘦，肌肤粗糙，面目黧黑，骨蒸潮热，颧红盗汗；月经涩少，甚则闭经。

【用法】 口服。每日2次，每次1/2剂，兼食鸽肉。

【注意】 血竭小毒。本酒不宜多服、久服，孕妇忌服。患病1年用血竭30克，2年用血竭60克，3年用血竭90克。

⑭ 龙参玉灵酒
来源：《随息居饮食谱》

【原料】 龙眼肉100克，西洋参50克，白砂糖200克，白酒1升。

【制作】 前2味粗碎，置容器中，添加白酒，每日振摇1~2次，密封浸泡14日，去渣留液，入白砂糖溶解。

【功效】 益气养血，健脾养心。

【主治】 老人体虚，心慌气短，失眠多梦，倦怠，喘息乏力，自汗，盗汗。

【用法】 睡前口服。每日1次，每次20~30毫升。

【注意】 忌食萝卜、莱菔子、生葱、大蒜、藜芦等。

⑮ 地黄酒
来源：《饮膳正要》

【原料】 生地黄60克，黄酒500毫升。

【制作】 前1味切薄，置容器中，添加黄酒，每日振摇1~2次，密封浸泡7日，去渣留液。

【功效】 滋阴凉血，舒筋活络。

【主治】 肝肾亏虚，精血不足，腰酸腿软，头昏目暗，肢体麻木、疼痛、沉重不适，消渴多饮，惊悸失眠，消化不良，月经先后无定期，须发早白；跌打损伤，吐血、便血、崩漏等各类出血。

【用法】 睡前口服。每日1次，每次10~30毫升。各类出血即时服，每日3次，每次15~20毫升。

【注意】 脾虚湿滞、腹满便溏者不宜。忌贝母、莱菔子。

【来源】 《饮膳正要》。又，《太平圣惠方》用糯米1000克、酒曲6克代黄酒，常规

中华药酒配方大全

酿酒，余同上。

⑯ 竹根七酒

来源：民间验方

【原料】 竹根七、长春七、朱砂各 15 克，牛膝、木瓜各 9 克，芋儿七、伸筋草各 6 克，夏枯草 30 克，白酒 500 毫升。

【制作】 前 8 味粗碎，置容器中，添加白酒，每日振摇 1~2 次，密封浸泡 10 日，去渣留液。

【功效】 补中益气，清退虚热。

【主治】 骨蒸潮热。

【用法】 口服。每日 1 次，每次10~15 毫升。

【注意】 朱砂有毒。本酒不宜多服、久服，孕妇忌服。

⑰ 羊肉木香酒

来源：民间验方

【原料】 羊肉 500 克，羊髓 90 克，羊脂 30 克，冰片、木香少许，白酒 1 升。

【制作】 前 1 味去筋膜，温水浸洗，切薄片，置容器中，添加白酒，加羊髓、羊脂，文火同煮至肉烂，入冰片、木香末搅匀。

【功效】 养血填精，强筋壮骨。

【主治】 精亏血少，腰膝酸软，眩晕耳鸣，心悸失眠，健忘多梦。

【用法】 温饮。每日 2 次，每次 15~20 毫升。

【注意】 孕妇慎服。

⑱ 虫草壮元酒

来源：民间验方

【原料】 冬虫夏草 5 克，人参 10 克，黄芪、制何首乌各 15 克，党参、熟地黄各 20 克，白酒、黄酒各 500 毫升。

【制作】 前 6 味捣为碎末，置容器中，添加白酒和黄酒，每日振摇 1~2 次，密封浸泡 14 日，去渣留液。

【功效】 益气养肺，补益肝肾。

【主治】 体虚，精神倦怠，头晕健忘。

【用法】 口服。每日 2 次，每次 20 毫升。

【注意】 忌用铁器浸酒。忌食萝卜、莱菔子、生葱、大蒜、藜芦等。少数人服用何首乌可出现肝损害、皮肤过敏、眼部色素沉着、腹痛、泄泻等症状，应立即停用。

⑲ 扶衰仙凤酒

来源：《万病回春》

【原料】 肥母鸡 1 只，大枣 200 克，生姜 20 克，白酒 2.5 升。

【制作】 母鸡切块，生姜切片，大枣去核，3 味同置容器中，添加白酒，密封，隔水武火煮沸，改文火煮 2 小时，去渣留液，放凉水中拔火毒。

【功效】 补虚强身益寿。

【主治】 劳伤虚损，瘦弱乏力；风湿痹阻，骨中疼痛，阳虚咳喘，肾虚耳聋，月经先后无定期，赤白带下。

【用法】 温饮。每日2次，随量饮用。

【注意】 实邪、邪毒未清者忌服。

⑳ 杞芪王益酒

来源：民间验方

【原料】 黄芪、熟地黄、玉竹、枸杞子各250克，白术100克，白酒1.5升。

【制作】 前5味粗碎，置容器中，添加白酒，每日振摇1~2次，密封浸泡2日，去渣留液。

【功效】 补益肝肾，益气养血。

【主治】 诸虚劳损，体弱乏力，头晕目眩，胃纳不佳，腰膝酸软，阳痿早泄，月经无定期，崩漏带下，盆腔炎。

【用法】 睡前口服。每日1次，每次10~20毫升。

【注意】 玉竹大剂量可损害心脏，不宜过量。

㉑ 龟胶金樱酒

来源：民间验方

【原料】 龟甲胶、金樱子、党参、女贞子、枸杞子、当归、熟地黄各45克，白酒1升。

【制作】 前7味粗碎，置容器中，添加白酒，每日振摇1~2次，密封浸泡7日，去渣留液。

【功效】 补益肝肾，益气养血。

【主治】 肝肾亏虚，气血不足，头晕耳鸣，面色苍白，疲乏健忘，腰膝酸软。

【用法】 口服。每日2次，每次20~25毫升。

【注意】 脾虚便溏者忌服。

㉒ 参归养荣酒

来源：《药酒汇编》

【原料】 生晒参、糖参、当归各50克，龙眼肉200克，玉竹80克，红砂糖1600克，52度白酒22.4升。

【制作】 前5味粗碎，置容器中，添加白酒4.8升，每日振摇1~2次，密封浸泡15日，去渣留液，入红砂糖溶解，加剩余白酒混匀，再密封静置14日。

【功效】 益气养血，滋阴润燥，健脾养心。

【主治】 气阴两虚，心脾不足，虚损贫血，神疲乏力，面色萎黄，失眠多梦，心悸健忘，眩晕耳鸣，食少纳差。

【用法】 口服。每日2次，每次15~20毫升。

【注意】 忌食萝卜、莱菔子、生葱、大蒜、藜芦等。玉竹过量可损害心脏，不宜多服。

㉓ 河车麦冬酒

来源：《扶寿精方》

【原料】 紫河车粉50克，龟甲24克，黄柏、牛膝各25克，杜仲20克，麦冬、天冬各 35 克，生地黄 30 克，人参 15 克，白酒 1.5 升。

【制作】 前 9 味粗碎，置容器中，添加白酒，每日振摇 1~2 次，密封浸泡 30 日，去渣留液。

【功效】 清热养阴，补肾益肺。

【主治】 五劳七伤，精血大亏，虚火旺盛，骨蒸潮热，虚损咳嗽，咽干口燥，形体消瘦。

【用法】 晨起空腹口服。每日 1 次，每次 5~10 毫升。

【注意】 忌食萝卜、莱菔子、生葱、大蒜、藜芦等。

㉔ 轻身酒　　　　来源：《药酒汇编》

【原料】 何首乌 60 克，当归、肉苁蓉、火麻仁、生地黄各 30 克，蜂蜜 60 克，白酒 2 升。

【制作】 前 5 味研末，置容器中，添加白酒，每日振摇 1~2 次，密封浸泡 14 日，去渣留液，入蜂蜜溶解。

【功效】 补肾益精润燥。

【主治】 肾精亏损，腰膝酸软，头昏目暗，肠燥便秘。

【用法】 口服。每日 3 次，每次 10~20 毫升。

【注意】 忌用铁器浸酒。少数人服用何首乌可出现肝损害、皮肤过敏、眼部色素沉着、腹痛、泄泻等症状，应立即停用。

㉕ 钟乳石斛酒　　　来源：《太平圣惠方》

【原料】 钟乳石 90 克，石斛、牛膝、黄芪、防风各 60 克，熟地黄 150 克，白酒 1.5 升。

【制作】 前 6 味粗碎，置容器中，添加白酒，每日振摇 1~2 次，密封浸泡 3~7 日，去渣留液。

【功效】 补养五脏，强筋壮骨，填精益髓。

【主治】 虚劳不足。

【用法】 温饮。每日 3 次，每次 10~15 毫升。

㉖ 钟乳苁蓉酒　　　来源：《备急千金要方》

【原料】 钟乳石、石斛、肉苁蓉各 150 克，菊花、制附子各 90 克，白酒 4 升。

【制作】 前 5 味粗碎，置容器中，添加白酒，每日振摇 1~2 次，密封浸泡 5~7 日，去渣留液。

【功效】 补肾壮阳通脉。

【主治】 诸虚劳损。

【用法】 口服。每日 2 次，每次 20~30 毫升。

【注意】 附子有毒，须炮制。本酒不宜多服、久服，孕妇及阴虚火旺者忌服。

㉗ 首乌枸杞酒

来源：《药酒汇编》

【原料】 何首乌、枸杞子各 120 克，熟地黄 60 克，当归、黄精各 30 克，白酒 2.5 升。

【制作】 前 5 味切碎，置容器中，添加白酒，每日振摇 1~2 次，密封浸泡 7 日，去渣留液。

【功效】 补益肝肾，健脾益胃，养血填精。

【主治】 肝肾亏虚，脾胃虚弱，腰膝酸软，头晕眼花，食欲缺乏，精神委靡。

【用法】 口服。每日 3 次，每次 10~20 毫升。

【注意】 忌用铁器浸酒。少数人服用何首乌可出现肝损害、皮肤过敏、眼部色素沉着、腹痛、泄泻等症状，应立即停用。

㉘ 桃金娘酒

来源：《中国民间百病良方》

【原料】 桃金娘 250 克，白酒 500 毫升。

【制作】 前 1 味捣碎，置容器中，添加白酒，每日振摇 1~2 次，密封浸泡 10 日，去渣留液。

【功效】 养血固精。

【主治】 身体羸弱，贫血，遗精，早泄。

【用法】 口服。每日 3 次，每次 30 毫升。

【注意】 发热、便秘者忌服。

㉙ 桑椹杞龙酒

来源：《药酒汇编》

【原料】 桑椹、大枣、枸杞子、龙眼肉各 15 克，白酒 500 毫升。

【制作】 前 4 味捣碎，置容器中，添加白酒，每日振摇 1~2 次，密封浸泡 4 日，去渣留液。

【功效】 滋阴补血。

【主治】 贫血，头晕目眩，心悸气短，四肢乏力，腰腿酸软，神经衰弱。

【用法】 口服。每日 2 次，每次 20~30 毫升。

㉚ 益气补虚酒

来源：《脾胃论》

【原料】 黄芪、熟地黄、茯苓各 35 克，党参、白术、当归各 30 克，柴胡 20 克，升麻、甘草各 24 克，白酒 1.5 升。

【制作】 前 9 味研末，置容器中，添加白酒，每日振摇 1~2 次，密封浸泡 60 日，去渣留液。

【功效】 益气升阳，调补脾胃。

【主治】 畏寒肢冷，倦怠懒言，饮食减少，腹胀便溏，甚或脱肛、久泻，或兼胃下垂、肾下垂、子宫下垂，低血压，慢性结肠炎。

【用法】 睡前口服。每日 1 次，每次 10 ~ 30 毫升。

㉛ 莲子猪肠酒 来源：《医学发明》

【原料】 莲子、白酒各适量，猪肠 1 具。

【制作】 前 1 味粗碎，置容器中，添加白酒，密封浸泡 1 日，同纳猪大肠内，加水文火煮熟，取出焙干，研极细末，再用白酒糊成梧桐大的丸。

【功效】 养心，益肾，健脾。

【主治】 各种虚损。

【用法】 空腹温饮。每日 3 次，每次用白酒加热送服药丸 2 ~ 3 个。

【注意】 中满痞胀及大便燥结者忌服。

㉜ 鹿茸人参酒 来源：《清宫验方》

【原料】 鹿茸 20 克，杜仲 15 克，人参 30 克，白酒 500 毫升。

【制作】 前 3 味粗碎，置容器中，添加白酒，每日振摇 1 ~ 2 次，密封浸泡 30 日，去渣留液。

【功效】 补肾壮阳，健脾和中。

【主治】 脾肾虚损，神疲倦怠，食欲不振，失眠，健忘，眩晕，耳鸣，腰膝酸软，性功能减退。

【用法】 口服。每日 2 次，每次 15 ~ 20 毫升。

【注意】 忌食萝卜、莱菔子、生葱、大蒜、藜芦等。

㉝ 鹿茸虫草酒 来源：《补肾益寿药酒方》

【原料】 鹿茸 40 克，冬虫夏草 27 克，天冬 16 克，白酒 2 升。

【制作】 前 3 味粗碎，置容器中，添加白酒，每日振摇 1 ~ 2 次，密封浸泡 15 日，去渣留液。

【功效】 补肾壮阳填精，强筋壮骨。

【主治】 病后体虚，神疲乏力，腰膝酸软，阳痿早泄。

【用法】 口服。每日 2 次，每次 20 毫升。

【注意】 阴虚火旺者忌服。

㉞ 黄芪红花酒 来源：《药酒汇编》

【原料】 黄芪、党参、玉竹、枸杞子各 15 克，红花 9 克，白酒 1.5 升。

【制作】 前 3 味切碎，与枸杞子、红花同置容器中，添加白酒，每日振摇 1 ~ 2 次，密封浸泡 30 日，去渣留液。

【功效】 补气健脾，活血益肾。

【主治】 四肢乏力，精神疲倦，气血不和。

【用法】 口服。每日 2 次，每次 30 毫升。

第二章 养生药酒

【注意】 玉竹大剂量可损害心脏，不宜过量。

㉟ 黄柏知母酒

来源：《丹溪心法》

【原料】 黄柏、知母、龟甲各 40 克，熟地黄 45 克，黄酒 1.5 升。

【制作】 黄柏炒褐，知母炒 10 分钟，熟地黄蒸熟，龟甲炙酥，4 味粗碎，同置容器中，添加黄酒，每日振摇 1～2 次，密封浸泡 5～7 日，去渣留液。

【功效】 滋阴润燥，补血填精。

【主治】 阴虚火旺，骨蒸潮热，足膝酸痛，软弱乏力。

【用法】 午饭后口服。每日 1 次，每次 10 毫升。

第九节 | 延年益寿酒

　　长寿与衰老受先天禀赋和后天调养影响，与脏腑功能及气血充盈有关。衰老多是气血阴阳亏虚及脏腑功能衰退所致，以气虚、阴虚及肝脾肾不足最为常见，但并非全为虚证，其与瘀血、痰湿也有关系。因此，延年益寿应以补为主，重视益气养阴和补肾益肝健脾。值得注意的是，由于五脏相关，气血同源，精血同源，因此应注意气血双补，阴阳并调，五脏兼顾。

① 一醉不老酒

来源：《扶寿精方》

【原料】 莲花蕊、生地黄、槐角、五加皮各 90 克，没食子 6 个，白酒 10 升。

【制作】 前 5 味捣碎，置容器中，添加白酒，每日振摇 1～2 次，密封浸泡（春冬 1 个月，秋 20 日，夏 10 日），去渣留液。

【功效】 滋阴补肾，养血填精，祛风除湿。

【主治】 精血不足，肾精不固，滑泄遗精，须发早白，腰膝乏力，精神委靡，血虚。

【用法】 空腹温饮。每日 2 次，每次 10～15 毫升。

【注意】 槐角有小毒，不宜多服、久服，孕妇及外感未愈、泻痢初起、痰湿内盛或有积滞者忌服。

② 人参当归酒

来源：民间验方

【原料】 麦冬、熟地黄各 20 克，人参、当归、淫羊藿各 15 克，五味子 10 克，白酒 1 升。

【制作】 前 6 味捣为碎末，置容器中，添加白酒，每日振摇 1～2 次，密封浸泡 14

中华药酒配方大全

日，去渣留液。

【功效】 益气养血，滋阴补肾。

【主治】 气血虚弱，神经衰弱，肾亏阳痿，头晕目眩，面色苍白，梦遗滑精，身倦乏力。

【用法】 口服。每日2次，每次10毫升。

【注意】 忌食萝卜、莱菔子、生葱、大蒜、藜芦等。大便溏泄者忌服。

③ 人参百岁酒　　　　　　　来源：《浙江省药品标准》

【原料】 高丽参5克，熟地黄10克，玉竹、何首乌各15克，红花、炙甘草各3克，麦冬6克，白砂糖100克，白酒1升。

【制作】 前7味捣为碎末，置容器中，添加白酒，每日振摇1~2次，密封浸泡7日，去渣留液，入白砂糖溶解。

【功效】 益气养血，生津宁神。

【主治】 头晕目眩，耳鸣健忘，心悸不宁，失眠寐差，气短汗出，须发早白。

【用法】 口服。每日2次，每次15~20毫升。

【注意】 忌用铁器浸酒。忌食萝卜、莱菔子、生葱、大蒜、藜芦等。玉竹大剂量可损害心脏，不宜过量。少数人服用何首乌可出现肝损害、皮肤过敏、眼部色素沉着、腹痛、泄泻等症状，应立即停用。

④ 人参固本酒　　　　　　　来源：《韩氏医通》

【原料】 人参15克，天冬、麦冬、生地黄、熟地黄各30克，白酒750毫升。

【制作】 前5味研末，置容器中，添加白酒，每日振摇1~2次，密封浸泡14日，去渣留液。

【功效】 益气养阴，养心润肺，补肾填精。

【主治】 心肺肾虚，气阴不足，咽燥口干，短气乏力，大便干结；老年人心、肺、肾三脏俱虚，气阴不足者尤宜。

【用法】 口服。每日1~2次，每次15~20毫升。

【注意】 忌食萝卜、莱菔子、生葱、大蒜、藜芦等。

【来源】 《韩氏医通》。又，一方用黄酒代白酒，余同上，治疗肝肾亏虚型痛经。

⑤ 山萸还少酒　　　　　　　来源： 民间验方

【原料】 山茱萸50克，茯苓、肉苁蓉各40克，杜仲45克，巴戟天25克，枸杞子30克，白酒1升。

【制作】 前6味捣碎，置容器中，添加白酒，每日振摇1~2次，密封浸泡7日，去渣留液。

【功效】 补肾壮阳。

【主治】 身体虚弱，健忘怔忡，阳痿，早泄，目暗耳鸣，腰腿沉重。

【用法】 口服。每日2次，每次10~20毫升。

⑥ 中藏延寿酒

来源:《中藏经》

【原料】 黄精、苍术各 40 克，天冬 30 克，松叶 60 克，枸杞子 50 克，白酒 1.5 升。

【制作】 前 5 味使碎，置容器中，添加白酒，每日振摇 1～2 次，密封浸泡 14 日，去渣留液。

【功效】 滋肺养肾，填精益髓。

【主治】 中老年人抗老防衰；气阴不足，脾胃不调，倦怠乏力，气短食少；肾精不足，须发早白，视物昏花，四肢麻木，腰膝酸软。

【用法】 空腹口服。每日 2 次，每次 10～15 毫升。

【注意】 畏寒肢冷、下利水肿者忌服。

⑦ 五子益精酒

来源:《药酒汇编》

【原料】 枸杞子、菟丝子、女贞子、覆盆子、五味子各 50 克，白酒 2.5 升。

【制作】 前 5 味使碎，置容器中，添加白酒，每日振摇 1～2 次，密封浸泡 15 日，去渣留液。

【功效】 补益肝肾，益气填精。

【主治】 肝肾亏虚，遗精早泄，腰膝酸软，未老先衰。

【用法】 口服。每日 2 次，每次 15～30 毫升。

【注意】 大便溏泄者忌服。

⑧ 五子螵蛸酒

来源：民间验方

【原料】 枸杞子、菟丝子、覆盆子、金樱子、楮实子、桑螵蛸各 12 克，白酒 500 毫升。

【制作】 前 6 味粗碎，置容器中，添加白酒，每日振摇 1～2 次，密封浸泡 20 日，去渣留液。

【功效】 补益肝肾，填精益髓，固精缩尿，养肝明目。

【主治】 肾阳虚衰，腰膝冷痛、软弱乏力，阳痿遗精，滑精，小便频数，视物模糊，白带过多。

【用法】 口服。每日 2 次，每次 15～20 毫升。

【注意】 中病即止，不宜久服。

⑨ 五加皮酒

来源:《太平圣惠方》

【原料】 五加皮 60 克，白酒 500 毫升。

【制作】 五加皮粗碎，置容器中，添加白酒，每日振摇 1～2 次，密封浸泡 14 日，去渣留液。

【功效】 祛风除湿，强筋壮骨。

【主治】 风寒湿痹，肢体麻木不仁，四肢挛急疼痛，腰膝疼痛，关节屈伸不利，体质虚弱，机体抗病能力和应变能力差。

【用法】 口服。每日 1 次，每次 20 ~ 30 毫升。

【来源】《太平圣惠方》。又，《本草纲目》以五加皮煮汁，和酒曲、糯米酿酒，治风寒湿痹、坐骨神经痛、风湿性关节炎，补养作用较浸剂优，且酒的浓度不高，尤其适合不宜饮酒和不擅饮酒者。

⑩ 长生固本酒 　　　　　　来源:《寿世保元》

【原料】 枸杞子、天冬、山药、麦冬各 30 克，五味子 10 克，人参 20 克，生地黄、熟地黄各 30 克，白酒 1 升。

【制作】 前 8 味粗碎，置容器中，添加白酒，密封，隔水文火加热 1 小时，候冷，埋入土中 5 日后取出，去渣留液。

【功效】 补肾健脾，益气养阴。

【主治】 中老年人气阴两虚，腰膝酸软，神疲乏力，心烦口干，心悸多梦，头晕目眩，须发早白。

【用法】 空腹温饮。每日 2 次，每次 10 ~ 20 毫升。

【注意】 阴虚火旺、大便溏泄者忌服。忌食萝卜、莱菔子、生葱、大蒜、藜芦等。

⑪ 四季春补酒 　　　　　　来源: 民间验方

【原料】 人参 10 克，炙甘草 10 克，大枣 30 克，炙黄芪、何首乌、党参、淫羊藿、天麻、麦冬各 15 克，冬虫夏草 5 克，黄酒 1 升，白酒 500 毫升。

【制作】 前 10 味捣为碎末，置容器中，添加白酒和黄酒，每日振摇 1 ~ 2 次，密封浸泡 14 日，去渣留液。

【功效】 扶正固本，调和阴阳。

【主治】 元气虚弱，肺虚气喘，肝肾亏虚，病后体虚，食少倦怠。

【用法】 口服。每日 2 次，每次 20 ~ 30 毫升。

【注意】 高血压者慎服。忌食萝卜、莱菔子、生葱、大蒜、藜芦等。忌用铁器浸酒。少数人服用何首乌可出现肝损害、皮肤过敏、眼部色素沉着、腹痛、泄泻等症状，应立即停用。

⑫ 玉竹高龄酒 　　　　　　来源:《药酒汇编》

【原料】 玉竹、桑椹各 500 克，制何首乌 150 克，白芍、茯苓、党参、菊花各 125 克，甘草、陈皮各 30 克，当归 90 克，蔗糖 30 千克，白酒 50 升，酒曲适量。

【制作】 前 10 味碎粉，置容器中，添加白酒，密封浸泡 10 ~ 15 日，缓慢渗漉，收集渗漉液，去渣留液，入蔗糖溶解，加酒曲搅匀。

【功效】 健脾补肾，益气养血。

【主治】 脾肾两虚，精神困倦，食欲不振。

【用法】 空腹口服。每日 3 ~ 4 次，每次 25 ~ 30 毫升。

【注意】 忌用铁器浸酒。孕妇忌服，儿童禁服。忌辛辣食物及萝卜。玉竹大剂量可损害心脏，不宜过量。少数人服用何首乌可出现肝损害、皮肤过敏、眼部色素沉着、腹痛、泄泻等症状，应立即停用。

⑬ 地黄滋补酒
来源：《小儿药证直诀》

【原料】 山药 120 克，熟地黄、山茱萸 100 克，茯苓、泽泻各 50 克，牡丹皮 25 克，白酒 1 升。

【制作】 前 6 味研末，置容器中，添加白酒，每日振摇 1～2 次，密封浸泡 30 日，去渣留液。

【功效】 补益肝肾。

【主治】 肝肾亏虚型神经衰弱、肺结核、糖尿病、甲状腺功能亢进、肾结核、慢性肾炎、高血压、功能失调性子宫出血、球后视神经炎、中心性视网膜炎、视神经萎缩，症见腰膝酸软、头目眩晕、耳鸣耳聋、盗汗遗精。

【用法】 睡前口服。每日 1 次，每次 10～20 毫升。

【注意】 消化不良、脾虚便溏者忌服。

【来源】 《小儿药证直诀》六味地黄丸改酒剂。

⑭ 延年益寿酒
来源：《寿世传真》

【原料】 何首乌 200 克，茯苓 100 克，山药 40 克，牛膝、菟丝子、杜仲各 50 克，补骨脂 30 克，枸杞子 80 克，白酒 3 升。

【制作】 前 8 味研末，置容器中，添加白酒，每日振摇 1～2 次，密封浸泡 7 日，去渣留液。

【功效】 填精益髓。

【主治】 肾虚早衰，腰膝酸软，耳鸣遗精，须发早白。

【用法】 口服。每日 2 次，每次 20～30 毫升。

【注意】 忌用铁器浸酒。少数人服用何首乌可出现肝损害、皮肤过敏、眼部色素沉着、腹痛、泄泻等症状，应立即停用。

⑮ 杞龙延龄酒
来源：《寿世类编》

【原料】 枸杞子 60 克，龙眼肉 30 克，当归 15 克，白术 9 克，黑大豆 70 克，白酒 1.5 升。

【制作】 黑大豆捣碎，与其余 4 味药共置容器中，添加白酒，每日振摇 1～2 次，密封浸泡 14 日，去渣留液。

【功效】 滋阴养血，健脾益气。

【主治】 脾虚湿困，精血不足，身体虚弱，面色萎黄，毛发枯槁，形体倦怠，头晕心悸，睡眠不安，目视不明，食欲不振，筋骨关节不利。

【用法】 口服。每日 2 次，每次 20 毫升。

⑯ 参苓固本酒
来源：《普济方》

【原料】 人参、生地黄、熟地黄、麦冬各 30 克，天冬、茯苓各 20 克，白酒 1.5 升。

【制作】 前 6 味研末，置容器中，添加白酒，每日振摇 1~2 次，密封浸泡 3 日，再先文火后武火，煮至酒色变黑，候冷，埋入土中 3 日后取出，去渣留液。

【功效】 益气养阴，健脾和胃，养血填精。

【主治】 毛枯发白，容颜憔悴，精神不振，腰膝酸困。

【用法】 空腹口服。每日 2 次，每次 10~20 毫升。

【注意】 忌食萝卜、莱菔子、生葱、大蒜、藜芦等。

⑰ 松子菊花酒　　　　　来源：民间验方

【原料】 松子 600 克，菊花 300 克，白酒 1 升。

【制作】 前 1 味捣碎，与菊花同置容器中，添加白酒，每日振摇 1~2 次，密封浸泡 7 日，去渣留液。

【功效】 填精益髓。

【主治】 面色憔悴，健忘，虚羸少气，体虚乏力，风痹寒气。

【用法】 空腹口服。每日 3 次，每次 10~15 毫升。

⑱ 松龄太平酒　　　来源：《清代宫廷延缓衰老医药简述》

【原料】 熟地黄、当归、枸杞子、红曲、龙眼肉、荔枝蜜、松子、茯苓各 50 克，米酒 4 升。

【制作】 前 8 味粗碎，置容器中，添加米酒，水浴加热至 60℃并保持 1 小时，候冷，每日振摇 1~2 次，密封浸泡 5~7 日，去渣留液。

【功效】 益气养血。

【主治】 老年人气血不足，体质虚弱，心悸怔忡，健忘失眠。

【用法】 口服。每日 2 次，每次 20~30 毫升。

⑲ 复方虫草酒　　　　　来源：民间验方

【原料】 冬虫夏草 10 克，人参 15 克，淫羊藿 30 克，熟地黄 50 克，白酒 1 升。

【制作】 人参切薄片，与冬虫夏草同置容器中，添加白酒，每日振摇 1~2 次，密封浸泡。淫羊藿、熟地黄切细，置容器中，添加白酒，每日振摇 1~2 次，密封浸泡 14 日，去渣留液，与人参、冬虫夏草的浸出液合并。

【功效】 益气养血。

【主治】 未老先衰，年老体弱或用脑过度，记忆力衰退，性功能减退，肢体倦怠、酸痛不适。

【用法】 口服。每日 1~2 次，每次 20 毫升。

【注意】 忌食萝卜、莱菔子、生葱、大蒜、藜芦等。阳虚怕冷者，人参改用高丽参则更好。

⑳ 春寿酒　　　　　来源：《万氏家传养生四要》

【原料】 天冬、麦冬、生地黄、熟地黄各 60 克，山药、莲子、大枣各 50 克，白酒

3升。

【制作】前7味粗碎，置容器中，添加白酒，每日振摇1~2次，密封浸泡7日，去渣留液。

【功效】滋阴养血，健脾补肾。

【主治】中老年人肾精亏虚，心血不足，脾气虚弱，须发早白，牙齿不固，精神委靡，消渴，便秘，腰酸膝软，头昏目眩，健忘失眠，骨蒸潮热，午后低热，盗汗烦渴，咽喉干痛，饥不欲食，干呕呃逆，阳痿，遗精，早泄。

【用法】空腹温饮。每日3次，每次10~30毫升。

【注意】感冒、腹胀便溏及阳虚内寒者忌服。

㉑ 枸杞鹤龄酒　　　　　　来源：《经典药酒保健方选粹》

【原料】枸杞子、何首乌40克，牛膝25克，当归、生地黄、天冬各20克，党参、菟丝子、补骨脂、山茱萸各10克，蜂蜜40克，白酒1升。

【制作】前10味粗碎，置容器中，添加白酒，密封，文火煮沸，候冷，埋土中7日后取出，去渣留液，入蜂蜜溶解。

【功效】补益肝肾，养血填精，健脾益气。

【主治】腰膝酸软，未老先衰，筋骨乏力，齿落眼花，食欲不振，须发早白，精神委靡。

【用法】空腹口服。每日2次，每次20毫升。

【注意】忌用铁器浸酒。少数人服用何首乌可出现肝损害、皮肤过敏、眼部色素沉着、腹痛、泄泻等症状，应立即停用。

㉒ 桑椹苍术酒　　　　　　　　　来源：《东医宝鉴》

【原料】鲜桑椹200克，苍术、地骨皮各20克，白酒1升。

【制作】苍术、地骨皮共为粗末，置容器中，添加白酒，每日振摇1~2次，密封浸泡7日，去渣留液，入桑椹汁，再密封浸泡7日。

【功效】养血补肾，清肝明目，燥湿健脾。

【主治】早老眼花，须发早白，食欲不振。

【用法】口服。每日2次，每次15~20毫升。

㉓ 益阴延年酒　　　　　　　　　来源：民间验方

【原料】生地黄35克，女贞子、黑芝麻、枸杞子各70克，冰糖100克，白酒2升。

【制作】黑芝麻洗净，蒸过研烂。其余各药捣烂，同芝麻共置容器中，添加白酒，文火煮沸，候冷，每日振摇1~2次，密封浸泡14日，去渣留液，加冰糖溶解，入600毫升凉开水拌匀。

【功效】补益肝肾，养血填精。

【主治】肝肾亏虚，精血不足，腰膝酸软，气短乏力，精神困倦，须发早白，头晕目眩，老年人肠燥便秘。

【用法】 空腹口服。每日 3 次，每次10～20 毫升。

【注意】 脾虚便溏者忌服。

㉔ 菖郁万寿酒
来源:《奇方类编》

【原料】 大枣 300 克，当归 30 克，石菖蒲、郁金、五加皮、陈皮、茯神、牛膝、麦冬各 15 克，红花 7.5 克，白酒 3.5 升。

【制作】 前 10 味切碎，置容器中，添加白酒，密封，隔水文火煮 2 小时，埋入土中 5 日后取出，去渣留液。

【功效】 健脾益胃，益气养血，养心安神。

【主治】 脾胃不和，气血不畅，腰膝酸软，精神不振，神志不宁，筋骨乏力。

【用法】 空腹温饮。每日 2 次，每次 20～30 毫升。

㉕ 黄精枸杞酒
来源:《奇效良方》

【原料】 黄精 10 克，枸杞子 100 克，白酒 1 升。

【制作】 前 2 味蒸透、晒干、切片，置容器中，添加白酒，每日振摇 1～2 次，密封浸泡 14 日，去渣留液。

【功效】 健脾益气，养阴填精。

【主治】 病后体虚，阴血不足，脾胃虚弱，饮食减少，神疲倦怠，眩晕，早衰，高脂血症。

【用法】 口服。每日 3 次，每次 15 毫升。

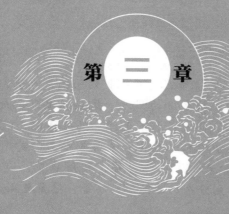

第三章

治病药酒

第一节 呼吸科

一、感冒

感冒是风邪侵袭引起的上呼吸道疾病，以头痛、鼻塞、流涕、喷嚏、恶寒、发热等为主要特征，临床分为风寒、风热两类，多兼湿、暑、燥、食等，治以发散外邪为主。其中，恶寒无汗、咳痰稀白、口不渴或渴喜热饮者，为风寒感冒，常用淡豆豉、生姜、葱白等中药；发热汗出、咽喉肿痛、咳痰黄黏、口渴喜饮者，为风热感冒，常用菊花、连翘、桑叶等中药。若兼湿、暑、燥邪，则分别佐以除湿、解暑、化燥之品。

① 人参姜蜜酒　　　来源：《浙江中医杂志》

【原料】 人参、生姜各80克，蜂蜜100克，米酒1.8升。

【制作】 前2味切片，置容器中，添加米酒，每日振摇1～2次，密封浸泡7～10日，去渣留液，入蜂蜜溶解。

【功效】 补气健脾，解表散寒。

【主治】 气虚感冒。

【用法】 口服。不拘时候，随量饮用。

【注意】 忌食萝卜、莱菔子、生葱、大蒜、藜芦等。

② 肉桂酒　　　来源：《费氏食养三种》

【原料】 肉桂10克，白酒20毫升。

【制作】 肉桂洗净，研为细末。

【功效】 温中补阳，散寒止痛。

【主治】 感冒身寒，全身疼痛；脘腹胀痛，满闷不舒；冷气攻心，恶心呕吐，食欲不振；经行少腹冷痛，产后少腹冷痛；寒疝腹痛。

【用法】 温饮。每日1次，取肉桂末用白酒冲服。

【注意】 阴虚火旺、发热、出血者及孕妇忌用。

【来源】 《费氏食养三种》。又，《食治养志方》桂心酒，取肉桂30克研末，用白酒调匀令热，分2次顿服，主治老人冷气心痛、气闷。又，本方用白酒煎服，治产后腹痛、胃寒疼痛、心绞痛。又，本方用白酒调成膏状，外敷头顶、额角，用治命门火衰、肢冷脉微、亡阳虚脱、腹痛泄泻、腰膝冷痛等。

③ 防风苍耳酒

来源:《普济方》

【原料】 防风 50 克，苍耳子 10 克，糯米 1000 克，酒曲 150 克。

【制作】 前 2 味粗碎，置容器中，加清水 3 升，武火煎取 2 升，去渣留液，入糯米、曲末搅匀，密封，置阴凉干燥处，常规酿酒，酒熟后去糟留液。

【功效】 祛风散寒解表。

【主治】 外感风寒。

【用法】 口服。每日 2~3 次，每次 20~30 毫升。

【注意】 苍耳子小毒。本酒不宜多服、久服，孕妇忌服。

④ 姜蒜柠檬酒

来源: 民间验方

【原料】 生姜 100 克，大蒜 400 克，柠檬 3~4 个，蜂蜜 70 克，白酒 800 毫升。

【制作】 大蒜蒸熟，柠檬、生姜去皮，三物均切成薄片，与蜂蜜同置容器中，添加白酒，每日振摇 1~2 次，密封浸泡 90 日，去渣留液。

【功效】 祛风散寒解表。

【主治】 风寒感冒，头痛恶寒，鼻流清涕。

【用法】 口服。每日 2 次，每次 15~20 毫升。

【注意】 不可过量饮用，以免发汗过度。

⑤ 茶叶姜汁酒

来源: 民间验方

【原料】 红茶 5~10 克，生姜汁 3 克，白酒适量。

【制作】 茶叶加清水，文火煎熬 5 分钟，成浓涩茶汤，置容器中，添加白酒，入生姜汁混匀。

【功效】 祛风散寒解表。

【主治】 风寒感冒。

【用法】 口服。不拘时候，代茶饮用。

【注意】 避风寒，忌生冷食物。

【来源】 民间验方。又，一方去生姜汁，余同上。

⑥ 荆芥葱豉酒

来源:唐代名医孟诜的经验方

【原料】 荆芥 6 克，淡豆豉 15 克，葱白 30 克，黄酒 200 毫升。

【制作】 前 3 味粗碎，置容器中，添加黄酒及清水 200 毫升，武火煎煮 10 分钟，去渣留液。

【功效】 祛风散寒解表。

【主治】 外感风寒，发热，头痛，无汗，虚烦，呕吐，泄泻。

【用法】 温饮。每日 1 次，每次 1 剂。

【注意】 避风寒，忌生冷食物。

第三章 治病药酒

⑦ 荔枝煮酒

【原料】 荔枝肉 30 克，米酒 1 升。

【制作】 荔枝肉粗碎，置容器中，添加米酒，武火煮沸，待温。

【功效】 健脾益气，养血柔肝。

【主治】 气虚感冒，神疲乏力，气短懒言，头痛头晕，鼻塞流涕；脾气不足，泄泻，食欲不振，子宫脱垂。

【用法】 温饮。每日 1 次，每次 1 剂。

【注意】 避风，忌生冷食物。

【来源】 《续名医类案》。又，一方用鲜荔枝 2000 克，糯米 2000 克，细曲 250 克，同酿成酒，温饮，能益气养血、健脾养胃、益肝肾、滋心营，治疗气血不足、脾肾亏虚所致食欲不振、胃痛呃逆、五更泄泻等。

⑧ 桑菊酒

【原料】 桑叶、菊花、连翘、杏仁各 30 克，薄荷、甘草各 10 克，芦根 35 克，桔梗 20 克，米酒 1 升。

【制作】 前 8 味捣细，置容器中，添加米酒，每日振摇 1~2 次，密封浸泡 5 日，去渣留液。

【功效】 疏风清热，宣肺止咳。

【主治】 外感风热，或风温病初起，发热不重，微恶风寒，头痛咽痛，咳嗽鼻塞，咳痰黄稠，口微渴饮。

【用法】 口服。每日 2 次，每次 15 毫升。

【注意】 忌食辛辣、厚味食物。身热较甚、咽痛较重及目赤肿痛者忌服。

【来源】 《温病条辨》桑菊饮改为酒剂。

⑨ 淡豆豉酒

【原料】 淡豆豉 200 克，黄酒 1 升。

【制作】 淡豆豉炒至微香，趁热投入黄酒中，每日振摇 1~2 次，密封浸泡 3 日，去渣留液。

【功效】 发汗解表，止汗除烦。

【主治】 脚气，伤寒热病，寒热头痛，烦躁，胸闷，阴虚盗汗。

【用法】 空腹温饮。每日 3 次，每次 10~20 毫升。

【注意】 避风寒，忌生冷食物。

【来源】 《本草纲目》。又，《太平圣惠方》改黄酒为米酒，能祛瘴气，治疗瘴气腰腿酸痛、心烦失眠及外感风寒头痛等。

⑩ 葡萄鸡蛋酒

【原料】 红葡萄酒 15 毫升，鸡蛋 1 个。

中华药酒配方大全

【制作】 红葡萄酒加热，打入鸡蛋拌匀，待温。

【功效】 发汗解表，助阳散寒。

【主治】 感冒。

【用法】 温饮。每日1次，每次1剂。

【注意】 避风寒，忌生冷食物。

⑪ 葱豉酒

来源：《本草纲目》

【原料】 淡豆豉15克，鲜葱实3根，白酒300毫升。

【制作】 前2味粗碎，置容器中，添加白酒，武火煎至减半，去渣留液。

【功效】 祛风散寒解表。

【主治】 外感风寒初起，恶寒发热，无汗，头痛鼻塞，身痛而烦；冷痢腹痛，恶心呕吐，泄泻。

【用法】 温饮。每日2次，每次1/2剂。

【注意】 避风寒，忌生冷食物。

【来源】 《本草纲目》。另《偏方大全》葱豉黄酒汤，即本方去白酒，加黄酒500毫升，葱实改30克，余同上，能发散风寒、温中除烦，用治中焦阳虚、脾胃虚寒兼外感风寒。

二、咳嗽

咳嗽由肺气上逆所致，有外感、内伤之分，治以宣肺降逆为主。其中，咳吐稀痰、鼻流清涕者，为风寒咳嗽，重在祛风散寒；发热口干、咽喉疼痛者，为风热咳嗽，重在疏风清热；干咳少痰、咽喉干燥者，为风燥咳嗽，重在润燥养肺；痰多黏稠、胸闷气促者，为痰湿咳嗽，重在燥湿化痰；痰多稠黄、面赤心热者，为痰热咳嗽，重在清热化痰；痰少难咳、胸胁胀痛者，为肝火咳嗽，重在清肺平肝；干咳少痰、潮热盗汗者，为肺阴咳嗽，重在滋阴润肺。常用前胡、白前、桔梗、甘草、防风、薄荷、海蛤壳等中药。

① 山药酒

来源： 民间验方

【原料】 鲜山药350克，黄酒2升，蜂蜜适量。

【制作】 黄酒置容器中，密封，武火煮沸，入山药煮沸，改文火，待山药熟后去山药，加蜂蜜，再文火煮沸。

【功效】 健脾补肺，固肾益精。

【主治】 脾、肺、肾不足，虚劳咳嗽，痰湿咳嗽，脾虚泄泻，消渴，小便频数，腰酸，下肢乏力。

【用法】 口服。不拘时候，随量饮用。

【注意】 外感咳嗽者忌服。

【来源】 民间验方。又，《食医心鉴》山药酒为上方去蜂蜜，能补气养阴、健脾固肾，治疗食欲不振、咳嗽便溏、咳嗽喘息、遗精、小便频数、妇女带下、老年人糖尿病。

② 百部重楼酒

【原料】 百部、重楼各 50 克，白酒 750 毫升。

【制作】 前 2 味稍炒，置容器中，添加白酒，每日振摇 1 ~ 2 次，密封浸泡 30 日，去渣留液。

【功效】 止咳化痰平喘。

【主治】 一切新久咳嗽。

【用法】 口服。每日 2 次，每次 10 ~ 20 毫升。

【注意】 重楼小毒。本酒不宜多服、久服，孕妇忌服。百部过量使用，偶见胸部灼热感、口、鼻、咽喉发干，甚至头晕、胸闷、气急，应立即停药。

③ 阿胶蛋黄酒

【原料】 阿胶 20 克，鸡蛋黄 4 个，米酒 500 毫升，精盐少许。

【制作】 米酒置容器中，密封，武火煮沸，入阿胶烊化，加鸡蛋黄、精盐拌匀，再武火煮 5 ~ 7 沸后离火。

【功效】 补虚养血，滋阴润燥，止血息风。

【主治】 体虚乏力，血虚萎黄，虚劳咳嗽，胎动不安，胎漏下血，崩漏，失眠。

【用法】 温饮。每日 2 次，每次 30 ~ 40 毫升。

【注意】 实证忌服。

④ 陈皮酒

【原料】 陈皮 30 克，白酒 300 毫升。

【制作】 陈皮晾干、撕碎，置容器中，添加白酒，每日振摇 1 ~ 2 次，密封浸泡 3 ~ 5 日，去渣留液。

【功效】 健脾理气，燥湿化痰，止咳。

【主治】 慢性支气管炎，咳嗽气急，痰多清稀色白。

【用法】 口服。每日 3 次，每次 15 ~ 20 毫升。

⑤ 龟肉酒

【原料】 龟肉 1000 克，酒曲 300 克，糯米 6500 克。

【制作】 龟肉、糯米粗碎，置容器中，加清水蒸熟，候温，入酒曲末拌匀，密封，置阴凉干燥处，常规酿酒，酒熟后去糟留液。

【功效】 补肺益肾，祛风止咳。

【主治】 慢性支气管炎，冷咳寒嗽，久治不愈；中风缓急，四肢拘挛，日久瘫痪。

【用法】 饭后温饮。每日 3 次，每次 20 毫升。

【注意】 脾胃虚寒者忌服。

⑥ 油酥蜜酒

来源：民间验方

【原料】 猪油、芝麻油、蜂蜜、茶叶末各 120 克，黄酒 150 毫升。

【制作】 前 4 味混匀，置容器中，添加黄酒，文火煮沸 5 分钟，候冷。

【功效】 温肺润燥止咳。

【主治】 寒痰咳嗽，或久咳、燥咳，便秘。

【用法】 口服。每日 2 次，每次用热茶冲服本酒 15 毫升。

【注意】 痰热咳嗽不宜。

⑦ 郁李仁酒

来源：《本草纲目》

【原料】 郁李仁 60 克，白酒 250 毫升。

【制作】 前 1 味洗净，置容器中，添加白酒，每日振摇 1~2 次，密封浸泡 5 日，去渣留液。

【功效】 清热利湿，消积杀虫。

【主治】 慢性支气管炎，咳嗽，肺气肿，水肿腹胀，疝气，瘰疬，疥癣，牙痛。

【用法】 口服。每日 3 次，每次 10~20 毫升。

⑧ 复方樟脑酊

来源：《中华人民共和国药典》

【原料】 樟脑 3 克，阿片酒 50 毫升，苯甲酸 5 克，八角茴香油 3 毫升，56% 乙醇 900 毫升，50% 乙醇适量。

【制作】 苯甲酸、樟脑、八角茴香油同置容器中，添加 56% 乙醇 900 毫升溶解，入阿片酒、50% 乙醇至 1 升，搅匀，过滤。

【功效】 镇咳，镇痛，止泻。

【主治】 咳嗽，腹痛，泄泻。

【用法】 口服。每日 3 次，每次 2~5 毫升。

【注意】 樟脑有毒。本酒不宜多服、久服，孕妇忌服。避光、密封保存。

【来源】 《中华人民共和国药典》（1975 年版）。

⑨ 柚子酒

来源：民间验方

【原料】 柚子 2 个，蜂蜜 150 克，黄酒 500 毫升。

【制作】 柚子去皮、核，切成细块，置容器中，添加黄酒，每日振摇 1~2 次，密封浸泡 3 日，文火慢煮至烂，入蜂蜜溶解，乘热去渣留液。

【功效】 理气化痰，行气宽胸。

【主治】 咳嗽，痰多气急；脾胃气滞，胸腹闷胀不适。

【用法】 口服。不拘时候，随量饮用。

⑩ 桑叶酒

来源：《养生须知》

【原料】 霜桑叶 500 克，黄酒适量。

第三章 治病药酒

077

【制作】 前 1 味晾干、研末。

【功效】 祛风清热，凉血明目。

【主治】 劳伤咳嗽；肝肾亏虚，头晕目眩。

【用法】 口服。每日 3 次，每次取药末 4～5 克用黄酒送下。

⑪ 猪肝大枣酒

来源：民间验方

【原料】 猪肝 3 具，大枣 100 枚，米酒 2.5 升。

【制作】 前 2 味粗碎，同置容器中，添加米酒，文火煮沸，密封浸泡 30 日，去渣留液。

【功效】 温肺润燥止咳。

【主治】 阳虚咳嗽。

【用法】 口服。每日 2 次，每次 20～30 毫升。

⑫ 紫苏陈皮酒

来源：《肘后急备方》

【原料】 紫苏叶 9 克，陈皮 12 克，白酒 120 毫升。

【制作】 紫苏叶晾干，与陈皮同置容器中，添加白酒，文火煮取 60 毫升，去渣留液。

【功效】 散寒燥湿，理气化痰。

【主治】 感受寒邪，咳嗽上气，痰多色白，胸腹胀满，慢性支气管炎。

【用法】 温饮。每日 2 次，每次 30 毫升。

⑬ 葶苈酒

来源：《圣济总录》

【原料】 葶苈子 100 克，白酒 500 毫升。

【制作】 前 1 味捣碎，置容器中，添加白酒，每日振摇 1～2 次，密封浸泡 3 日，去渣留液。

【功效】 逐饮泻水，泻肺定喘。

【主治】 咳嗽气喘，痰多，胸胁痞满，遍身水肿，小便不利。

【用法】 口服。每日 2 次，每次 20 毫升。

【注意】 肺气虚喘促、脾虚肿满、气虚小便不利及体虚者忌服。

【来源】 《圣济总录》。又，方用葶苈子（微研后成末）200 克，加米酒 5 升，密封浸泡 7 日，去渣留液，用法同上，可治肺壅喘息、痰饮咳嗽、水肿胀满或遍身气肿，或单面肿，或足肿。

⑭ 蜇硝荸荠酒

【原料】 海蜇 500 克，芒硝 50 克，荸荠 100 枚，白酒 2 升。

【制作】 海蜇切碎，荸荠削皮，芒硝粗碎，3 味同置容器中，添加白酒，每日振摇 1～2 次，密封浸泡 10 日，去渣留液。

【功效】 泄热化痰，软坚散结。

【主治】 痰热型咳嗽，痰多、色黄。

【用法】 晨起空腹口服。每日 1 次，每次食荸荠 5~7 枚、酒 15~20 毫升。

【注意】 寒痰咳嗽者不宜，脾胃虚寒及孕妇禁服。

【来源】 由清代医家王孟英的雪羹汤改为酒剂。又，一方去芒硝，余同上。

⑮ 蜂蜜鸡蛋酒　　　　　　　　　　　来源:《中国民族医药杂志》

【原料】 鲜鸡蛋、蜂蜜各 500 克，三花酒或白酒 1.5 升。

【制作】 蛋清、蛋黄、蜂蜜同置容器中，添加白酒或三花酒，混匀。

【功效】 润肺止咳。

【主治】 老年虚寒咳嗽。

【用法】 口服。每日 2 次，每次 20~50 毫升。

【注意】 高血压、肾炎、结核、严重骨病及孕妇禁用。

　　　三、哮喘

　　哮以突然发作、呼吸喘促、喉间哮鸣为特征，喘以气息迫促为主症，两者常相兼为病，皆与肺、脾、肾三脏相关，治应畅肺气、补肾气、健脾气、化痰涎，并注意区分缓解期和急性期。急性期，咳痰清稀色白、形寒无汗、面色青白者，为寒性哮喘，重在温肺化痰；痰稠色黄、面赤身热、便秘尿赤者，为热性哮喘，重在清肺化痰。缓解期，常见四肢不温、气短懒言、食少消瘦等，为肺脾肾气虚，重在健脾补肾益肺。常用厚朴、杏仁、蛤蚧、桑白皮、旋覆花等中药。

① 人参蛤蚧酒　　　　　　　　　　　来源:《卫生宝鉴》

【原料】 人参 9 克，蛤蚧 1 对，低度白酒 1 升。

【制作】 前 2 味焙干打碎，置容器中，添加白酒，每日振摇 1~2 次，密封浸泡 7 日，去渣留液。

【功效】 补肺益肾，止咳平喘。

【主治】 久咳肺肾两虚，咳嗽气短，动则喘甚，言语低微，心烦不安，身疲乏力，心悸气短，身体羸弱，面目浮肿。

【用法】 空腹口服。每日 2 次，每次 20 毫升。

【注意】 风热、风寒、痰实咳嗽者忌服。忌食萝卜、莱菔子、生葱、大蒜、藜芦等。

【来源】 《卫生宝鉴》。又，《圣济总录》人参改 30 克，加甘蔗汁 100 毫升，余同上。

② 千日红花酒　　　　　　　　　　　来源:《中国药植志》

【原料】 千日红的花头 10 个，黄酒 3 升。

【制作】 前 1 味粗碎，置容器中，加黄酒，文火煎沸，去渣留液。

【功效】 清肝散结，止咳定喘。

【主治】 支气管哮喘，痢疾。

【用法】 口服。每日3次，每次10~20毫升。

③ 大枣桃杏酒

来源:《增补万病回春》

【原料】 大枣60克，胡桃仁、甜杏仁、酥油各30克，蜂蜜80克，白酒500毫升。

【制作】 胡桃仁、大枣捣碎。甜杏仁浸泡后去皮尖，文火煮4~5沸，晒干并捣碎。酥油、蜂蜜同置容器中，添加白酒溶解，再入前3味，每日振摇1~2次，密封浸泡7日，去渣留液。

【功效】 补肺益肾，止咳平喘。

【主治】 肺肾两虚，咳嗽气喘，声低乏力，呼长吸短，痰多涎沫，腰痛脚软，老人便秘，久痢；皮肤粗糙，容颜憔悴，未老先衰，须发早白。

【用法】 空腹口服。每日2次，每次20毫升。

【注意】 痰火积热及阴虚火旺者忌服。

④ 牛膝五味酒

来源：民间验方

【原料】 牛膝30克，五味子15克，补骨脂50克，胡桃仁100克，熟地黄、山茱萸各24克，山药40克，白酒1升。

【制作】 前7味粗碎，置容器中，添加白酒，每日振摇1~2次，密封浸泡30日，去渣留液。

【功效】 补肾纳气，降逆平喘。

【主治】 虚喘，呼吸急促，气道阻塞，提不能升，咽不能降，呼吸不相接续。

【用法】 睡前口服。每日1次，每次10毫升。

【注意】 痰火积热及阴虚火旺者忌服。

⑤ 四味花椒酒

来源:《百病中医药酒疗法》

【原料】 花椒、白芷、旋覆花各60克，肉桂25克，白酒1升。

【制作】 旋覆花布包，花椒微炒出汗。前4味捣碎，置容器中，添加白酒，每日振摇1~2次，密封浸泡5~7日，去渣留液。

【功效】 温肾散寒，祛风化痰，止咳平喘。

【主治】 肾虚耳鸣，咳逆喘急，头目昏痛。

【用法】 口服温饮。每日2次，每次10~20毫升。

【注意】 阴虚火旺者忌服。

⑥ 竹黄酒

来源:《药酒与膏滋》

【原料】 竹黄30克，白酒500毫升。

【制作】 前1味粗碎，置容器中，添加白酒，每日振摇1~2次，密封浸泡5日，去渣留液。

【功效】 化痰散寒，止咳平喘。

【主治】 支气管哮喘，慢性支气管炎，咳嗽痰多，胃气痛。

【用法】 口服。每日2次，每次10~15毫升。

❼ 芝麻胡桃酒

来源：《肘后备急方》

【原料】 黑芝麻、胡桃仁各25克，白酒500毫升。

【制作】 前2味洗净，置容器中，添加白酒，每日振摇1~2次，密封浸泡15日，去渣留液。

【功效】 补肾纳气平喘，活血润燥通经。

【主治】 肾虚肺燥，喘咳，腰痛脚软，阳痿遗精，小便频数，大便燥结；肺阴虚，干咳少痰；肝肾亏虚，眩晕，健忘，须发早白，产后少乳；多囊卵巢综合征，闭经，月经后期。

【用法】 温饮。每日2次，每次15毫升。

【注意】 痰火积热、阴虚火旺者及脾虚便溏者忌服。

❽ 苍耳咳喘酒

来源：《河北新医药》

【原料】 苍耳子500克，辛夷300克，95%乙醇500毫升。

【制作】 前1味炒黄、轧碎，与辛夷同置容器中，加冷开水1升，浸泡4~6小时，再加乙醇，温浸（60~80℃）2日，去渣留液。药渣再加适量水，文火煎煮30分钟，过滤留液。混合上述滤液，静置12~24小时，去渣留液，加冷开水至1升。

【功效】 祛风止咳。

【主治】 慢性支气管炎。

【用法】 空腹口服。每日2次，每次10~20毫升。

【注意】 苍耳子小毒。本酒不宜多服、久服，孕妇忌服。

❾ 苏子陈皮酒

来源：民间验方

【原料】 紫苏子50克，陈皮30克，白酒750毫升。

【制作】 前2味放炒锅中，文火慢炒至香，候冷后研成细末，再置容器中，添加白酒，每日振摇1~2次，密封浸泡30日，去渣留液。

【功效】 降气化痰，止咳平喘。

【主治】 慢性支气管哮喘，咳嗽痰多。

【用法】 口服。每日2次，每次10~20毫升。

❿ 苏芥三子酒

来源：民间验方

【原料】 紫苏子60克，白芥子、莱菔子各20克，米酒500毫升。

【制作】 前3味炒香，研末，置容器中，添加米酒，每日振摇1~2次，密封浸泡7日，去渣留液。

【功效】 降气化痰，止咳平喘。

【主治】 咳嗽喘息，胸闷气逆，痰涎壅盛。

【用法】 空腹口服。每日2次，每次10～15毫升。

【注意】 气虚久咳、脾虚便溏者忌服。

⑪ 柑树叶酒 　　　　　　　　　　　来源：《中国民间百病良方》

【原料】 柑树叶30克，米酒适量。

【制作】 前1味炒焦，研末，置容器中，添加米酒，混合成泥。

【功效】 平喘。

【主治】 麻疹后气喘。

【用法】 外用。每日1次，每次取1剂调敷于肚脐上。

【注意】 避免受寒。

⑫ 胡桃酒 　　　　　　　　　　　　来源：《中国民间百病良方》

【原料】 胡桃仁50克，红砂糖80克，黄酒500毫升。

【制作】 胡桃仁去皮及杂质，捣碎，置容器中，添加黄酒，每日振摇1～2次，密封浸泡15日，去渣留液，入红砂糖溶解。

【功效】 补肾养血，纳气平喘，润肠通便。

【主治】 年老体弱，津液不足，肾虚肺燥，咳喘频作，腰痛脚软，阳痿，遗精，大便干燥，小便频数；产后血虚、肠燥便秘；气血虚弱，痛经。

【用法】 口服。每日3次，每次15毫升。

【注意】 痰火积热及阴虚火旺者忌服。

【来源】 《中国民间百病良方》。又，《烟霞圣效方》用胡桃仁烧炭至烟尽，用黄酒冲服，每日2次，每次3克，能补肾养血止血，治肾精亏虚型崩漏。

⑬ 峨参酒 　　　　　　　　　　　　来源：《太平圣惠方》

【原料】 峨参50克，白酒500毫升。

【制作】 峨参凉水泡软、切片，置容器中，添加白酒，每日振摇1～2次，密封浸泡7日，去渣留液。

【功效】 补中益气，健脾补肺。

【主治】 肺脾两虚，纳食减少，咳嗽气喘，畏寒尿频；跌打损伤，吐血。

【用法】 温饮。不拘时候，随量饮用。

【注意】 邪盛正未虚者忌服。

⑭ 桑白皮酒 　　　　　　　　　　　来源：《证治准绳》

【原料】 桑白皮200克，米酒1升。

【制作】 桑白皮切碎，置容器中，添加米酒，每日振摇1～2次，密封浸泡7日，去渣留液。

【功效】 清热泻肺，止咳平喘。

【主治】 肺热咳喘，痰多、黏稠、色黄，身热口渴，高血压。

【用法】 口服。每日 3 次，每次 15~20 毫升。

【注意】 肺寒咳嗽、咳喘者忌服。

⑮ 桑皮姜萸酒　　　　　　　　　　来源：《肘后备急方》

【原料】 桑白皮 150 克，生姜 9 克，吴茱萸 15 克，白酒 1 升。

【制作】 桑白皮切碎，与生姜、吴茱萸混匀，置容器中，添加清水 500 毫升及白酒，文火煮成 1 升，去渣留液。

【功效】 泻肺平喘，理气化痰。

【主治】 肺热咳喘，上气喘促，四肢水肿，胸胁胀闷，呕吐痰涎。

【用法】 口服。每日 2 次，每次 30 毫升。

【注意】 吴茱萸有小毒。本酒不宜多服、久服，孕妇及虚喘者忌服。

⑯ 消咳喘酒　　　　　来源：《全国中草药新医疗法展览会技术资料选编》

【原料】 映山红、40% 乙醇各适量。

【制作】 前 1 味研粗粉，置容器中，添加乙醇，每日振摇 1~2 次，密封浸泡 7 日，去渣留液，加冷开水配成 10% 乙醇液。

【功效】 祛痰止咳平喘。

【主治】 喘息性支气管炎，慢性支气管炎。

【用法】 空腹温饮。每日 2 次，每次 10 毫升。

⑰ 猪胰酒　　　　　　　　　　　　来源：《老老余编》

【原料】 猪胰 3 具，板栗 30 个，白酒 3 升。

【制作】 猪胰洗净、细切，与板栗同置容器中，添加白酒，密封浸泡 1~2 日，去渣留液。

【功效】 健脾温中平喘。

【主治】 老年人上气喘急，坐卧不安。

【用法】 空腹温饮。每日 3 次，每次 10 毫升。

【注意】 忌辛热、油腻食物。

⑱ 猪脬大枣酒　　　　　　　　　　来源：《太平圣惠方》

【原料】 猪脬 2 具，大枣 30 克，白酒 1 升。

【制作】 猪脬洗净，大枣去核，同置容器中，添加白酒，每日振摇 1~2 次，密封浸泡 3 日，去渣留液。

【功效】 理肺止咳平喘。

【主治】 肺气喘急，睡卧不安，经年咳嗽不愈。
【用法】 温饮。不拘时候，随量饮用。

⑲ 紫苏大枣酒

来源：《备急千金要方》

【原料】 紫苏叶300克，大枣30枚，黄酒1升。
【制作】 前2味粗碎，置容器中，添加黄酒，每日振摇1~2次，密封浸泡5~7日，去渣留液。
【功效】 解表散寒，降逆下气。
【主治】 肺气上逆，咳嗽不止。
【用法】 口服。每日2次，每次20~30毫升。
【注意】 虚性咳嗽忌服。

⑳ 紫苏陈皮酒

来源：民间验方

【原料】 紫苏梗、紫苏叶、紫苏子各10克，陈皮12克，白酒300毫升。
【制作】 前4味捣碎，置容器中，添加白酒，文火煎至减半，去渣留液。
【功效】 散寒燥湿，理气化痰。
【主治】 胸腹胀满，痰湿滞塞，气逆咳喘。
【用法】 温饮。每日2次，每次30毫升。
【注意】 痰热咳喘者忌服。

㉑ 紫菀香豉酒

来源：《外台秘要》

【原料】 紫苏叶、牛膝、丹参、紫菀、陈皮各15克，生姜30克，生地黄、淡豆豉各50克，火麻仁25克，防风20克，白酒2.5升。
【制作】 前10味捣末，置容器中，添加白酒，每日振摇1~2次，密封浸泡3日，去渣留液。
【功效】 泻肺降气，下痰止嗽。
【主治】 咳嗽气急。
【用法】 空腹温饮。每日3次，每次10~15毫升。
【注意】 虚性咳嗽忌服。

㉒ 葡萄冰糖酒

来源：《单方验方治百病》

【原料】 鲜葡萄、冰糖各500克，白酒500毫升。
【制作】 前3物混匀，置容器中，每日振摇1~2次，密封浸泡15日，去渣留液。
【功效】 生津润肺止咳。
【主治】 慢性咳嗽反复发作，痰多。
【用法】 睡前口服。每日1次，每次15~20毫升。
【注意】 不饮酒者忌服。

㉓ 葶苈防己酒

【原料】 葶苈子 60 克，木防己 20 克，黄酒 500 毫升。

【制作】 前 2 味切碎，置容器中，添加黄酒，密封浸泡 1 日，去渣留液。

【功效】 降气平喘，利水消肿。

【主治】 水肿胀满，咳嗽痰喘，小便不利。

【用法】 口服。每日 2 次，每次 30 ~ 50 毫升。

【注意】 木防己不宜用广防己代替，因为后者可损害肾脏功能。中病即止，不可过用。

㉔ 蛤蚧参芪酒

来源: 民间验方

【原料】 蛤蚧 1 ~ 2 只，党参 30 克，黄芪 30 克，米酒 3 升。

【制作】 前 3 味粗碎，置容器中，添加米酒，每日振摇 1 ~ 2 次，密封浸泡 30 日，去渣留液。

【功效】 补肺益肾，止咳平喘。

【主治】 肺肾气虚，咳嗽气喘。

【用法】 口服。每日 1 ~ 2 次，每次 10 ~ 20 毫升。

【注意】 阴虚火旺者忌服。

㉕ 鹌鹑酒

来源: 民间验方

【原料】 鹌鹑 1 只，红砂糖 20 克，黄酒 30 毫升。

【制作】 鹌鹑杀后不去毛，焙烧存性，研成末。红砂糖置容器中，用温开水溶化，再加鹌鹑粉 15 克，入黄酒混匀，文火加热。

【功效】 补虚益肺，止咳平喘。

【主治】 气虚型支气管哮喘。

【用法】 口服。每日 2 次，每次 15 ~ 20 毫升。

【注意】 实喘忌服。

㉖ 橘红酒

来源:《饮食辨录》

【原料】 橘红 30 克，白酒 500 毫升。

【制作】 橘红捣碎，置容器中，添加白酒，每日振摇 1 ~ 2 次，密封浸泡 7 日，去渣留液。

【功效】 理气散寒，化痰止嗽。

【主治】 肺脾不和，湿痰久蕴，喘嗽咯痰，慢性支气管炎。

【用法】 睡前口服。每日 1 次，每次 10 ~ 15 毫升。

【注意】 不宜多饮，免助湿邪。

四、肺脓肿

肺脓肿指肺组织化脓性疾病，临床主要表现为咳嗽、胸痛、发热和吐痰腥臭，甚至咳吐脓血，因痰热瘀血互结于肺所致，治以清热解毒、化瘀排脓为主，脓未成应重在清肺消肿，脓已成应当排脓解毒，常用鱼腥草、苇茎、金荞麦、薏苡仁、桔梗等中药。

① 金荞麦酒

来源： 民间验方

【原料】 金荞麦 250 克，黄酒 1.25 升。

【制作】 前 1 味切碎，置容器中，添加黄酒，密封，文火蒸煮至 1 升，去渣留液。

【功效】 解毒排脓。

【主治】 肺脓疡，病情迁延，脓疱不易破溃，高热持续不退。

【用法】 口服。每日 3 次，每次 8 毫升。

② 苇茎腥银酒

来源：民间验方

【原料】 苇茎 30 克，鱼腥草 60 克，金银花 20 克，冬瓜仁 24 克，桔梗 12 克，甘草 9 克，桃仁 10 克，黄酒 5 升。

【制作】 前 7 味粗碎，置容器中，加清水 2 升，文火煎至减半，候冷，添加黄酒，每日振摇 1~2 次，密封浸泡 3 日，去渣留液。

【功效】 清肺泄热，解毒排脓。

【主治】 肺痈已溃或未溃。

【用法】 口服。每日 3 次，每次 30~100 毫升。

【注意】 桃仁有小毒。本酒不宜多服、久服，孕妇忌服。忌食鱼、虾、鸡、辛辣刺激等食物。

③ 薏苡芡实酒

来源：《药酒汇编》

【原料】 薏苡仁、芡实各 25 克，白酒 500 毫升。

【制作】 前 2 味粗碎，置容器中，添加白酒，每日振摇 1~2 次，密封浸泡 15 日，去渣留液。

【功效】 健脾利湿，除痹缓急。

【主治】 肾虚遗精，早泄，小便频数；脾虚泄泻，白带过多，水肿，脚气病；湿阻经络，四肢拘急，肌肉酸重，关节疼痛；湿热壅滞，肺痈，肠痈。

【用法】 口服。每日 2 次，每次 10~15 毫升。

【注意】 肺痈、肠痈属热毒者忌服。

④ 银翘三仁酒

来源：民间验方

【原料】 连翘 18 克，金银花、鲜芦根各 30 克，冬瓜仁 15 克，瓜蒌仁 12 克，杏仁、桑叶各 10 克，薄荷、桔梗各 6 克，生甘草 9 克，黄酒 4 升。

【制作】 前 10 味切碎，置容器中，加清水煎成浓汁，再添加黄酒，文火煮沸，候冷，每日振摇 1~2 次，密封浸泡 3 日，去渣留液。

【功效】辛凉宣肺，清热解毒。

【主治】肺痈初起。

【用法】口服。每日3次，每次30～80毫升。

【注意】胸痛甚者加犀黄丸3克，每次饮酒时服1克。忌武火煎熬，以免药性挥发。

第二节 消化科

一、消化不良

消化不良是消化系统或其他系统疾病引起的消化机能紊乱症候群，多因暴饮暴食、饮食偏嗜、感受风寒等导致食积胃肠引起，主要表现为恶心厌食、嗳腐吐馊、脘腹胀闷、大便腥臭等，治以顺气消食为主，再据机体虚实、积食种类及食积部位辨证论治，常用青皮、陈皮、厚朴、槟榔等中药。

① 三香神仙酒

来源：《清太医院配方》

【原料】木香9克，丁香、檀香各6克，茜草60克，砂仁15克，酒曲30克，白酒、蜂蜜各适量。

【制作】前6味研细，加适量蜂蜜调匀为丸，每丸重约9克，每丸用白酒500毫升密封浸泡7日，每日振摇1～2次。

【功效】健脾开胃，顺气消食。

【主治】肝气犯胃，脘腹饱满，嗳气打嗝，消化不良，食欲不振。

【用法】口服。每日2次，每次15～20毫升。

【注意】阴虚火旺者忌服。

② 山楂龙眼酒

来源：《药酒汇编》

【原料】山楂、龙眼肉各250克，大枣、红砂糖各30克，米酒1升。

【制作】前3味去核、晾干、粗碎，置容器中，添加红砂糖和米酒搅匀，每日振摇1～2次，密封浸泡10日，去渣留液。

【功效】健脾益胃，顺气止痛，活血化瘀。

【主治】老年人腰酸腿痛；过度劳累，全身酸软乏力，肌肉关节疼痛，头晕眼花；肉食积滞，脘腹胀满，面色萎黄，大便秘结；产后恶露不绝，小腹疼痛。

【用法】口服。每日2次，每次20～30毫升。

【注意】 实热便秘者忌服。

③ 苍白二术酒
来源:《临床验方集》

【原料】 白术、苍术各 106 克,白酒 400 毫升。

【制作】 前 2 味切片,置容器中,加清水 400 毫升,文火煮取 300 毫升,候冷,添加白酒,每日振摇 1～2 次,密封浸泡 7 日,去渣留液。

【功效】 健脾养胃,消胀止泻。

【主治】 脾胃虚弱,食欲不振,消化不良,胸腹胀满,泄泻。

【用法】 口服。每日 3 次,每次 30～50 毫升。

④ 陈皮山楂酒
来源:《药酒汇编》

【原料】 陈皮 50 克,生山楂 100 克,白酒 500 毫升。

【制作】 前 2 味粗碎,置容器中,添加白酒,每日振摇 1～2 次,密封浸泡 7 日,去渣留液。

【功效】 健脾益气,燥湿降逆,开胃止呕。

【主治】 脾虚挟湿,消化不良,食少胃满,脘腹胀痛;高血脂,肥胖症。

【用法】 口服。每日 2～3 次,每次 30～50 毫升。

⑤ 神曲酒
来源:《本草纲目》

【原料】 神曲 100 克,白酒 500 毫升。

【制作】 神曲稍炒热,置容器中,添加白酒,每日振摇 1～2 次,密封浸泡 7 日,去渣留液。

【功效】 消结散滞,健脾暖胃。

【主治】 伤食之脘腹闷胀,消化不良;闪挫腰痛。

【用法】 口服。每日 2 次,每次 10～20 毫升。

⑥ 草果山楂酒
来源:《中国民间百病良方》

【原料】 草果 10 克,山楂 5 克,白酒 250 毫升。

【制作】 前 2 味粗碎,置容器中,添加白酒,每日振摇 1～2 次,密封浸泡 7～10 日,去渣留液。

【功效】 温中燥湿,化积消食。

【主治】 脾虚湿聚,食滞中脘,消化不良,脘腹胀痛,反胃。

【用法】 口服。每日 2 次,每次 10～15 毫升。

【注意】 内热者忌服。

⑦ 草果陈皮酒
来源:民间验方

【原料】 草果 10 克,山楂 20 克,陈皮 15 克,白酒 250 毫升。

【制作】 前 3 味切碎，置容器中，添加白酒，每日振摇 1~2 次，密封浸泡 7~10 日，去渣留液。

【功效】 温中健脾，开胃消食。

【主治】 消化不良，胃脘闷胀，食欲不振。

【用法】 口服。每日 2 次，每次 10 毫升。

【注意】 内热者忌服。

⑧ 健脾益气酒

来源:《时方歌括》

【原料】 党参、茯苓各 15 克，白术、甘草、陈皮各 10 克，制半夏、木香、砂仁、生姜各 6 克，黄酒 1 升。

【制作】 前 9 味粗碎，置容器中，添加黄酒，每日振摇 1~2 次，密封浸泡 7~10 日，去渣留液。

【功效】 理气宽中和胃。

【主治】 脾胃虚弱，气虚乏力，消化不良，食欲不振，脘腹胀闷，呕吐泄泻。

【用法】 口服。每日 3 次，每次 10~15 毫升。

【注意】 半夏有毒，须炮制。本酒不宜多服、久服，孕妇忌服。

二、腹胀/腹痛

腹胀/腹痛指胃脘以下、耻骨毛际以上部位胀/痛，多因外邪、饮食、情志、血瘀、阳虚等导致腹部脏腑气机不利，经脉气血阻滞，脏腑经络失养引起，治疗以"通"为主，辨证给予理气、活血、通阳、泻下等疏导之法，常用山楂、丁香、厚朴、九香虫、吴茱萸、橘皮等中药。

① 丁香山楂酒

来源:《药酒汇编》

【原料】 丁香 2 粒，山楂 6 克，黄酒 50 毫升。

【制作】 丁香、山楂使碎，同置容器中，添加黄酒，隔水文火蒸 10 分钟，去渣留液。

【功效】 温中止痛。

【主治】 慢性肠炎，感寒腹痛、腹胀、吐泻。

【用法】 温饮。每日 1 次，每次 1 剂。

【注意】 热病及阴虚火旺者忌服。

【来源】 《药酒汇编》。又《千金翼方》丁香煮酒，即本方丁香改为 10 克，余同上，用治感寒腹痛、腹胀、吐泻、反胃、疝气、癖症。

② 丁香厚朴酒

来源：民间验方

【原料】 丁香 3 克，厚朴、陈皮各 6 克，黄酒 100 毫升。

【制作】 前 3 味粗碎，置容器中，添加黄酒，文火煮 2~3 沸，去渣留液。

【功效】 散寒，止痛。

第三章 治病药酒

【主治】受寒腹痛，腹胀，吐泻。

【用法】口服。每日2次，每次1/2剂。

【注意】热病及阴虚火旺者忌服。

③ 三蔻姜桂酒

来源:《冯氏锦囊秘录》

【原料】红豆蔻、肉豆蔻、白豆蔻、高良姜、肉桂各30克，丁香、山药各15克，白砂糖120克，鸡子清2枚，烧酒1升。

【制作】前7味研末，置容器中，添加烧酒，入白砂糖溶解，加鸡子清搅匀，文火煮十多沸。

【功效】温中散寒，理气止痛。

【主治】脾胃虚寒，气滞脘满，消化不良，恶心呕吐，泄泻腹痛。

【用法】温饮。每日2次，每次15~20毫升。

【注意】阴虚火旺者忌服。

【来源】《冯氏锦囊秘录》。又，一方去山药、鸡子清，余同上。

④ 五味九香酒

来源:《药酒汇编》

【原料】九香虫、五味子、肉豆蔻各30克，党参20克，白酒1升。

【制作】前4味粗碎，置容器中，添加白酒，隔日摇动1~2次，密封浸泡14日，去渣留液。

【功效】温补脾肾，散寒止泻。

【主治】脾肾阳虚，腹部畏寒，脐周疼痛，形寒肢冷，泻后痛减。

【用法】口服。每日2次，每次10~15毫升。

【注意】阴虚火旺、大便溏泄者忌服。

⑤ 肉丁救急酒

来源:《中国当代中医名人志》

【原料】肉桂、丁香各15克，细辛、砂仁、肉豆蔻、罂粟壳各10克，樟脑125克，汾酒500毫升。

【制作】前7味粉细，置容器中，添加汾酒，每日振摇1~2次，密封浸泡7日，去渣留液。

【功效】醒神开窍，行气止痛。

【主治】暑月贪凉饮冷、过食瓜果生冷等致腹痛、呕吐、泄泻、头痛、恶寒、肢冷。

【用法】温饮。每日2次，每次5~10毫升。

【注意】罂粟壳、樟脑有毒，细辛小毒。本酒不宜多服、久服，孕妇忌服。

⑥ 虎杖桃仁酒

来源:《药酒汇编》

【原料】虎杖根60克，桃仁9克，黄酒500毫升。

【制作】前2味捣烂，置容器中，添加黄酒，每日振摇1~2次，密封浸泡3日，去

中华药酒配方大全

渣留液。

【功效】 破瘀通经，利湿祛风。

【主治】 猝发腹痛癥结，痛不可忍。

【用法】 口服。每日3次，每次50毫升。

【注意】 桃仁小毒。本酒不宜多服、久服，孕妇忌服。

⑦ 砂仁橘红酒

来源：民间验方

【原料】 砂仁20克，橘红30克，白酒500毫升。

【制作】 前2味粗碎，同入锅中炒热，候冷，置容器中，添加白酒，每日振摇1~2次，密封浸泡7~10日，去渣留液。

【功效】 理气宽胸，和胃化痰。

【主治】 脾胃虚弱，气滞不行，胸闷腹胀，食欲不振。

【用法】 口服。每日1~2次，每次10~20毫升。

⑧ 胡桃刺梨酒

来源：《贵州农村中草药制剂》

【原料】 鲜胡桃仁250克，刺梨根130克，白酒1升。

【制作】 胡桃仁捣碎，刺梨根切碎，同置容器中，添加白酒，每日振摇1~2次，密封浸泡20日，去渣留液。

【功效】 补气，消炎，止痛。

【主治】 慢性胃肠炎，腹痛。

【用法】 口服。每日3次，每次10毫升。

【注意】 痰火积热及阴虚火旺者忌服。

三、呃逆

呃逆俗称打嗝，以喉间呃呃连声、声短而频、不能自制、有声无物为主要特征，多因胃气上逆动膈所致，治以和胃降逆为主，辨证给予温中散寒、通腑泄热、降气化痰、养阴和胃等，常用丁香、厚朴、旋覆花、吴茱萸、干姜等中药。

① 丁香柿蒂酒

来源：民间验方

【原料】 丁香5粒，柿蒂5个，白酒100毫升。

【制作】 前2味粗碎，置容器中，添加白酒，密封，隔水文火蒸10分钟，去渣留液。

【功效】 温中散寒止呃。

【主治】 胃寒疼痛呃逆。

【用法】 温饮。每日2次，每次10~20毫升。

② 干姜附子酒

来源：《医宗必读》

【原料】 干姜60克，制附子40克，白酒1升。

【制作】 前 2 味捣碎，置容器中，添加白酒，每日振摇 1~2 次，密封浸泡 7 日，去渣留液。

【功效】 温中散寒，回阳通脉，温肺化饮。

【主治】 心腹冷痛，呃逆呕吐，泄泻，痢疾，消化不良，寒饮喘咳，痰白清稀，肢冷汗出。

【用法】 空腹温饮。每日 3 次，每次 10~20 毫升。

【注意】 附子有毒，须炮制。本酒不宜多服、久服，孕妇、阴虚火旺及火热腹痛者忌服。本酒加丁香，则理气止痛作用更强；加人参，则益气补中作用更好。若属急症，可直接煎煮服用。

③ 姜汁葡萄酒
来源：《中国民间百病良方》

【原料】 生姜 50 克，葡萄酒 500 毫升。

【制作】 生姜捣烂，置容器中，添加葡萄酒，每日振摇 1~2 次，密封浸泡 3 日，去渣留液。

【功效】 健胃祛湿，散寒止痛。

【主治】 嗳气呃逆，寒性腹痛。

【用法】 口服。每日 2 次，每次 50 毫升。

④ 熟地枸杞酒
来源：《景岳全书》

【原料】 熟地黄 44 克，枸杞子 40 克，山药 36 克，茯苓 32 克，山茱萸 20 克，甘草 24 克，黄酒 1 升。

【制作】 前 6 味粗碎，置容器中，添加清水 200 毫升及黄酒，文火煮 30 分钟，候冷，每日振摇 1~2 次，密封浸泡 3~5 日，去渣留液。

【功效】 补益肝肾，养血填精。

【主治】 阴虚阳盛，呃逆不止；胃阴不足，腰酸遗精，口燥咽干，盗汗；外感温病，余热未清，唇舌焦黑，口渴引饮。

【用法】 睡前口服。每日 1 次，每次 15~30 毫升。

四、呕吐

呕吐指胃内容物经食道、口腔排出体外，多因乘坐舟车、饮食不洁、情志内伤等引起胃气上逆所致，治以降逆止呕为主，辨证给予健脾和胃、消食导滞、清热泻胃、温中散寒等，常用山楂、神曲、黄连、石膏、吴茱萸、生姜、制半夏、砂仁、枳实等中药。

① 良姜藿香酒
来源： 民间验方

【原料】 高良姜 70 克，藿香 50 克，黄酒 500 毫升。

【制作】 高良姜用火炙出焦香味，打碎，与藿香混匀，置容器中，添加黄酒，文火煮 3~4 沸，去渣留液。

【功效】暖胃散寒，芳香化浊，理气止痛。

【主治】胃寒呕吐，脘腹冷痛，霍乱吐痢。

【用法】口服。每日2次，每次15~20毫升。

【注意】阴虚火旺者忌服。

② 复方半夏酒
来源：《或草药通讯》

【原料】制半夏100克，葱白、生姜、陈皮各250克，白酒2升。

【制作】前4味晾干、捣碎，置容器中，添加白酒，每日振摇1~2次，密封浸泡15日，去渣留液。

【功效】解表散寒，温中止呕。

【主治】急性呕吐，腹胀不适。

【用法】口服。每日3~4次，每次10~15毫升。

【注意】半夏有毒，须炮制。本酒不宜多服、久服，孕妇忌服。

③ 茴香姜汁酒
来源：民间验方

【原料】小茴香（茎、叶同用）300克，生姜汁9克，米酒30毫升。

【制作】前1味捣碎、取汁，置容器中，入生姜汁、米酒混匀，文火煮沸，去渣留液。

【功效】温中散寒，理气止痛。

【主治】寒冷侵袭或过食生冷，恶心呕吐，胃脘胀痛，下腹疼痛。

【用法】温饮。每日1次，每次1剂。

④ 萸根麻陈酒
来源：《太平圣惠方》

【原料】吴茱萸根15克，火麻仁50克，陈皮25克，黄酒1升。

【制作】前3味捣碎，置容器中，添加黄酒，密封浸泡1日，文火煮沸，去渣留液。

【功效】温脾润肠，降逆止呕，杀虫。

【主治】脾胃虚热，呕吐，腹痛，寄生虫病；产后虚弱，大便秘结，呕吐痰涎，头额冷痛。

【用法】空腹口服。每日2次，每次15~30毫升。

【注意】吴茱萸小毒。本酒不宜多服、久服，孕妇忌服。

⑤ 薄荷酊
来源：《中药制剂汇编》

【原料】薄荷50克，薄荷油50毫升，90%乙醇适量。

【制作】薄荷置容器中，添加乙醇，密封浸泡1~3日，去渣留液，入薄荷油混匀，加乙醇至1升。

【功效】祛风健胃。

【主治】嗳气，呃逆，恶心呕吐，腹胀。

【用法】 空腹口服。每日 1 次，每次 0.5～1 毫升。

【注意】 储存在密封、遮光处。

五、噎膈

噎膈以食物下咽梗塞不顺、甚则食入即吐为主要特征，多因津枯血燥、气郁痰阻、血瘀互结等引起食管干涩或狭窄所致，治以理气开郁、化痰消瘀、滋阴养血润燥为主，常用砂仁、浙贝母、佛手、荸荠、厚朴、陈皮等中药。

① 启膈酒
来源:《医学心悟》

【原料】 南沙参、丹参各 9 克，茯苓、砂仁、川贝母各 5 克，郁金、杵头糠各 3 克，荷叶蒂 2 个，黄酒 500 毫升。

【制作】 前 8 味粗碎，同置容器中，添加黄酒，煮至 300 毫升，去渣留液。

【功效】 养胃和中，活血通膈。

【主治】 噎膈。

【用法】 口服。每日 2 次，每次 40～50 毫升。

【注意】 偏虚，加人参 10 克；兼虫积，加胡黄连、芜荑各 10 克；兼血积，加桃仁 15 克，红花 5 克；兼痰积，加橘红 15 克；兼食积，加莱菔子 10 克，麦芽、山楂各 15 克。

② 除噎酒
来源:《种福堂公选良方》

【原料】 浙贝母、砂仁、木香、陈皮各 6 克，白酒 500 毫升，白砂糖 300 克。

【制作】 前 4 味切成薄片或捣碎，同置容器中，添加白酒、白砂糖，密封，隔水文火蒸 30 分钟，候冷，去渣留液。

【功效】 理气开胃。

【主治】 吞咽时如有物梗塞，食欲不振，脘满。

【用法】 清晨口服。每日 1 次，每次 20～30 毫升。

【注意】 燥热者忌服。

③ 荸荠降逆酒
来源:《奇方类编》

【原料】 荸荠 60 克，厚朴、陈皮、白蔻仁、橘红各 15 克，白砂糖、冰糖、蜂蜜各 60 克，白酒 1.5 升。

【制作】 前 5 味粗碎，同置容器中，添加白酒、白砂糖、冰糖、蜂蜜溶解，每日振摇 1～2 次，密封浸泡 14 日，去渣留液。

【功效】 养胃和中，理气降逆。

【主治】 噎膈轻症，饮食不下，食后呕吐，胸部哽噎不舒。

【用法】 口服。每日 3 次，每次 30～50 毫升。

六、便秘

便秘指大便排出困难，排便或/排便间隔时间延长，多因邪滞大肠、

中华药酒配方大全

腑气不通或肠失温润、推动无力引起大肠传导功能失常所致，治疗以通为主，辨证给予泄热、温散、理气、导滞、滋阴、养血、益气、温阳等，常用大黄、厚朴、火麻仁、蜂蜜、羊脂、木耳等中药。

① 三黄朴草酒
来源：民间验方

【原料】 黄芩、黄柏、大黄各30克，厚朴15克，甘草10克，低度白酒500毫升，白砂糖150克。

【制作】 前5味切片，置容器中，添加白酒，每日振摇1~2次，密封浸泡7日，去渣留液，入白砂糖溶解。

【功效】 清热泻火，理气通便。

【主治】 热结便秘。

【用法】 空腹口服。每日2次，每次20~30毫升。

【注意】 虚性便秘、寒性便秘忌服。

② 大黄附子酒
来源：民间验方

【原料】 大黄、制附子各30克，白酒300毫升。

【制作】 前2味切片，置容器中，添加白酒，每日振摇1~2次，密封浸泡5日，去渣留液。

【功效】 温中通便。

【主治】 寒性便秘。

【用法】 空腹温饮。每日2次，每次20~30毫升。

【注意】 附子有毒，须炮制。本酒不宜多服、久服，孕妇及热秘者忌服。

③ 双耳冰糖酒
来源：《药酒汇编》

【原料】 白木耳、黑木耳各20克，冰糖40克，糯米甜酒1.5升。

【制作】 前2味温水泡发，沥干切丝。糯米甜酒用文火煮沸，入双耳丝，煮约30分钟，候冷，密封浸泡1日，去渣留液，入冰糖混匀。

【功效】 滋阴生津，益气补脑。

【主治】 体虚气弱，大便燥涩，虚热口渴，食欲不振，腰酸。

【用法】 口服。每日2次，每次15~20毫升。

④ 生地羊脂酒
来源：民间验方

【原料】 生地黄70克，生姜50克，羊脂150克，白蜜75克，糯米甜酒1升。

【制作】 鲜生地黄、鲜生姜榨汁。酒置容器中，文火煮沸，边煮边入羊脂，化尽后再入地黄汁、生姜汁搅匀，煮数十沸后，候冷。白蜜炼熟，乘热倒入酒内搅匀，每日振摇1~2次，密封浸泡3日，去渣留液。

【功效】 补脾益气，调中开胃，滋阴生津，润燥通便。

【主治】 肠燥便秘，虚劳形瘦，面色萎黄，倦怠乏力，头昏目眩，食欲不振，烦热口渴。

【用法】 口服。每日3次，每次20～30克。

【注意】 腹满便溏及阳虚怕冷者忌服。

⑤ 韭菜汁酒

【原料】 韭菜汁1杯，白酒、开水各半杯。

【制作】 3物混匀，文火煎沸，候冷。

【功效】 润肠通便。

【主治】 习惯性便秘。

【用法】 口服。每日3次，每次1/3剂。

七、泄 泻

泄泻以大便次数增多、粪质稀薄甚至泻水样便为主要特征，多由脾虚湿盛所致，治以运脾祛湿为主，辨证给予温肾、疏肝、散寒、清热、解表、清暑、消食等，常用葛根、黄连、白术、茯苓、陈皮、吴茱萸、五味子等中药。

① 大蒜红糖酒

【原料】 大蒜1个，红砂糖10克，白酒50毫升。

【制作】 前1味粗碎，置容器中，添加红砂糖、白酒，文火煎沸，去渣留液。

【功效】 祛风散寒，解毒止泻。

【主治】 感受风邪，恶风自汗，头痛发热，泄泻如水。

【用法】 口服。每日2次，每次1剂。

【注意】 阴虚火旺、贫血及患五官科疾病者忌服。

【来源】 民间验方。又，《圣济总录》必效酒，即本方去红砂糖，余同上，用治破伤风。又《中药制剂汇编》大蒜酊，即本方去红砂糖，白酒改用95%乙醇，用渗漉法制成酊剂100毫升，每次口服5毫升，用治肠炎、痢疾等病。

② 双白花粉酒

【原料】 茯苓、白术、天花粉、山药、芡实、牛膝各15克，白豆蔻9克，白酒5升。

【制作】 前7味使碎，置容器中，添加白酒，每日振摇1～2次，密封浸泡14日，去渣留液。

【功效】 健脾和胃，益气养血。

【主治】 急、慢性肠炎，脾胃虚弱，食少纳差，食后腹满，或消化不良，小便不利，大便溏泄，形体消瘦。

【用法】 口服。每日2次，每次15～20毫升。

【注意】 可加少量白砂糖矫味。

【来源】 《良朋汇集》。又，一方加薏苡仁 15 克，余同上。又，一方去牛膝，余同上。

③ 地瓜藤酒
来源:《中国民间百病良方》

【原料】 地瓜藤 500 克，烧酒 1 升。

【制作】 前 1 味捣碎，置容器中，添加烧酒，每日振摇 1~2 次，密封浸泡 7 日，去渣留液。

【功效】 行气清热，活血除湿。

【主治】 慢性肠炎，泄泻，痔疮，消化不良，痢疾，黄疸，白带过多。

【用法】 口服。每日 2 次，每次 30 毫升。

④ 附子酒
来源:《千金翼方》

【原料】 制附子 30 克，白酒 500 毫升。

【制作】 附子炮制，捣碎如麻豆大，置容器中，添加白酒，每日振摇 1~2 次，密封浸泡 3~5 日，去渣留液。

【功效】 温中散寒，止痛。

【主治】 四肢不温，冷汗淋漓，面色苍白，呕吐冷泻，畏寒怕冷，腹中冷痛，关节冷痛。

【用法】 口服。每日 2 次，每次 15~20 毫升。

【注意】 附子有毒，须炮制。本酒不宜多服、久服，孕妇忌服。

⑤ 苓术酒
来源： 民间验方

【原料】 白术 500 克，茯苓 250 克，黄酒 2.5 升。

【制作】 前 2 味粗碎，置容器中，添加黄酒，每日振摇 1~2 次，密封浸泡 10 日，去渣留液。

【功效】 健脾养胃，和中燥湿，宁心安神。

【主治】 泄泻，食少腹胀，消化不良，痰饮咳嗽，水肿，小便不利。

【用法】 空腹口服。每日 3 次，每次 30 毫升。

⑥ 姜附温脾酒
来源:《杂病广要》

【原料】 干姜、甘草、大黄各 30 克，人参、制附子各 20 克，黄酒 1 升。

【制作】 前 5 味捣碎，置容器中，添加黄酒，每日振摇 1~2 次，密封浸泡 5 日，去渣留液。

【功效】 温中散寒，通便。

【主治】 慢性结肠炎，胃溃疡，脾胃虚寒，脘腹冷痛，泄泻，腹部胀满，食欲不振。

【用法】 温饮。每日 2 次，每次 10~20 毫升。

【注意】 附子有毒，须炮制。本酒不宜多服、久服，孕妇忌服。忌食萝卜、莱菔子、生葱、大蒜、藜芦等。

⑦ 猪胰大枣酒

来源:《肘后备急方》

【原料】 猪胰 3 具，大枣 100 克，白酒 1.5 升。
【制作】 前 2 味粗碎，置容器中，添加白酒，文火煎煮 30 分钟，去渣留液。
【功效】 补脾和胃，益气生津。
【主治】 胃虚食少，脾弱便溏，气血津液不足，营卫不和，心悸怔忡；日久咳嗽，肺气上逆 10～20 年服诸药不效。
【用法】 口服。每日 2 次，每次 30～50 毫升。
【注意】 忌碱热性物。

八、便血

便血指血液从肛门排出或粪便带血，可发生在便前或便后，颜色鲜红、暗红或柏油样，多因胃肠脉络受损、血失统摄所致，治以止血为要，辨证给予清热、泻火、利湿、化瘀、健脾、补中等，常用地榆、白茅根、伏龙肝、赤芍、三七等中药。

① 地榆茅根酒

来源：民间验方

【原料】 生地榆、白茅根各 50 克，赤芍 30 克，甘草 15 克，黄酒 500 毫升，白砂糖 250 克。
【制作】 前 4 味捣碎，置容器中，添加黄酒，密封，隔水文火煮 1 小时，入白砂糖溶解，再每日振摇 1～2 次，密封浸泡 3 日，去渣留液。
【功效】 凉血止血。
【主治】 肠风，便血，尿血。
【用法】 空腹口服。每日 2 次，每次 20～30 毫升。
【注意】 忌辛辣食物。

② 刺五加酒

来源:《扶寿精方》

【原料】 刺五加 65 克，白酒 500 毫升。
【制作】 前 1 味切碎，置容器中，添加白酒，每日振摇 1～2 次，密封浸泡 10 日，去渣留液。
【功效】 补肾健脾，益气安神。
【主治】 肠风痔血，跌打损伤，风湿骨痛，咳嗽；容颜憔悴、早衰；腰膝酸软，体倦乏力，食欲不振，失眠多梦。
【用法】 空腹口服。每日 2～3 次，每次 20 毫升。
【注意】 阴虚火旺者慎服。

③ 萱草根酒

来源:《圣济总录》

【原料】 萱草根 9 克，生姜 3 克，黄酒 50 毫升。

【制作】 前 2 味切细，入麻油炒热，添加黄酒，去渣留液。

【功效】 凉血止血。

【主治】 便血。

【用法】 温饮。不拘时候，随量饮用。

九、慢性胃炎

慢性胃炎主要表现为胃脘胀闷不适、嘈杂易饥、嗳气泛酸、纳呆食少、形体消瘦等，多由脾胃素虚，气郁胃脘，升降失常所致，治以健脾理气、和胃降逆为主，辨证给予清热泄浊、消食导滞、疏肝解郁、活血化瘀等，常用枳实、黄连、厚朴、青木香、砂仁、紫苏梗等中药。

① 人参半夏酒 　　　　　　　　来源：《伤寒论》

【原料】 制半夏、黄芩各 30 克，人参、黄芪、炙甘草各 20 克，黄连 5 克，大枣 10 克，白酒 750 毫升。

【制作】 前 7 味捣碎，置容器中，添加白酒，每日振摇 1～2 次，密封浸泡 5 日，加冷白开水 500 毫升和匀，去渣留液。

【功效】 和胃降逆，开痞散结。

【主治】 胃气不和，寒热互结，心下痞硬，呕恶上逆，不思饮食，肠鸣下利，体倦乏力。

【用法】 口服。每日 2 次，每次 15～20 毫升。

【注意】 半夏有毒，须炮制。本酒不宜多服、久服，孕妇忌服。忌食萝卜、莱菔子、生葱、大蒜、藜芦等。

【来源】 由《伤寒论》人参制半夏汤改为酒剂。

② 山楂槟榔酒 　　　　　　　　来源：民间验方

【原料】 山楂、槟榔各 6 克，神曲、麦芽、麦冬各 9 克，姜黄 7 克，黄酒 500 毫升。

【制作】 前 6 味粗碎，置容器中，添加黄酒，密封，文火煎煮 30 分钟，去渣留液。

【功效】 健脾养胃，活血行气，消积止痛。

【主治】 慢性胃炎，胃脘胀满刺痛，食欲不振。

【用法】 口服。每日 2 次，每次 1/2 剂。

③ 术苓银花酒 　　　　　　　　来源：民间验方

【原料】 白术、茯苓、菊花各 60 克，金银花叶 40 克，白酒 1.5 升。

【制作】 前 2 味捣碎，次 2 味切细，同置容器中，添加白酒，每日振摇 1～2 次，密封浸泡 7 日，去渣留液，入冷开水 1 升摇匀。

【功效】 补脾和胃，益智宁心，祛风除湿。

【主治】 脾虚湿盛，脘腹胀闷不适，心悸，眩晕，腰脚沉重。

【用法】 空腹温饮。每日 2 次，每次 20～30 毫升。

④ 地榆青木酒

【原料】 地榆、青木香各 64 克，白酒 1 升。

【制作】 前 2 味切碎，置容器中，添加白酒，每日振摇 1～2 次，密封浸泡 30 日，去渣留液。

【功效】 行气消胀缓痛。

【主治】 慢性胃炎，脘腹胀满疼痛，食欲不振。

【用法】 口服。每日 2 次，每次 10～15 毫升。

⑤ 佛手露酒

【原料】 佛手 120 克，五加皮 30 克，木瓜、青皮各 12 克，木香、丁香各 6 克，栀子、陈皮各 15 克，高良姜、肉桂各 9 克，当归 18 克，冰糖 1500 克，白酒 10 升。

【制作】 前 11 味使碎，置容器中，添加白酒，文火加热 30 分钟，去渣留液，入冰糖溶解。

【功效】 疏肝理气，健脾和胃。

【主治】 肝郁气滞，脾胃不和，胸胁满闷，心烦，气逆欲呕，食欲不振，胃脘胀痛。

【用法】 口服。每日 2 次，每次 20～30 毫升。

【注意】 孕妇忌用。

十、肠梗阻

肠梗阻的主要表现为腹痛、腹胀、呕吐、停止排便和排气，多因肠管气血瘀结、通降功能失常所致，治以理气活血、通腑散结为主，辨证给予补中益气、润肠通便、安蛔止痛等，常用大黄、厚朴、芒硝、山楂、莱菔子、枳壳、木香等中药。

① 大黄楝皮酒

【原料】 大黄 9 克，槟榔 8 克，使君子、苦楝皮各 15 克，黄酒 500 毫升。

【制作】 前 4 味使碎，置容器中，添加黄酒，每日振摇 1～2 次，密封浸泡 7 日，去渣留液。

【功效】 驱虫通便。

【主治】 蛔虫性肠梗阻。

【用法】 空腹温饮。每日 2 次，每次 20～30 毫升。

【注意】 苦楝皮有毒。本酒不宜多服、久服，孕妇忌服。

② 木瓜牛膝酒

【原料】 木瓜、牛膝各 50 克，白酒 500 毫升。

【制作】 前 2 味粗碎，置容器中，添加白酒，每日振摇 1～2 次，密封浸泡 7 日，去渣留液。

【功效】 祛风除湿，舒筋活络，通便散结。

【主治】粘连性肠梗阻；风湿痹阻，关节僵硬，活动不便，周身骨痛。

【用法】口服。每日2次，每次10～15毫升。

③ 沉香猪脂酒　　　　　　　　　　　　来源:《百病中医集验高效良方》

【原料】沉香6克，蜂蜜、猪脂各120克，低度白酒300毫升。

【制作】前3味粗碎，置容器中，添加白酒，密封浸泡2日，去渣留液。

【功效】降气止痛，补中益气，润肠通便。

【主治】老年性肠梗阻（中气不足）。

【用法】空腹温饮。每日2次，每次15～20毫升。

④ 麸荚葱姜酒　　　　　　　　　　　　　　　　来源:《四川中医》

【原料】麦麸500克，皂荚250克，葱白10～15根，生姜30克，白酒150毫升。

【制作】前4味粗碎，置热锅中，文火炒约15分钟，再将白酒徐徐兑入混匀，使麦麸湿润，装入布袋。

【功效】温肠散结通便。

【主治】肠梗阻。

【用法】外用。不拘时候，每次用药袋热覆腹部，冷后换袋，直至肛门排气、腹胀消失。

【注意】皂荚小毒。本酒不宜内服、多用、久用，孕妇忌用。

十一、阑尾炎

阑尾炎主要表现为脐周或上腹部隐痛并逐渐转移到右下腹，伴发热恶寒、恶心呕吐等，多因热毒瘀结所致，治以清热解毒化瘀为主，辨证给予通腑泄热、散寒利湿、行气活血、清热解毒、温肾健脾、滋阴养胃等，常用大黄、牡丹皮、金银花、皂角刺、桃仁等中药。

① 托毒排脓酒　　　　　　　　　　　　　　　　来源:《赤水玄珠》

【原料】黄芪、金银花叶、当归、甘草各15克，白酒250毫升。

【制作】前4味粗碎，置容器中，添加白酒，每日振摇1～2次，密封浸泡15日，去渣留液。

【功效】清热解毒，养血生肌。

【主治】肠痈，痈疽发背。

【用法】睡前口服。每日1次，每次20～30毫升。

② 皂角乳香酒　　　　　　　　　　　　　　　　来源:《圣济总录》

【原料】皂角刺1枚，乳香1块，白酒100毫升。

【制作】乳香入银器内炒，令烟起，再入锉为细片的皂角刺，同炒，至乳香缠在刺上，添加白酒，文火煎沸，去渣留液。

【功效】 祛风拔毒，消肿排脓。

【主治】 痈疽肿痛，肠痈已破或未破；慢性支气管炎，咳喘胸闷，痰黏不易咳，时时唾浊不得眠，胸中痰结；痛经，闭经，胃脘疼痛，风湿痹痛，跌打损伤疼痛；癣疮。

【用法】 口服。每日1次，每次1剂。

【注意】 内服剂量过大可引起呕吐、泄泻。孕妇、气虚阴亏及有咯血倾向者不宜。

③ 金银花酒 来源:《医方集解》

【原料】 金银花50克，甘草10克，黄酒150毫升。

【制作】 前2味粗碎，置容器中，添加清水600毫升，文火煎成150毫升，再加黄酒略煎，去渣留液。

【功效】 清热解毒。

【主治】 疮肿痈疖；肺痈、肠痈初起；外感风热或温热病初起，发热而微恶风寒；热入营血，斑疹隐隐，心烦少寐；热入气分，壮热烦渴。

【用法】 口服。每日3次，每次1/3剂。

第三节 心血管科

一、高血压

高血压指连续3次测量动脉血压都高于正常（140/90毫米汞柱），多由风、火、痰、瘀、虚引起阴阳平衡失调所致，治以调和阴阳为主，辨证给予平肝潜阳、补益肝肾、益气养血、祛痰化浊等，常用菊花、黄芪、枸杞子、地龙、桑寄生、杜仲、决明子、磁石等中药。

① 不老菊花酒 来源:《太平圣惠方》

【原料】 菊花、茯苓各500克，白酒3升。

【制作】 前2味捣碎，置容器中，添加白酒，每日振摇1~2次，密封浸泡7日，去渣留液。

【功效】 散风清热，平肝明目，调利血脉，延年不老。

【主治】 眼目昏花，头痛眩晕，目赤肿痛。

【用法】 口服。每日3次，每次15~30毫升。

② 地龙酒

【原料】 地龙 200 克,白酒 500 毫升。

【制作】 地龙粗碎,置容器中,添加白酒,每日振摇 1~2 次,密封浸泡 7 日,去渣留液。

【功效】 清热平肝,通络降压。

【主治】 原发性高血压。

【用法】 口服。每日 3 次,每次10~15 毫升。

③ 杜仲通草酒

来源:《常用药物制剂》

【原料】 杜仲、桑寄生、黄芩、金银花各 100 克,通草、当归各 50 克,红花 10 克,米酒 10 升,高粱酒适量。

【制作】 前 7 味粗碎,置容器中,添加米酒和高粱酒,每日振摇 1~2 次,密封浸泡 7~14 日,去渣留液。

【功效】 补益肝肾,通络降压。

【主治】 高血压,肝肾亏虚,腰膝酸痛,头晕目眩。

【用法】 口服。每日 2 次,每次 15~20 毫升。

④ 杜仲酒

来源: 民间验方

【原料】 杜仲 30 克,白酒 500 毫升。

【制作】 前 1 味切碎,置容器中,添加白酒,每日振摇 1~2 次,密封浸泡 7 日,去渣留液。

【功效】 补益肝肾,强壮腰膝。

【主治】 高血压,肝肾阴虚,腰膝酸痛,头晕目眩。

【用法】 口服。每日 2~3 次,每次10~20 毫升。

【注意】 外感发热、牙龈肿痛、目赤尿黄者忌服。

⑤ 补益龙眼酒

来源:《中国医学大辞典》

【原料】 枸杞子、龙眼肉各 60 克,白酒 500 毫升。

【制作】 前 2 味捣碎,置容器中,添加白酒,每日振摇 1~2 次,密封浸泡 7 日,去渣留液。

【功效】 补益肝肾,滋养心脾。

【主治】 肝肾亏虚,精血不足,心脾两虚,腰酸肢倦,头晕目眩,目昏多泪,失眠健忘,食欲不振,神志不安。

【用法】 空腹温饮。每日 2 次,每次10~15 毫升。

⑥ 松鹤补酒

来源:《湖南省药品标准》

【原料】 山药、玉竹各 200 克,灵芝 25 克,茯苓、麦冬、泽泻各 150 克,五味子 5

克，人参 70 克，山茱萸 10 克，熟地黄、酒曲各 50 克，牡丹皮 15 克，白酒 20 升，蔗糖 24 千克。

【制作】 前 12 味研粉，置容器中，添加白酒，密封浸泡 10～15 日，去渣留液。另取蔗糖制成糖浆，入药液搅匀。

【功效】 补益肝肾，益气安神。

【主治】 头晕目眩，精神疲倦，心悸气短，自汗盗汗，失眠健忘，腰膝乏力。

【用法】 口服。每日 1 次，每次 15～20 毫升。

【注意】 大便溏泄者忌服。忌食萝卜、莱菔子、生葱、大蒜、藜芦等。玉竹大剂量可损害心脏，不宜过量。

⑦ 桑椹酒　　　　　　　　　　　来源：《中国医学大辞典》

【原料】 桑椹 100 克，糯米甜酒曲 100 克，糯米 1000 克。

【制作】 前 1 味捣烂取汁，文火煮沸，候冷，酒曲研末。糯米加水蒸熟，候温，入药汁、曲末拌匀，密封，常规酿酒，酒熟后去糟留液。

【功效】 补益肝肾，生津止渴，润肠通便。

【主治】 肝肾亏虚，精血不足，眩晕耳鸣，腰膝酸软，目暗眼花，心悸失眠，口干咽燥，高血压，神经衰弱，糖尿病，习惯性便秘，须发早白，下肢浮肿，小便不利。

【用法】 口服。每日 3 次，每次 15～20 毫升。

【注意】 脾胃虚寒泄泻者忌服。

【来源】 《中国医学大辞典》。又，《普济方》桑椹酒用白酒代酒曲、糯米，密封浸泡 15 日，余同上。

⑧ 菊花生地酒　　　　　　　　　　　来源：《饮食辨录》

【原料】 菊花 35 克，生地黄、当归各 30 克，枸杞子 25 克，糯米甜酒 1 升。

【制作】 前 4 味使碎，置容器中，添加清水 500 毫升，文火煮 30 分钟，去渣留液，再添加糯米甜酒，煮 30 分钟。

【功效】 养肝明目，滋阴清热。

【主治】 肾虚肝旺，头痛，眩晕，耳鸣，腰膝酸软，手足震颤，目赤红肿，视物模糊，口燥咽干，怠惰嗜卧，多梦；肝热型高血压，糖尿病。

【用法】 空腹口服。每日 1 次，每次 10～30 毫升。

⑨ 菖蒲木瓜酒　　　　　　　　　　　来源：《慈禧光绪医方选议》

【原料】 鲜石菖蒲、鲜木瓜、菊花各 20 克，桑寄生 30 克，小茴香 10 克，烧酒 1.5 升。

【制作】 前 5 味粗碎，置容器中，添加烧酒，每日振摇 1～2 次，密封浸泡 7 日，去渣留液。

【功效】 清心，柔肝，补肾。

【主治】 肝肾亏虚，眩晕耳鸣，阳虚恶风，消化不良，双足痿软乏力。

【用法】 晨起空腹温饮。每日 1 次，每次 10～15 毫升。

⑩ 嫩竹酒 来源：《中国民间百病良方》

【原料】 嫩竹 120 克，白酒 1 升。

【制作】 嫩竹粗碎，置容器中，添加白酒，每日振摇 1～2 次，密封浸泡 12 日，去渣留液。

【功效】 清热利窍。

【主治】 原发性高血压，便秘，痔疮。

【用法】 口服。每日 2 次，每次 15～20 毫升。

二、脑动脉硬化

脑动脉硬化以眩晕、头痛、失眠健忘、肢体麻木、活动无力、言语不清、思维迟钝为主要特征，多因肾亏髓空、脂瘀阻络所致，宜辨证给予滋阴潜阳、平肝息风、养血活血、豁痰开窍、活血化瘀等，常用天麻、何首乌、丹参、黄芪、松节等中药。

① 天麻健脑酒 来源：《陕西省药品标准》

【原料】 天麻、黄芪、党参、何首乌、五味子、枸杞子、茯苓、白砂糖、白酒各适量。

【制作】 前 7 味粗碎，置容器中，添加白酒，每日振摇 1～2 次，密封浸泡 14 日，去渣留液，入白砂糖溶解。

【功效】 健脑益智，益气养阴，宁心安神。

【主治】 气阴不足，气短神疲，神志恍惚，心悸怔忡，失眠健忘，腰膝酸软，眩晕耳鸣，神经衰弱，神经官能症，脑动脉硬化，高血压病。

【用法】 饭后口服。每日 2 次，每次 15～30 毫升。

【注意】 忌用铁器浸酒。大便溏泄、阴虚火旺及实证者忌服。感冒者禁服。少数人服用何首乌可出现肝损害、皮肤过敏、眼部色素沉着、腹痛、泄泻等症状，应立即停用。

② 延年益寿酒 来源：《黑龙江省药品标准》

【原料】 制何首乌 100 克，菟丝子、桑椹各 36 克，墨旱莲、金樱子、熟地黄、透骨草各 50 克，牛膝、女贞子、黄芪、肉桂、 茺草、桑叶各 25 克，白酒 5 升。

【制作】 前 13 味粗碎，置容器中，添加白酒，每日振摇 1～2 次，密封浸泡 21 日，去渣留液。

【功效】 补益肝肾，填精益髓。

【主治】 肝肾亏虚，腰膝酸软，筋骨乏力，须发早白，视物不明，耳鸣耳聋，记忆力减退，神思恍惚，神经官能症，贫血，脑动脉硬化，低血压症。

【用法】 口服。每日 2 次，每次 10～20 毫升。

【注意】 忌用铁器浸酒。孕妇、阴虚火旺者及外感实邪者忌服。少数人服用何首乌可出现肝损害、皮肤过敏、眼部色素沉着、腹痛、泄泻等症状，应立即停用。

③ 松叶酒

来源：民间验方

【原料】 松叶 150 克，竹叶 75 克，蜂蜜 90 克，白酒 1.5 升。
【制作】 前 2 味切碎、晾干，置容器中，添加蜂蜜和白酒搅匀，每日振摇 1～2 次，密封浸泡 30 日，去渣留液。
【功效】 提神醒脑，消除疲劳。
【主治】 冠心病，神疲乏力，动脉硬化。
【用法】 口服。每日 2 次，每次 10～20 毫升。

三、冠心病

冠心病以阵发性心前区疼痛、胸闷、心悸等为主要特征，多因脏腑虚损、气滞血瘀、痰浊内生、心脉痹阻所致，治以补虚祛邪为主，辨证给予益气、养阴、温肾、活血、理气、清心、养心等，常用大蒜、山楂、瓜蒌、延胡索、川芎、太子参、五爪龙等中药。

① 大蒜葡萄酒

来源：民间验方

【原料】 紫皮大蒜 18 片，红葡萄酒 150 毫升。
【制作】 前 1 味捣碎，置容器中，添加葡萄酒，每日振摇 1～2 次，密封浸泡 15 日，去渣留液。
【功效】 通阳散结。
【主治】 冠心病。
【用法】 口服。每日 2 次，每次 10～15 毫升。

② 山楂瓜蒌酒

来源：民间验方

【原料】 山楂 50 克，瓜蒌 30 克，米酒 1 升。
【制作】 前 2 味捣碎，置容器中，添加米酒，每日振摇 1～2 次，密封浸泡 3 日，去渣留液。
【功效】 活血化瘀，祛痰消滞。
【主治】 痰阻血滞型冠心病，心前区痞闷胀痛，头晕，纳差，腹胀，心悸。
【用法】 口服。每日 3 次，每次 5～10 毫升。
【注意】 如不能喝米酒，可将药焙干成末，每次服 15 克，每日 3 次，温开水送服。

③ 丹参薤白酒

来源：民间验方

【原料】 栀子、三七各 10 克，丹参 15 克，瓜蒌、薤白、淡豆豉各 30 克，冰糖 200 克，白酒 500 毫升。
【制作】 前 6 味粗碎，置容器中，添加白酒，每日振摇 1～2 次，密封浸泡 7 日，去渣留液，入冰糖溶解。

【功效】 活血化瘀，开胸散结，清热除烦，蠲痹止痛。

【主治】 冠心病，心绞痛。

【用法】 口服。每日2次，每次10~20毫升。

④ 双参山楂酒 来源：《中国药膳学》

【原料】 人参10克，丹参、山楂各30克，白酒750毫升。

【制作】 前3味切片，置容器中，添加白酒，每日振摇1~2次，密封浸泡30日，去渣留液。

【功效】 益气活血。

【主治】 气虚血瘀型冠心病、高脂血症。

【用法】 口服。每日2次，每次15毫升。

【注意】 忌食萝卜、莱菔子、生葱、大蒜、藜芦等。

⑤ 虫草薤白酒 来源：《刘惠民医案》

【原料】 当归、冬虫夏草各18克，人参、红花、川芎、橘络、薤白各15克，白酒1升，白砂糖150克。

【制作】 前7味粗碎，置容器中，添加白酒，每日振摇1~2次，密封浸泡15日，去渣留液，入白砂糖溶解。

【功效】 益气活血，通络蠲痹。

【主治】 气滞血瘀型冠心病，以及心胸闷痛，动则喘息，心悸心慌。

【用法】 口服。每日3次，每次5~10毫升。

【注意】 忌食萝卜、莱菔子、生葱、大蒜、藜芦等。

⑥ 瓜葛红花酒 来源：《中华临床药膳食疗学》

【原料】 瓜蒌皮、葛根各25克，檀香、红花各15克，桃仁、延胡索各20克，丹参30克，白酒1升。

【制作】 前7味研末，置容器中，添加白酒，每日振摇1~2次，密封浸泡30日，去渣留液。

【功效】 祛痰逐瘀，通络止痛。

【主治】 痰瘀闭阻型冠心病及胸闷心痛，体胖痰多，身重困倦等。

【用法】 睡前口服。每日1次，每次5~10毫升。

【注意】 桃仁小毒。本酒不宜多服、久服，孕妇慎服。

四、心动过缓

心动过缓指成人每分钟心率少于60次，多因心肾两虚、阴寒内盛、痰瘀交阻所致，治以温肾强心、散寒祛湿、化痰散瘀为主，辨证给予益气活血、温阳复脉、健脾益气等，常用鹿茸、桂枝、龙骨、牡蛎等中药。

第三章 治病药酒

● 鹿茸酒

来源:《中国当代中医名人志》

【原料】 鹿茸5克，低度白酒500毫升。

【制作】 前1味研末，置容器中，添加白酒，每日振摇1~2次，密封浸泡7日，去渣留液。

【功效】 补肾壮阳。

【主治】 肾阳虚衰，腰膝冷痛，阳痿遗精，早泄，带下，窦性心动过缓，病态窦房结综合征。

【用法】 口服。每日3次，每次5~15毫升。

【注意】 素体阳盛、阴虚阳亢者忌服。

五、脑卒中及其后遗症

脑卒中以猝然昏倒、不省人事为主要表现，遗留口眼歪斜、舌强言謇、半身不遂等症，多由风痰瘀阻所致，治以祛风豁痰，化瘀开窍为主，常用葛根、石菖蒲、黄芪、防风、僵蚕、牛膝、独活、桂枝、黑大豆、乌头、白花蛇等中药。

① 补血壮骨酒

来源:《中国民间百病良方》

【原料】 淫羊藿、巴戟天、鸡血藤各50克，白酒1升。

【制作】 前3味粗碎，置容器中，添加白酒，每日振摇1~2次，密封浸泡20日，去渣留液。

【功效】 补肾强筋，活血通络。

【主治】 肾虚腰痛，风湿痹痛，肢体麻木、拘挛，阳痿，脑卒中瘫痪，陈旧性跌打损伤疼痛。

【用法】 口服。每日2次，每次10~15毫升。

② 敦煌佛赐酒

来源:《甘肃中医》

【原料】 人参、黄芪、雪莲花、僵蚕、穿山甲、何首乌、红花、乌梢蛇、酸枣仁、当归、牡丹皮、天麻、丹参、海风藤、冬虫夏草、川芎、紫河车各等份，白酒适量。

【制作】 前17味粗碎，置容器中，添加白酒，每日振摇1~2次，密封浸泡10~15日，隔水文火煮2小时，候冷，去渣留液。

【功效】 补益肝肾，活血通络。

【主治】 脑卒中偏瘫，风湿痹阻，筋骨疼痛，屈伸不利。

【用法】 口服。每日2次，每次10~15毫升。

【注意】 忌用铁器浸酒。孕妇慎服。少数人服用何首乌可出现肝损害、皮肤过敏、眼部色素沉着、腹痛、泄泻等症状，应立即停用。

③ 八仙庆寿酒

来源:《药酒与膏滋》

【原料】 制川乌、制草乌、当归、薄荷、淡竹叶、炮姜、陈皮、甘草各30克，食醋

500 毫升，红砂糖 1000 克，烧酒 5 升。

【制作】 前 8 味碎粉，置容器中，添加食醋、烧酒，每日振摇 1~2 次，密封浸泡 7 日，隔水文火煮 2 小时，候冷，去渣留液，入红砂糖溶解。

【功效】 活血祛风，散寒健脾。

【主治】 风寒痹阻，筋骨酸痛，屈伸不利，半身不遂。

【用法】 口服。每日 1~2 次，每次 15 毫升。

【注意】 乌头大毒，须炮制。本酒不宜多服、久服，孕妇忌服。

④ 石南防风酒 来源：《药酒汇编》

【原料】 石南藤、独活各 20 克，防风 15 克，茵芋、制川乌、肉桂各 9 克，制附子 10 克，牛膝 6 克，白酒 750 毫升。

【制作】 前 8 味捣碎，置容器中，添加白酒，每日振摇 1~2 次，密封浸泡 7 日，去渣留液。

【功效】 祛风除湿，活血通脉，强筋壮骨，散寒止痛。

【主治】 半身不遂，筋脉拘挛，肢体疼痛，腰脊不能俯仰，肚腹冷痛。

【用法】 口服。每日 2 次，每次 10~15 毫升。

【注意】 川乌大毒，附子有毒，均须炮制。茵芋有毒。本酒不宜多服、久服，孕妇慎服，阴虚而无风湿实邪者禁用。

⑤ 鸡屎黑豆酒 来源：《外台秘要》

【原料】 鸡屎白 250 克，黑大豆 500 克，白酒 2 升。

【制作】 鸡屎白熬至色黄，黑大豆熬至爆声绝，2 味同置容器中，添加白酒，文火煮沸，密封浸泡 1 日，去渣留液。

【功效】 祛风解毒。

【主治】 耳聋，产后脑卒中，脑卒中诸症。

【用法】 口服。不拘时候，随量饮用。

【注意】 厚被取汗。

⑥ 牛蒡枳壳酒 来源：《扶寿精方》

【原料】 牛蒡子、天麻各 250 克，当归 90 克，枸杞子 2000 克，牛蒡根 500 克，天麻 1000 克，枳壳、牛膝、秦艽、苍术、羌活、防风、桔梗、蚕沙各 60 克，白酒 15 升。

【制作】 前 14 味粗碎，置容器中，添加白酒，密封浸泡 7 日，去渣留液。

【功效】 宣畅血脉，燥湿健脾，温经通络。

【主治】 半身不遂，手足拘挛。

【用法】 温饮。每日 4 次，每次 20~30 毫升。

【注意】 忌服鱼、面等物。

⑦ 白花全蝎酒 来源：《濒湖集简方》

【原料】 白花蛇 25 克，全蝎、当归、防风、羌活各 4 克，独活、白芷、天麻、赤芍、

第三章 治病药酒

109

甘草、升麻各18克，米酒1升。

【制作】 前11味粗碎，置容器中，添加米酒，文火煮沸，候冷，埋入土中7～10日后取出，去渣留液。

【功效】 祛风活络，解毒止痛。

【主治】 脑卒中手足痿弱，口眼㖞斜，语言不利，筋脉挛急，肌肉顽痹，皮肤燥痒，骨节疼痛，恶疮疥癣。

【用法】 口服。不拘时候，随量饮用。

【注意】 全蝎有毒。本酒不宜多服、久服，孕妇忌服。忌食鱼、羊、鹅、面等物。白花蛇取龙头虎口，黑质白花，尾有佛指甲，目光不陷者为佳。

⑧ 白蛇独活酒
来源：《本草纲目》

【原料】 白花蛇、炙全蝎各30克，赤芍、当归、独活各100克，天麻60克，糯米2500克，酒曲适量。

【制作】 前6味（除白花蛇外）粗碎，置容器中，添加清水，文火取汁。糯米加水蒸熟，候温，入药汁、曲末拌匀，密封，常规酿酒，酒熟后去糟留液。白花蛇去头、尾各3寸，入酒浸，去骨刺，取净肉，密封，文火煮沸3小时，候冷，去渣留液。

【功效】 祛风除湿，通经活络，平肝止痛。

【主治】 脑卒中偏瘫，口眼㖞斜，风湿痹痛。

【用法】 温饮。每日2次，每次20～30毫升。

【注意】 全蝎有毒。本酒不宜多服、久服，孕妇忌服。忌食鱼、羊、鹅、面等物。白花蛇取龙头虎口，黑质白花，尾有佛指甲，目光不陷者为佳。

⑨ 独活牛膝酒
来源：《太平圣惠方》

【原料】 独活、牛膝、肉桂、防风、制附子各30克，火麻仁、花椒各50克，白酒1.5升。

【制作】 前7味捣细，置容器中，添加白酒，每日振摇1～2次，密封浸泡30日，去渣留液。

【功效】 温经活血，除湿止痛。

【主治】 脑卒中半身不遂，骨节疼痛。

【用法】 温饮。每日3次，每次10～20毫升。

【注意】 附子有毒，须炮制。本酒不宜多服、久服，孕妇忌服。

⑩ 黑豆桂枝酒
来源：民间验方

【原料】 丹参、桂枝、制川乌各150克，黑大豆250克，黄酒3升。

【制作】 黑大豆文火炒热，乘热入酒中，制成豆淋酒。前3味捣碎，置容器中，添加白酒和豆淋酒，密封，灰火煨热，至酒减半，去渣留液。

【功效】 活血化瘀，利湿除痹，温经通络。

【主治】 脑卒中后半身不遂。

中华药酒配方大全

【用法】 温饮。每日4次，每次10~20毫升。

【注意】 川乌大毒，须炮制。本酒不宜多服、久服，孕妇忌服。

⑪ 蚕沙芪归酒
来源：民间验方

【原料】 蚕沙120克，黄芪200克，当归50克，白酒600毫升。

【制作】 前3味粗碎，蚕沙炒至半黄，共置容器中，添加白酒，每日振摇1~2次，密封浸泡14日，去渣留液。

【功效】 祛风除湿，活血通脉。

【主治】 脑卒中后遗症，半身不遂，口角流涎。

【用法】 口服。每日1次，每次15~20毫升。

⑫ 川芎羌活酒
来源：《普济方》

【原料】 川芎、羌活、细辛、炙甘草各30克，莽草20克，黑大豆60克，白酒800毫升。

【制作】 前5味粗碎，分作8份，置容器中，每份添加白酒100毫升，文火煎取50毫升，黑大豆文火炒热，乘热入酒中，去渣留液。

【功效】 祛风止痛，活血通络。

【主治】 热毒风邪外侵，口面歪斜，偏风。

【用法】 加热含漱。每日4~5次，每次50毫升，热含冷吐。

【注意】 莽草有毒。细辛有小毒。本酒不宜下咽、多用、久用，孕妇及气虚多汗、阴虚阳亢头痛、阴虚肺热、咳嗽者忌用。

⑬ 当归细辛酒
来源：《圣济总录》

【原料】 当归、细辛、防风各45克，制附子10克，麻黄35克，独活90克，白酒1.5升。

【制作】 前6味捣碎，置容器中，添加白酒，文火煮取1升，去渣留液。

【功效】 搜风散寒，活血止痛。

【主治】 风湿痹痛，脑卒中，半身不遂，头痛身痛，肌肉关节疼痛。

【用法】 饭后温饮。每日3次，每次10~20毫升。

【注意】 附子有毒，须炮制；细辛小毒。本酒不宜多服、久服，孕妇忌服。

⑭ 二活川芎酒
来源：《圣济总录》

【原料】 羌活、独活、川芎各15克，火麻仁、黑大豆各30克，米酒2升。

【制作】 前4味捣碎，置容器中，添加米酒，每日振摇1~2次，密封浸泡（春夏3日，秋冬7日）。炒黑大豆至烟起，乘热倒入酒中，候冷，去渣留液。

【功效】 祛风，止痉，除湿。

【主治】 脑卒中初起，颈项强直，肩背酸痛，肢体拘挛，时有恶风、发热。

【用法】 口服。每日3次，每次15~20毫升。

⑮ 黑豆丹参酒

来源:《普济方》

【原料】 黑大豆 125 克，丹参 75 克，黄酒 1 升。

【制作】 前 2 味粗碎，置容器中，添加黄酒，密封，灰火煨至减半，去渣留液。

【功效】 活血化瘀，利湿除痹。

【主治】 脑卒中手足不遂。

【用法】 口服。每日 4 次，每次 10～20 毫升。

⑯ 蔓菊白术酒

来源:《圣济总录》

【原料】 白术、地骨皮、蔓荆子各 500 克，菊花 300 克，玉米 10000 克，酒曲适量。

【制作】 前 4 味粗碎，置容器中，加水 15 升，文火煮取 8 升，去渣留液，入玉米煮饭，候冷，加酒曲拌匀，密封，置阴凉干燥处，常规酿酒，酒熟后去糟留液。

【功效】 清神宁志，祛风通经。

【主治】 脑卒中手足不遂，神志不清。

【用法】 口服。每日 2 次，每次 20～30 毫升。

⑰ 三才五味酒

来源:《中国当代中医名人志》

【原料】 百草霜 6 克，活土鳖虫 3 只，耳屎 1 克，人乳 10 毫升，黄酒 120 毫升。

【制作】 前 3 味粗碎，置容器中，添加黄酒、人乳搅匀。

【功效】 活血化瘀，温经通络。

【主治】 脑卒中不语，瘫痪，半身不遂。

【用法】 口服。每日 1 次，每次 1 剂。

⑱ 威灵苍术酒

来源:《药酒与膏滋》

【原料】 威灵仙、苍术、牛膝、桂枝、川木通各 60 克，黄酒 2.5 升。

【制作】 前 5 味捣碎，置容器中，添加黄酒，每日振摇 1～2 次，密封浸泡 7～9 日，去渣留液。

【功效】 祛风除湿，活络通经。

【主治】 脑卒中后遗症，半身不遂。

【用法】 空腹温饮。每日 2 次，每次 10～15 毫升。

⑲ 息风活络酒

来源：民间验方

【原料】 天麻、白花蛇舌草各 50 克，防风 30 克，当归、石南藤、菊花、山楂各 15 克，白酒 1.5 升。

【制作】 前 7 味粗碎，置容器中，添加白酒，每日振摇 1～2 次，密封浸泡 15～20 日，去渣留液。

【功效】 祛风活络，补虚。

【主治】 脑卒中，半身不遂。

【用法】 口服。每日2次，每次15~20毫升。

【注意】 阴虚火旺者慎服。忌食鱼、羊、鹅、面等物。白花蛇取龙头虎口，黑质白花，尾有佛指甲，目光不陷者为佳。

⑳ 皂荚南星酒 来源：民间验方

【原料】 皂荚、制天南星各50克，白酒500毫升。

【制作】 前2味捣碎，置容器中，添加白酒，密封，隔水文火煮沸，候冷，每日振摇1~2次，再密封浸泡7日，去渣留液。

【功效】 祛风痰，利湿毒。

【主治】 脑卒中口眼㖞斜，头风头痛，咳嗽痰喘，肠风便血，噤口痢。

【用法】 口服。每日3次，每次10~20毫升。

【注意】 天南星有毒，须炮制；皂荚有小毒。本酒不宜多服、久服，孕妇及体弱者忌服。

第四节 | 血液科

一、贫血

贫血指单位体积周围血所含的血红蛋白、红细胞低于正常值，常见面色无华、唇色淡白、头晕眼花等症，多因脾肾不足所致，治以健脾补肾为主，辨证给予健脾益气、滋阴补肾、疏肝解郁、活血化瘀等，常用山药、人参、当归、大枣、龙眼肉、桑椹、生地黄等中药。

① 山药葡萄酒 来源：民间验方

【原料】 山药500克，葡萄干250克，白酒3升。

【制作】 前2味粗碎，置容器中，添加白酒，每日振摇1~2次，密封浸泡30日，去渣留液。

【功效】 补中益气，强筋补血。

【主治】 贫血。

【用法】 口服。每日2次，每次10~20毫升。

② 龙眼大枣酒 来源：民间验方

【原料】 龙眼肉250克，大枣、熟地黄、生地黄各50克，黄酒1升。

【制作】 前4味粗碎，置容器中，添加黄酒，文火煮沸3~5分钟，候冷，每日振摇1~2次，密封浸泡60日，去渣留液。

【功效】 滋阴养血。

【主治】 贫血，低血压，血虚，头晕。

【用法】 口服。每日3次，每次10~20毫升。

③ 李子蜂蜜酒

来源：民间验方

【原料】 李子400克，蜂蜜750克，白酒1.8升。

【制作】 前1味粗碎，置容器中，添加白酒，每日振摇1~2次，密封浸泡30日，去渣留液，入蜂蜜溶解。

【功效】 补血通便。

【主治】 贫血，便秘。

【用法】 口服。每日2次，每次15~20毫升。

【注意】 热性便秘忌服。

④ 桑椹蜂蜜酒

来源：民间验方

【原料】 桑椹5000克，蜂蜜250克，粳米3000克，酒曲适量。

【制作】 前1味捣汁。粳米加水煮至半熟后沥干，与桑椹汁拌和，蒸熟，候温，入曲末、蜂蜜拌匀，密封，置阴凉干燥处，常规酿酒，酒熟后去糟留液，加凉开水500毫升。

【功效】 补益肝肾，益气养血。

【主治】 肝肾亏虚，精血不足，病后血虚，头晕耳鸣，视物昏花，咳嗽气短，倦怠乏力，须发早白，未老先衰。

【用法】 口服。每日2次，每次15~20毫升。

二、白细胞减少症

白细胞减少症指外周血液中白细胞的数量持续低于 $4 \times 10^9/L$，多因脾肾两虚所致，治以健脾补肾为主，辨证给予清热解毒、益气养血、补益肝肾、温肾健脾等，常用黄芪、人参、紫河车、虎杖、仙桃草、鸡血藤、冬虫夏草等中药。

○ 生白扶正酒

来源：《中国民间百病良方》

【原料】 木香、红参各6克，生黄芪30克，鸡血藤45克，制何首乌15克，白酒1升。

【制作】 前5味粗碎，置容器中，添加白酒，每日振摇1~2次，密封浸泡14日，去渣留液。

【功效】 益气养血扶正。

【主治】 白细胞减少症。

中华药酒配方大全

【用法】 口服。每日2次，每次20～30毫升。

【注意】 忌用铁器浸酒。忌食萝卜、莱菔子、生葱、大蒜、藜芦等。少数人服用何首乌可出现肝损害、皮肤过敏、眼部色素沉着、腹痛、泄泻等症状，应立即停用。

第五节 | 泌尿科

一、泌尿系感染

泌尿系感染以小便频急、短涩刺痛、小腹拘急或引腰腹为主要特征，多因膀胱湿热所致，治以清利膀胱湿热为主，辨证给予清热利湿、活血化瘀、清热解毒、凉血止血、健脾补肾、疏肝理气等，常用车前草、滑石、黄柏、白茅根、石韦、蒲公英、杜仲、地榆等中药。

① 车前草酒
来源：民间验方

【原料】 鲜车前草30克，黄酒100毫升。

【制作】 鲜车前草粗碎，置容器中，添加黄酒，文火煎煮30分钟，去渣留液。

【功效】 清热利湿消胀。

【主治】 热淋，小腹胀满。

【用法】 口服。每日2次，每次1/2剂。

【注意】 湿热毒甚加龙胆草15克。

② 地榆木通酒
来源：民间验方

【原料】 生地榆、白茅根各50克，川木通、车前子各30克，低度白酒500毫升。

【制作】 前4味切碎，置容器中，添加白酒，隔水文火煮30分钟，密封浸泡2日，去渣留液。

【功效】 清热凉血，利尿通淋。

【主治】 热淋，血淋，血尿。

【用法】 口服。每日3次，每次15～30毫升。

【注意】 忌食油腻、油炸及辛辣物。

③ 茄叶酒
来源：《药酒汇编》

【原料】 茄叶20～30克，黄酒100毫升。

【制作】 前1味洗净，熏干，研末。

【功效】 清热活血，消肿止痛。

【主治】 血淋疼痛。
【用法】 温饮。每日2次，每次用温热黄酒冲服药末10克。

④ 南藤酒 来源:《本草纲目》

【原料】 石南藤30克，白酒500毫升。
【制作】 前1味切碎，置容器中，添加白酒，每日振摇1~2次，密封浸泡10日，去渣留液。
【功效】 祛风湿，强腰脚。
【主治】 热淋茎中痛，手术后疼痛，风虚痹痛，头风。
【用法】 口服。每日2次，每次10毫升。
【注意】 孕妇及阴虚火旺者慎服。

⑤ 眼子菜酒 来源:《中国民间百病良方》

【原料】 眼子菜60克，米酒20~30毫升。
【制作】 前1味切碎，置容器中，加清水450毫升，文火煎至减半，去渣留液，添加米酒混匀。
【功效】 清热解毒，渗湿利水。
【主治】 热淋。
【用法】 口服。每日2次，每次15~30毫升。

⑥ 慈竹叶酒 来源:《中国民间百病良方》

【原料】 慈竹叶6~9克，白酒200毫升。
【制作】 前1味捣碎，置容器中，添加白酒，文火煎至减半，去渣留液。
【功效】 清热解毒。
【主治】 泌尿道感染初起。
【用法】 口服。每日2次，每次1/2剂。

⑦ 腹水草酒 来源:《中国民间百病良方》

【原料】 腹水草10~15克，白酒20~30毫升。
【制作】 前1味切碎，置容器中，加清水50毫升，文火煎数沸，再添加白酒，文火煎至减半，去渣留液。
【功效】 行水散瘀，消肿解毒。
【主治】 淋证，白浊。
【用法】 口服。每日2次，每次1/2剂。
【注意】 腹水草小毒。本酒不宜多服、久服，孕妇及体虚者忌服。

二、泌尿系结石

泌尿系结石以腰腹绞痛难忍或隐痛不止为主要特征，多因湿热瘀阻所致，治以清热利湿化瘀为主，辨证给予行气活血、理气止痛、清热解毒、健脾补肾等，常用滑石、石韦、延胡索、鸡内金、海金沙、金钱草等中药。

① 石韦木通酒
来源：民间秘方

【原料】 石韦 30 克，川木通 6 克，车前子、瞿麦、茯苓各 12 克，滑石、冬葵子、金钱草、海金沙各 30 克，鸡内金 9 克，甘草 6 克，黄酒 1 升。

【制作】 前 11 味（除鸡内金外）研末，置容器中，添加黄酒，文火煎至 800 毫升，去渣留液，入鸡内金末混匀。

【功效】 清利湿热，排石通淋。

【主治】 砂石淋。

【用法】 口服。每日 3 次，每次 1/3 剂。

② 芒硝滑石酒
来源：民间验方

【原料】 金钱草 150 克，延胡索 90 克，鸡内金、郁金、芒硝、滑石各 100 克，胡桃仁 80 克，白酒 1 升。

【制作】 金钱草粗碎，置容器中，添加清水，文火煎 2 次，取汁混合。其余 6 味捣碎，置容器中，添加白酒，每日振摇 1～2 次，密封浸泡 5～10 日，去渣留液，与金钱草汁混匀。

【功效】 清热利湿，理气止痛。

【主治】 泌尿系结石，疼痛难忍。

【用法】 空腹口服。每日 3 次，每次 20～30 毫升。

【注意】 痰火积热、阴虚火旺、脾胃虚寒者及孕妇忌服。忌食油腻及辛辣食物。

③ 金钱草酒
来源：《药酒汇编》

【原料】 金钱草 100 克，海金沙 30 克，黄酒 500 毫升。

【制作】 前 2 味使碎，置容器中，添加黄酒，文火煎至 400 毫升，去渣留液。

【功效】 清热利湿，排石通淋。

【主治】 砂淋（输尿管、膀胱、尿道结石）。

【用法】 口服。每日 3 次，每次 1/3 剂。

④ 胡桃内金酒
来源：民间验方

【原料】 胡桃仁 220 克，鸡内金、滑石各 10 克，金钱草 250 克，冰糖 120 克，白酒 1 升。

【制作】 胡桃仁、鸡内金入麻油炸酥，研末，与滑石、冰糖同置容器中，添加白酒，每日振摇 1～2 次，密封浸泡 3～5 日，去渣留液。

【功效】 清热通淋，润肠排石。

【主治】 泌尿系结石。

【用法】 口服。每日2～3次，每次用金钱草50克煎水冲服酒15～30毫升。

【注意】 痰火积热及阴虚火旺者忌服。

三、水肿

水肿指全身或局部浮肿，多因肺脾肾功能失调、水液潴留泛滥所致，治以温肾健脾宣肺为主，辨证给予疏风、清热、利湿、通阳等，常用白术、川木通、桑白皮、茯苓、猪苓、制附子、通草、灯心草等中药。

① 二桑酒　　　　　　　　　　　来源：《普济本事方》

【原料】 桑白皮100克，桑椹250克，糯米5000克，酒曲适量。

【制作】 桑白皮切碎，置容器中，添加清水10升，文火煎至减半，入桑椹同煮至3.5升，去渣留液。糯米加水蒸熟，候温，与药汁、酒曲拌匀，密封，置阴凉干燥处，常规酿酒，酒熟后去糟留液。

【功效】 补虚泻实。

【主治】 肝肾亏虚，水热交阻，浮肿，头眩，小便不利。

【用法】 口服。每日2～3次，每次30～50毫升。

② 芫花菟丝酒　　　　　　　　　　　来源：《普济方》

【原料】 芫花、菟丝子各1000克，白酒5升。

【制作】 前2味捣碎，置容器中，添加白酒，每日振摇1～2次，密封浸泡3～5日，去渣留液。

【功效】 温阳补肾，利水消肿。

【主治】 猝肿，头面遍身皆肿。

【用法】 口服。每日2次，每次30～50毫升。

【注意】 芫花有毒。本酒不宜多服、久服，孕妇、发热、体弱、消化道疾患者忌服。

③ 桃皮木通酒　　　　　　　　　　　来源：《药酒汇编》

【原料】 桃茎白皮1500克，川木通500克，糯米、酒曲各适量。

【制作】 桃茎白皮粗碎，置容器中，添加清水15升，文火煮至5升，一半药汁浸渍川木通，一半拌入蒸熟的糯米，加酒曲，密封，置阴凉干燥处，常规酿酒，酒熟后去糟留液。

【功效】 利水消肿。

【主治】 水肿，小便不利。

【用法】 口服。每日 3 次，每次 50 毫升。

④ 海藻茯苓酒
来源：《圣济总录》

【原料】 海藻、茯苓、防风、独活、制附子、白术各 90 克，鬼箭羽、当归各 60 克，大黄 120 克，白酒 3 升。

【制作】 前 9 味捣碎，置容器中，添加白酒，每日振摇 1~2 次，密封浸泡 5~7 日，去渣留液。

【功效】 健脾补肾，祛风除湿，活血散结，理气消肿。

【主治】 气肿，行走无定，或起如蚌，或大如瓯，或著腹背，或著臂脚。

【用法】 空腹口服。每日 2 次，初服 30 毫升，若利则立即减量，未利加至 40~50 毫升。

【注意】 附子有毒，须炮制。本酒不宜多服、久服，孕妇忌服。

【来源】 《圣济总录》。《普济方》前 6 味各用 60 克，余同上。

⑤ 通草灯心酒
来源：《本草纲目》

【原料】 通草 250 克，灯心草 30 克，秫米、酒曲各适量。

【制作】 前 2 味粗碎，置容器中，添加清水，文火煎汁，入秫米煮熟，与曲末拌匀，密封，置阴凉干燥处，常规酿酒，酒熟后去糟留液。

【功效】 利水渗湿，清热通经。

【主治】 水肿，淋证，胸热心烦，小便短少，乳汁不通。

【用法】 口服。不拘时候，随量饮用。

【注意】 气虚无湿热及孕妇忌服。

⑥ 葫芦酒
来源：《医林改错》

【原料】 葫芦、黄酒各适量。

【制作】 前 1 味使碎，置容器中，添加黄酒，文火煮 1 小时，去渣留液。

【功效】 利水消肿。

【主治】 腹大，周身肿。

【用法】 口服。每日 2 次，每次 15~30 毫升。

【注意】 脾胃虚寒者禁服。

⑦ 黑豆火麻酒
来源：《普济方》

【原料】 黑大豆、牛蒡子各 1000 克，白花蛇 25 克，火麻仁 2000 克，五加皮、苍耳子各 250 克，白酒 15 升。

【制作】 白花蛇蒸熟，与其余 5 味中药一起捣碎，置容器中，添加白酒，每日振摇 1~2 次，密封浸泡 7 日，去渣留液。

【功效】 祛风宣肺，润肠消肿。

【主治】 风肿（风水）。

【用法】 空腹温饮。每日3次，每次15～30毫升，覆被取微汗。

【注意】 苍耳子小毒。本酒不宜多服、久服，孕妇及阴水者忌服。忌食鱼、羊、鹅、面等物。白花蛇取龙头虎口，黑质白花，尾有佛指甲，目光不陷者为佳。

四、遗尿

遗尿指在清醒状态下尿液不受控制地外溢，多因肾虚所致，治以补肾为主，辨证给予温肾壮阳、固精缩尿、清泻肝胆、清热利湿、行气利水等，常用益智仁、肉桂、吴茱萸、桑螵蛸、菟丝子等中药。

① 仙茅益智酒

来源：《药酒汇编》

【原料】 仙茅、山药各15克，益智仁10克，白酒500毫升。

【制作】 前3味粗碎，置容器中，添加白酒，每日振摇1次，密封浸泡10日，去渣留液。

【功效】 补肾壮阳止遗。

【主治】 遗尿，腰膝酸软，畏寒怕冷。

【用法】 口服。每日2次，每次10～20毫升。

【注意】 仙茅有毒。本酒不宜多服、久服，孕妇及阴虚火旺者忌服。

② 鸡肝肉桂酒

来源：《本草纲目》

【原料】 雄鸡肝60克，肉桂30克，白酒750毫升。

【制作】 前2味粗碎，同置容器中，添加白酒，每日振摇1～2次，密封浸泡7日，去渣留液。

【功效】 补肾固精缩尿。

【主治】 遗尿，遗精。

【用法】 睡前口服。每日1次，每次10～20毫升。

【注意】 用治遗精，可加龙骨粉20克。

③ 茱萸益智酒

来源：民间验方

【原料】 吴茱萸30克，肉桂20克，益智仁50克，白酒500毫升。

【制作】 前3味切片，置容器中，添加白酒，每日振摇1～2次，密封浸泡7日，去渣留液。

【功效】 补肾壮阳止遗。

【主治】 遗尿，小便频数。

【用法】 口服。每日2～3次，每次15～30毫升。

【注意】 吴茱萸小毒。本酒不宜多服、久服，孕妇忌服。

④ 茴香桑螵酒

来源：《药酒汇编》

【原料】 小茴香、桑螵蛸各30克，菟丝子20克，白酒500毫升。

【制作】 前 3 味使碎，置容器中，添加白酒，每日振摇 1～2 次，密封浸泡 7 日，去渣留液。

【功效】 补肾壮阳止遗。

【主治】 遗尿，小腹不温，腰膝酸困。

【用法】 空腹口服。每日 2 次，每次 10～20 毫升。

五、尿潴留

尿潴留以全日尿量明显减少、小便点滴而出甚则闭塞不通为主要特征，多由肾虚膀胱失司、三焦气化不利所致，治以通利小便为主，辨证给予清热利湿、活血化瘀、健脾补肾、宣肺利水、温肾化气等，常用肉桂、制附子、淡竹叶、牛膝、商陆、车前草等中药。

① 牛膝酒
来源:《肘后备急方》

【原料】 鲜牛膝叶 1 把，白酒适量。

【制作】 前 1 味粗碎，置容器中，添加白酒，文火煮沸，去渣留液。

【功效】 活血化瘀。

【主治】 小便不利，茎中痛欲死；妇人血结腹坚痛；口舌生疮；闭经，痛经，妇人腹中癥瘕不散。

【用法】 口服。不拘时候，随量饮用。

【注意】 中气下陷、脾虚泄泻者及孕妇忌服。牛膝用淮牛膝佳。

② 商陆酒
来源:《中国民间百病良方》

【原料】 制商陆 24 克，黄酒 250 毫升。

【制作】 前 1 味切碎，置容器中，添加黄酒，每日振摇 1～2 次，密封浸泡 3 日，去渣留液。

【功效】 泻下利水，消肿散结。

【主治】 水肿胀满，大便秘结，小便不利。

【用法】 口服。每日 3 次，每次 20～40 毫升。

【注意】 商陆有毒，须炮制。本酒不宜多服、久服，孕妇忌服。

③ 菟丝通胞酒
来源：民间验方

【原料】 菟丝子、肉苁蓉、秦艽、车前草各 50 克，白茅根 10 克，红花 15 克，白酒 500 毫升。

【制作】 前 6 味切碎，置容器中，添加白酒，每日振摇 1～2 次，密封浸泡 5～7 日，去渣留液。

【功效】 补肾壮阳，祛风除湿，清热利水。

【主治】 胞痹，小腹胀满，小便艰涩不利。

【用法】 口服。每日 3 次，每次 15～30 毫升。

④ 酢浆车前酒

来源:《中国民间百病良方》

【原料】 鲜酢浆草、鲜车前草各 20 克,白砂糖 20 ~ 30 克,黄酒适量。

【制作】 前 2 味粗碎,置容器中,添加淘米水,榨出绿水,与等量黄酒混合,加白砂糖溶解。

【功效】 清热利水,通利小便。

【主治】 小便不利,热淋。

【用法】 口服。每日 1 次,每次 1 剂。

【注意】 服后刷牙,以防牙齿染黑。

第六节 神经精神科

一、头痛

头痛可发生在全头或头部某处,有外感、内伤之分。外感头痛以发汗解表为主,辨证给予祛风、散寒、清热、化湿等;内伤头痛以扶正为主,辨证给予平肝息风、益气升清、滋阴补血、滋肾填精、化痰降逆、活血化瘀等。常用川芎、白芷、当归、蔓荆子、细辛等中药。

① 川芎白芷酒

来源: 民间验方

【原料】 川芎、白芷各 60 克,糯米甜酒 600 毫升。

【制作】 前 2 味粗碎,置容器中,添加糯米甜酒,隔水文火蒸 20 ~ 30 分钟,去渣留液。

【功效】 散风止痛。

【主治】 肝风偏头痛,或感冒头痛。

【用法】 睡前口服。每日 1 次,每次 30 ~ 40 毫升。

② 白芷薄荷酒

来源: 民间验方

【原料】 白芷、薄荷各 50 克,白酒 600 毫升。

【制作】 前 2 味切碎,置容器中,添加白酒,每日振摇 1 ~ 2 次,密封浸泡 5 ~ 7 日,去渣留液。

【功效】 祛风止痛。

【主治】 外感头痛。

【用法】 口服。每日 2 次,每次 15 ~ 30 毫升。

③ 全蝎神圣酒

来源:《太平圣惠方》

【原料】 全蝎、藿香、麻黄、细辛各 18 克,薄荷 50 克,白酒 1.5 升。

【制作】 前 5 味捣末,置容器中,添加白酒,每日振摇 1~2 次,密封浸泡 7~10 日,去渣留液。

【功效】 通络止痛。

【主治】 偏正头痛,不能忍受。

【用法】 空腹温饮。每日 3 次,每次 5~10 毫升。

【注意】 全蝎有毒,细辛小毒。本酒不宜多服、久服,孕妇忌服。

④ 当归白芷酒

来源:民间验方

【原料】 当归 50 克,川芎、白芷各 30 克,细辛 5 克,白酒 500 毫升。

【制作】 前 4 味切片,置容器中,添加白酒,每日振摇 1~2 次,密封浸泡 5~7 日,去渣留液。

【功效】 活血化瘀,祛风止痛。

【主治】 血虚血瘀型头痛,痛如细筋牵引或如针刺,并连及眼角,午后尤甚,或兼双目发涩,心悸怔忡,面色萎黄,眩晕。

【用法】 口服。每日 2 次,每次 15~30 毫升。

【注意】 细辛小毒。本酒不宜多服、久服,孕妇忌服。

⑤ 两皮全蝎酒

来源:《证治准绳》

【原料】 海桐皮、五加皮、独活、薏苡仁、防风、全蝎、杜仲、牛膝、生地黄各 90 克,白酒 1.5 升。

【制作】 前 9 味捣碎,置容器中,添加白酒,每日振摇 1~2 次,密封浸泡 5~7 日,去渣留液。

【功效】 祛风止痛。

【主治】 顽固性偏头痛,少阴头痛;外感风寒,头痛,身痛,恶寒发热;风寒湿痹,关节疼痛,四肢挛急;热毒风结痈肿,痛不得安;疮疡肿毒,瘰疬结核;肝肾虚寒,阳痿,尿频;肝阳上升,头目眩晕;瘀血阻滞,月经先后无定期,痛经,闭经,产后腹痛,跌打损伤痛;尿血,小便不利,尿道涩痛。

【用法】 空腹温饮。每日 2~3 次,每次 10~15 毫升。

【注意】 全蝎有毒。本酒不宜多服、久服,孕妇忌服。

⑥ 细辛蔓荆酒

来源:民间验方

【原料】 细辛 3 克,南沙参、川芎各 30 克,蔓荆子 10 克,米酒 300 毫升。

【制作】 前 4 味粗碎,置容器中,加清水 1 升,文火煎至 700 毫升,置容器中,添加米酒,再煎数沸,去渣留液。

【功效】 散风止痛。

【主治】 偏头痛,血管性头痛,神经性头痛。

【用法】 口服。每日3次,每次20~30毫升。

【注意】 细辛小毒。本酒不宜多服、久服,孕妇忌服。

❼ 猪脑生姜酒

来源: 民间验方

【原料】 新鲜猪脑2只,生姜汁1小杯,黄酒100毫升。

【制作】 猪脑洗净,置容器中,添加姜汁和黄酒,隔水蒸熟。

【功效】 填精补脑。

【主治】 髓海空虚,头痛绵绵,时痛时止。

【用法】 温饮。每日1次,每次1剂,吃脑饮酒。

【注意】 高胆固醇者忌服。

❽ 黄连酒

来源:《奇方类编》

【原料】 黄连30克,白酒180毫升。

【制作】 前1味粗碎,置容器中,添加白酒,文火煎至60毫升,去渣留液。

【功效】 清热燥湿,泻火解毒。

【主治】 顽固性神经性头痛,咽喉肿痛,热盛心烦,目赤头痛。

【用法】 口服。每日3次,每次1/3剂。

❾ 蔓荆川芎酒

来源:《验方集锦》

【原料】 蔓荆子120克,菊花、防风、薄荷各60克,川芎40克,黄酒1升。

【制作】 前5味捣末,置容器中,添加黄酒,每日振摇1~2次,密封浸泡7日,去渣留液。

【功效】 疏风清热止痛。

【主治】 风热性头痛、头昏、偏头痛,高血压性头痛。

【用法】 空腹温饮。每日3次,每次15~20毫升。

二、眩晕

眩晕主要表现为头晕眼花,视物模糊,旋转不定,如坐舟车,多因风、火、痰、瘀所致,治宜祛风活血、豁痰泻火为主,辨证给予平肝息风、清热化痰、益气养血、补益肝肾等,常用菊花、枸杞子、木防己、黄芩、葛根、天麻、石菖蒲、桑椹、防风等中药。

❶ 人参五味酒

来源: 民间验方

【原料】 人参9克,枸杞子、五味子各30克,白酒500毫升。

【制作】 前3味捣碎,置容器中,添加白酒,每日振摇1~2次,密封浸泡7日,去渣留液。

【功效】 补肾益气。

【主治】 气血不足，肾精亏虚，心虚胆怯，心悸，失眠，神经衰弱。

【用法】 睡前口服。每日1次，每次10～15毫升。

【注意】 胃肠急性出血及感冒者忌服。忌食萝卜、莱菔子、生葱、大蒜、藜芦等。

② 三仙酒　　　　　　　　　　　　来源:《补肾益寿药酒方》

【原料】 桑椹60克，锁阳30克，蜂蜜60克，白酒1升。

【制作】 前2味捣碎，置容器中，添加白酒，每日振摇1～2次，密封浸泡7～10日，去渣留液，加蜂蜜混匀。

【功效】 补肾壮阳，养血填精，润肠通便。

【主治】 腰膝酸软，眩晕耳鸣，体倦神疲，大便秘结。

【用法】 空腹口服。每日2次，每次10～20毫升。

③ 女贞子酒　　　　　　　　　　　　来源:《本草纲目》

【原料】 女贞子250克，白酒750毫升。

【制作】 前1味粗碎，置容器中，添加白酒，每日振摇1～2次，密封浸泡7日，去渣留液。

【功效】 滋阴补肾，养肝明目。

【主治】 阴虚火旺，腰膝酸软，头晕目眩，耳鸣，遗精，须发早白。

【用法】 空腹温饮。每日3次，每次15～20毫升。

【注意】 阳虚畏寒、大便溏薄及小便清长者忌服。

④ 山萸苁蓉酒　　　　　　　　　　　　来源：民间验方

【原料】 山药25克，肉苁蓉60克，五味子35克，杜仲40克，牛膝、菟丝子、茯苓、泽泻、熟地黄、山茱萸、巴戟天、远志各30克，白酒2升。

【制作】 前12味捣碎，置容器中，添加白酒，每日振摇1～2次，密封浸泡（春夏5日，秋冬7日），去渣留液。

【功效】 补肝肾，暖腰膝，安神志，充脑髓。

【主治】 肝肾亏损，头晕耳鸣，怔忡健忘，腰脚软弱，肢体不温。

【用法】 空腹温饮。每日2次，每次10～15毫升。

⑤ 复方女贞酒　　　　　　　　　　　　来源：民间验方

【原料】 女贞子250克，女贞皮、鸡血藤、何首乌各100克，白酒2升。

【制作】 前4味捣碎，置容器中，添加白酒，每日振摇1～2次，密封浸泡7日，去渣留液。

【功效】 滋阴补肾，养肝明目。

【主治】 肝肾亏虚，腰酸肢软，眩晕耳鸣，脱发，须发早白，颜面不华。

【用法】 口服。每日2次，每次10～20毫升。

【注意】 忌用铁器浸酒。少数人服用何首乌可出现肝损害、皮肤过敏、眼部色素沉着、腹痛、泄泻等症状，应立即停用。

⑥ 枸杞龙眼酒

【原料】 枸杞子、龙眼肉、当归各60克，牛膝、杜仲、五加皮、金银花各45克，大枣250克，甘草、红花各15克，白酒3.7升，白砂糖500克，蜂蜜500克。

【制作】 前10味捣碎，置容器中，添加白酒，每日振摇1~2次，密封浸泡14日，去渣留液，加白砂糖、蜂蜜搅匀。

【功效】 补益肝肾，养血填精。

【主治】 肝肾亏虚，精血不足，腰膝少力，筋骨不利，头晕目眩，心悸失眠。

【用法】 睡前口服。每日1次，每次10~15毫升。

⑦ 枸杞苍膝酒

【原料】 枸杞子、苍术（蒸）各100克，牛膝、牛蒡根各50克，秦艽、羌活、防风、桔梗、火麻仁、牛蒡子各10克，白酒2.5升。

【制作】 前10味粗碎，置容器中，添加白酒，每日振摇1~2次，密封浸泡7日，去渣留液。

【功效】 补益肝肾。

【主治】 头昏目眩，视物不明，腰膝酸软，肢体麻木，关节疼痛。

【用法】 温饮。每日3次，每次20~30毫升。

⑧ 首乌芝麻酒

【原料】 何首乌120克，黑芝麻、当归各60克，生地黄80克，白酒2.5升。

【制作】 前4味捣碎，置容器中，添加白酒，每日振摇1~2次，密封浸泡7日，去渣留液。

【功效】 补益肝肾，养血填精。

【主治】 肝肾亏虚，精血不足，腰酸肢软，头晕目眩，须发早白，带下。

【用法】 空腹温饮。每日2次，每次10~20毫升。

【注意】 脾虚便溏者忌服。若觉味苦，可加冰糖调味。忌用铁器浸酒。少数人服用何首乌可出现肝损害、皮肤过敏、眼部色素沉着、腹痛、泄泻等症状，应立即停用。

⑨ 桂豉酒

【原料】 桂枝6克，淡豆豉30克，生姜18克，栀子14枚，黄酒70毫升。

【制作】 前4味粗碎，置容器中，添加黄酒，文火煮至味出，去渣留液，待温。

【功效】 温阳救逆。

【主治】 突然昏厥，四肢逆冷不温。

【用法】 温饮。每日1次，每次1剂。

⑩ 菊花首乌酒

【原料】 菊花 160 克，制何首乌 80 克，当归、枸杞子各 40 克，米酒 2 升。

【制作】 前 4 味捣碎，置容器中，添加米酒，每日振摇 1～2 次，密封浸泡 7～10 日，去渣留液。

【功效】 补肾壮阳，养血填精，养肝明目。

【主治】 头晕目眩，视物昏花，失眠，须发早白，腰膝酸软。

【用法】 空腹口服。每日 2 次，每次 10～15 毫升。

【注意】 忌用铁器浸酒。少数人服用何首乌可出现肝损害、皮肤过敏、眼部色素沉着、腹痛、泄泻等症状，应立即停用。

⑪ 鹿茸羊肾酒
来源：《类证治裁》

【原料】 鹿茸 30 克，菟丝子 75 克，小茴香 40 克，羊肾 3 只，白酒 1 升。

【制作】 前 4 味捣碎，置容器中，添加白酒，文火煮沸，候冷，每日振摇 1～2 次，密封浸泡 21 日，去渣留液。

【功效】 补肾壮阳，养血填精，强筋壮骨，养肝明目。

【主治】 腰膝酸软、发冷，肢体乏力，头晕目眩。

【用法】 空腹口服。每日 2 次，每次 10～15 毫升。

三、失 眠

失眠主要表现为入睡困难、寐而易醒、时睡时醒、彻夜不眠等，多因阳盛阴衰、阴阳不交所致，治以调整脏腑阴阳为主，辨证给予益气养血、补益肝肾、清热化痰、消导和中等，常用龙眼肉、黄精、生地黄、五味子、酸枣仁、茯苓等中药。

① 合欢皮酒
来源：《中国民间百病良方》

【原料】 合欢皮 100 克，黄酒 500 毫升。

【制作】 前 1 味粗碎，置容器中，添加黄酒，每日振摇 1～2 次，密封浸泡 14 日，去渣留液。

【功效】 安神健脑，消肿止痛。

【主治】 失眠，头痛，咳嗽，眩晕，神经衰弱，跌打损伤，伤口痛。

【用法】 口服。每日 2 次，每次 15～20 毫升。

② 百益长春酒
来源：《中国医学大辞典》

【原料】 党参、生地黄、茯苓各 4.5 克，白芍、白术、红曲、当归各 3 克，川芎 1.5 克，桂花 25 克，龙眼肉 12 克，冰糖 75 克，白酒 750 毫升。

【制作】 前 10 味粗碎，置容器中，添加白酒，每日振摇 1～2 次，密封浸泡 5 日，去渣留液，入冰糖溶解。

【功效】 健脾益气，养心补血。

【主治】 心脾两虚，气血不足，乏力少气，食少腹胀，失眠，面色少华，肢体不遂。

【用法】 口服。不拘时候，随量饮用。

③ 杞枣香橼酒　　来源:《中国中医独特疗法大全》

【原料】 枸杞子 45 克，酸枣仁 30 克，五味子 25 克，香橼 20 克，何首乌 18 克，大枣 15 枚，白酒 1 升。

【制作】 前 6 味粗碎，置容器中，添加白酒，每日振摇 1～2 次，密封浸泡 7 日，去渣留液。

【功效】 补血养心，养肝安神。

【主治】 心肝血虚，心烦失眠，健忘多梦，神经衰弱，头晕目眩。

【用法】 睡前口服。每日 1 次，每次20～30 毫升。

【注意】 大便溏泄者忌服。忌用铁器浸酒。少数人服用何首乌可出现肝损害、皮肤过敏、眼部色素沉着、腹痛、泄泻等症状，应立即停用。

④ 补骨脂酒　　来源: 民间验方

【原料】 补骨脂 60 克，白酒适量。

【制作】 前 1 味研末。

【功效】 补肾壮阳。

【主治】 肾阳虚损，腰膝冷痛，身困乏力，房事过度，失眠。

【用法】 口服。每日 1 次，每次用白酒冲服药末 6 克。

⑤ 鸡睾龙眼酒　　来源:《中国民间百病良方》

【原料】 鸡睾丸 2 对，龙眼肉 100 克，白酒 500 毫升。

【制作】 鸡睾丸加水蒸熟，剖开，晾干，与龙眼肉同置容器中，添加白酒，每日振摇 1～2 次，密封浸泡 90 日，去渣留液。

【功效】 养心安神，补肾壮阳。

【主治】 阳虚畏寒，腰膝酸软，失眠健忘，肢体冷痛。

【用法】 口服。每日 2 次，每次10～15 毫升。

⑥ 枸杞百合酒　　来源:《新编中成药》

【原料】 枸杞子 250 克，熟地黄、黄精各 50 克，百合、远志各 25 克，白酒 5 升，白砂糖 500 克。

【制作】 前 5 味研末，置容器中，添加白酒，密封，隔水文火蒸至酒液沸腾，候冷，每日振摇 1～2 次，密封浸泡 30～40 日，去渣留液，加白砂糖溶解。

【功效】 补益肝肾，养血填精，健脾益肺。

【主治】 肝肾亏虚，腰膝酸软，头昏耳鸣，失眠多梦，心悸怔忡，口干津少，虚劳羸瘦，面色少华。

【用法】 口服。每日 2 次，每次10~15毫升。

【注意】 痰湿内盛者忌服。

⑦ 茯苓酒
来源：《饮膳正要》

【原料】 茯苓 60 克，白酒 500 毫升。

【制作】 前 1 味切碎，置容器中，添加白酒，每日振摇 1~2 次，密封浸泡 7 日，去渣留液。

【功效】 健脾益气，宁心安神。

【主治】 病后脾虚，痰湿重着，健忘失眠，肌肉沉重、麻木，身体消瘦，小便不利；老年性水肿，冠心病，心前区隐痛，慢性泄泻，慢性胃炎，肥胖症。

【用法】 睡前口服。每日 2 次，每次10~30毫升。

【注意】 精液易滑出及阴虚津枯者忌服。

⑧ 莲子酒
来源：《大众四季饮膳》

【原料】 莲子 100 克，白酒 1 升。

【制作】 前 1 味去皮，粗碎，置容器中，添加白酒，每日振摇 1~2 次，密封浸泡 15 日，去渣留液。

【功效】 养心安神，健脾止泻，补肾固精。

【主治】 心肾不交或心肾两虚，心悸失眠，虚烦，遗精，尿频，白浊，白带过多；脾虚泄泻。

【用法】 口服。每日 2 次，每次 20 毫升。

【注意】 便秘、宿积、疟疾、表证者忌用。

⑨ 梅合双花酒
来源：民间验方

【原料】 梅花 5 克，合欢花 10 克，黄酒 50 毫升。

【制作】 前 2 味粗碎，置容器中，添加黄酒，隔水文火炖沸，候温，去渣留液。

【功效】 疏肝解郁，理气安神。

【主治】 失眠，健忘，梅核气，头晕。

【用法】 晚饭后口服。每日 1 次，每次 1 剂。

⑩ 黄精壮身酒
来源：《药酒汇编》

【原料】 黄精 50 克，何首乌、枸杞子、酸枣仁各 25 克，白酒 500 毫升。

【制作】 前 4 味捣碎，置容器中，添加白酒，每日振摇 1~2 次，密封浸泡 60 日，去渣留液。

【功效】 补益肝肾，健脾益胃，滋阴养血，安神定志。

【主治】 头晕失眠，食欲不振，腰膝酸痛，体衰力乏。

【用法】 口服。每日 2 次，每次 25 毫升。

【注意】 忌用铁器浸酒。少数人服用何首乌可出现肝损害、皮肤过敏、眼部色素沉着、腹痛、泄泻等症状，应立即停用。

⑪ 熟地枸杞酒 来源:《惠直堂经验方》

【原料】 熟地黄 240 克，枸杞子、何首乌、薏苡仁各 120 克，当归、龙眼肉各 90 克，檀香 9 克（或沉香末 3 克），白酒 15 升。

【制作】 前 6 味粗碎，置容器中，添加白酒，每日振摇 1~2 次，密封浸泡 10 日，去渣留液，入檀香末混匀。

【功效】 滋阴养血，填精益髓，健脾安神。

【主治】 失眠症，经常性睡眠困难，难以入睡，或睡中易醒，醒后无清新感，精神不振，甚至通宵不能入睡。

【用法】 睡前温饮。每日 1 次，每次 3 毫升。

【注意】 忌用铁器浸酒。少数人服用何首乌可出现肝损害、皮肤过敏、眼部色素沉着、腹痛、泄泻等症状，应立即停用。

四、神经衰弱

神经衰弱主要表现为精神疲劳、神经过敏、失眠、头晕、头痛、记忆力减退等，多由精神内伤、病后体弱等引起阴阳失调所致，治以调和阴阳为主，辨证给予调补心脾、滋阴降火、益气宁神、和胃化痰等，常用丹参、百合、合欢皮、徐长卿、手掌参、人参果等中药。

① 二参黄精酒 来源:《陕甘宁青中草药选》

【原料】 手掌参、党参各 15 克，黄精 30 克，白酒 500 毫升。

【制作】 前 3 味粗碎，置容器中，添加白酒，每日振摇 1~2 次，密封浸泡 30 日，去渣留液。

【功效】 益气，壮阳，安神。

【主治】 身体虚弱，神经衰弱，阳痿，久泻。

【用法】 口服。每日 2 次，每次 10~20 毫升。

【注意】 外感忌服。

② 人参天麻酒 来源:《中国民间百病良方》

【原料】 天麻 3 克，人参 15 克，三七 10 克，杜仲 20 克，白酒 1 升。

【制作】 前 4 味研末，置容器中，添加白酒，每日振摇 1~2 次，密封浸泡 7 日，去渣留液。

【功效】 补肾益气，祛风活血。

【主治】 神经衰弱，身体虚弱，神倦乏力，头晕目眩，或肢体麻木，筋骨挛痛。

【用法】 口服。每日 1~2 次，每次 10~15 毫升。

【注意】 忌食萝卜、莱菔子、生葱、大蒜、藜芦等。

中华药酒配方大全

③ 人参果酒

【原料】 人参果 50 克，白酒 500 毫升。

【制作】 前 1 味粗碎，置容器中，添加白酒，每日振摇 1～2 次，密封浸泡10～15日，去渣留液。

【功效】 益气安神。

【主治】 神经衰弱，头晕失眠，肾虚所致须发早白，不思饮食，烦躁不渴，月经无定期。

【用法】 口服。每日 2 次，每次10～20毫升。

④ 巴戟羊藿酒

【原料】 巴戟天、淫羊藿各 100 克，白酒 600 毫升。

【制作】 前 2 味切碎，置容器中，添加白酒，每日振摇 1～2 次，密封浸泡 7 日，去渣留液。

【功效】 补肾壮阳，强筋壮骨，祛风除湿。

【主治】 性欲减退，神经衰弱，风湿痹痛，肢体瘫痪，末梢神经炎。

【用法】 口服。每日 2 次，每次10～15毫升。

【注意】 服药期间忌房事。

五、面 瘫

面瘫主要表现为面颊动作不灵，额部皱纹消失，眼裂不能闭合，进食时食物残留在齿、颊间，唾液自口角外流，多因正气不足、脉络空虚、风邪外袭所致，治以祛风活血为主，常用黑大豆、独活、白附子、钩藤、松叶、全蝎、蚕沙、莽草、枳壳等中药。

① 全蝎地龙酒

【原料】 全蝎、地龙、制白附子、僵蚕各 10 克，蜈蚣 3 条，白酒 500 毫升。

【制作】 前 5 味粗碎，研末。

【功效】 活血祛风，通痹活络。

【主治】 中风，口眼㖞斜，半身不遂，言语不利。

【用法】 口服。每日 2 次，每次用白酒冲服药末 5 克。

【注意】 白附子有毒，须炮制；全蝎、蜈蚣有毒。本酒不宜多服、久服，孕妇忌服。

② 松叶防风酒

【原料】 松叶、防风各 250 克，白酒 1.5 升。

【制作】 前 2 味粗碎，置容器中，添加白酒，每日振摇 1～2 次，密封浸泡 2 日，去渣留液。

【功效】祛风除湿。

【主治】口眼㖞斜，语声不出，关节不利。

【用法】口服。不拘时候，随量饮用，头面出汗为度。

③ 春风三藤酒 来源：《贵阳民间草药》

【原料】常春藤、白鹤藤各15克，钩藤7克，白酒500毫升。

【制作】前3味切碎，置容器中，添加白酒，每日振摇1～2次，密封浸泡10～20日，去渣留液。

【功效】祛风止痉。

【主治】口眼㖞斜（面瘫）。

【用法】口服。每日2次，每次10～20毫升。

④ 牵正酒 来源：民间验方

【原料】独活50克，黑大豆200克，僵蚕15克，全蝎10克，制白附子10克，白酒1升。

【制作】前5味捣碎，置容器中，添加白酒，文火煮数沸，去渣留液。

【功效】祛风除湿，通经活络。

【主治】脑卒中之口眼㖞斜。

【用法】口服。每日2次，每次10毫升。

【注意】白附子有毒、须炮制，全蝎有毒。本酒不宜多服、久服，孕妇忌服。

⑤ 独活牵正酒 来源：民间验方

【原料】独活50克，黑大豆200克，制白附子10克，白酒1升。

【制作】前3味捣碎，置容器中，添加白酒，每日振摇1～2次，密封浸泡7～9日，去渣留液。

【功效】祛风除湿，通经活络。

【主治】脑卒中之口眼㖞斜。

【用法】口服。每日3次，每次10～15毫升。

【注意】白附子有毒，须炮制。本酒不宜多服、久服，孕妇忌服。

⑥ 桂枝防风酒 来源：《山西中医》

【原料】桂枝、川芎各30克，防风、当归、白芍、香附、路路通各50克，薄荷梗20克，60%乙醇1升。

【制作】前8味粗碎，置容器中，添加乙醇，密封浸泡14日，去渣留液。

【功效】祛风活血。

【主治】周围性面神经麻痹。

【用法】外用。隔日1次，每次交替取穴位阳白、颧髎、地仓或太阳、下关、颊车，针刺得气后出针，在针刺处按上药罐，用针筒抽出罐内空气，再向罐内注入药液3毫升，每次留罐 30 分钟。

⑦ 蚕沙川芎酒

【原料】 蚕沙 50 克，川芎 30 克，制白附子 50 克，白酒 500 毫升。

【制作】 前 3 味捣碎，置容器中，添加白酒，每日振摇 1~2 次，密封浸泡 5~7 日，去渣留液。

【功效】 祛风化痰，活血通络。

【主治】 面瘫（口眼㖞斜）。

【用法】 口服。每日 3 次，每次 10~15 毫升。

【注意】 白附子有毒，须炮制。本酒不宜多服、久服，孕妇忌服。忌食生冷及一切刺激性食物。避风。

六、癔病

癔病主要表现为精神忧郁，烦躁不安，哭笑无常，频作呵欠，多因强烈的精神刺激或情感体验扰动心神所致，治以镇静安神为主，常用缬草、五味子等中药。

① 缬草五味酒

来源:《中药制剂汇编》

【原料】 缬草 200 克，五味子 50 克，白酒 1 升。

【制作】 前 2 味捣碎，置容器中，添加白酒，每日振摇 1~2 次，密封浸泡 3 日，去渣留液，添加白酒至 1 升。

【功效】 镇静安神。

【主治】 癔病，神经衰弱，失眠多梦。

【用法】 口服。每日 3 次，每次 10 毫升。

【注意】 阴虚体弱、大便溏泄者忌服。

② 缬草全蝎酒

来源：民间验方

【原料】 缬草 200 克，全蝎、蜈蚣各 15 克，60% 乙醇适量。

【制作】 前 3 味捣碎，置容器中，加乙醇，密封浸泡 1 日，再以每分钟 1~3 毫升的速度缓缓渗滤，至渗液达 900 毫升，压榨药渣，与渗液合并，滤过，并添加乙醇至 1 升。

【功效】 镇静安神，息风止痉。

【主治】 癔病，神经衰弱，癫痫，舞蹈病。

【用法】 口服。每日 2~3 次，每次 5~10 毫升。

【注意】 全蝎有毒。本酒不宜多服、久服，孕妇及阴虚体弱者忌服。

七、神经官能症

神经官能症主要表现为心情抑郁、情绪不宁、胁满胀痛及咽中有异物梗阻感，多因情志不舒、气机郁滞导致，治以疏畅气机为主，辨证给予活血、降火、消食、祛湿、化痰、养心、健脾、滋肝、补肾等法，常用佛手、砂仁、青皮、丁香、枳壳、木香、神曲、厚朴等药。

① 古汉养生酒
来源：民间验方

【原料】 生晒参 20 克，黄芪、枸杞子、女贞子、黄精各 30 克，白酒 1 升。

【制作】 生晒参、黄芪、黄精切薄片，女贞子打碎，诸药共置容器中，添加白酒，每日振摇 1 ~ 2 次，密封浸泡 14 日，去渣留液。

【功效】 益气养阴。

【主治】 神经官能症、低血压及各种贫血病人，头晕耳鸣，精神委靡，失眠健忘，腰酸耳鸣，气短乏力，面色萎黄。

【用法】 口服。每日 2 次，每次 10 ~ 20 毫升。

【注意】 实热者忌服。忌食萝卜、莱菔子、生葱、大蒜、藜芦等。

② 莎草酒
来源：《本草纲目》

【原料】 莎草 1 把，白酒适量。

【制作】 前 1 味粗碎，置容器中，添加白酒，每日振摇 1 ~ 2 次，密封浸泡 7 日，去渣留液。

【功效】 疏肝解郁，祛风活血。

【主治】 心中烦热，小便艰涩，胁肋胀满，抑郁不快。

【用法】 口服。不拘时候，随量饮用。

八、坐骨神经痛

坐骨神经痛主要表现为腰部、臀部烧灼样或针刺样疼痛，并沿大腿后侧、小腿后外侧放射至足背，行走、伸腰、咳嗽、打喷嚏时疼痛加剧，多由风寒湿邪侵犯坐骨神经所致，治以祛风散寒、除湿通络为主，常用独活、五加皮、蜈蚣、地龙、伸筋草、寻骨风等中药。

① 风湿酒
来源：《百病中医膏散疗法》

【原料】 独活、桂枝、地枫皮、五加皮各 15 克，枫荷梨 30 克，白马骨、绣花针各 15 克，牛膝、淫羊藿、石菖蒲、大血藤、甘松、延胡索各 9 克，全蝎、蜈蚣各 3 克，50 度白酒 1.6 升。

【制作】 前 15 味切碎，置容器中，添加白酒，每日振摇 1 ~ 2 次，密封浸泡 7 ~ 10 日，去渣留液。

【功效】 祛风除湿，活血化瘀，通络止痛。

【主治】 关节炎，坐骨神经痛。

【用法】 口服。每日 2 次，每次 10 ~ 15 毫升。

【注意】 全蝎、蜈蚣有毒，地枫皮小毒。本酒不宜多服、久服，孕妇忌服。

② 归芪双乌酒

来源：民间验方

【原料】 当归、黄芪各 60 克，制川乌、制草乌、红花各 15 克，伸筋草、地龙、寻骨风各 10 克，米酒 1 升。

【制作】 前 8 味研末，置容器中，添加米酒，每日振摇 1~2 次，密封浸泡 30 日，去渣留液。

【功效】 祛风活血，通络止痛。

【主治】 坐骨神经痛。

【用法】 空腹口服。每日 2 次，每次 10~20 毫升。

【注意】 乌头大毒，须炮制。本酒不宜多服、久服，孕妇及阴虚火旺者忌服。

③ 狗骨酒

来源：民间验方

【原料】 狗胫骨 500 克，当归、大血藤、威灵仙、百步舒、杜仲、延胡索、大枣、茜草各 120 克，制川乌、制草乌、细辛各 15 克，三棱、莪术各 30 克，红花 10 克，牛膝 100 克，白酒 4 升。

【制作】 狗胫骨捣碎，余药切碎，同置容器中，添加白酒，每日振摇 1~2 次，密封浸泡 20~30 日，去渣留液。

【功效】 祛风除湿，活血化瘀，舒筋壮骨，通络止痛。

【主治】 坐骨神经痛。

【用法】 空腹口服。每日 3 次，每次 15~30 毫升。

【注意】 乌头大毒，须炮制；细辛有小毒。本酒不宜多服、久服，孕妇及阴虚发热、消化性溃疡者忌服。

第七节 内分泌科

一、糖尿病

糖尿病以空腹血糖升高、多饮、多食、多尿、疲乏、消瘦为主要表现，多由阴虚燥热所致，治疗重在养阴，多用人参、生地黄、玄参、麦冬、黄精、枸杞子等中药。其中，上消以多饮咽干为主，重在润肺；中消以多食便结为主，重在清胃；下消以多尿腰酸为主，重在滋肾。

① 凤眼草酒

来源：民间验方

【原料】 凤眼草 100 克，黄酒 1 升。

【制作】 前1味研末，置容器中，添加黄酒，每日振摇1~2次，密封浸泡10日，去渣留液。

【功效】 清热燥湿，祛风凉血。

【主治】 糖尿病，肠风便血，湿热白带过多。

【用法】 口服。每日2次，每次15~20毫升。

② 石斛麦地酒

【原料】 石斛、川芎各30克，麦冬24克，生地黄、玄参各50克，山药、黄芪各60克，苍术、葛根各20克，知母、黄柏各15克，低度白酒1.5升。

【制作】 前11味捣碎，置容器中，添加白酒，每日振摇1~2次，密封浸泡5~7日，去渣留液。

【功效】 滋阴清热，生津润燥。

【主治】 燥热伤阴型糖尿病。

【用法】 口服。每日2~3次，每次30~60毫升。

③ 芪地二参酒

【原料】 黄芪、生地黄、玄参、丹参各30克，葛根、苍术各15克，天花粉、山茱萸各20克，低度白酒600毫升。

【制作】 前8味捣碎，置容器中，添加白酒，每日振摇1~2次，密封浸泡7日，去渣留液。

【功效】 益气养阴。

【主治】 气阴两虚型糖尿病，神疲乏力，咽干口渴。

【用法】 口服。每日3次，每次15~30毫升。

④ 枸精麦地酒

【原料】 枸杞子1500克，山药500克，生地黄300克，黄精、麦冬各200克，酒曲300克，糯米2000克。

【制作】 前5味研末，置容器中，添加清水3升，密封，文火煮数百沸，候冷，去渣留液，入糯米蒸熟，候温，入酒曲末拌匀，密封，置阴凉干燥处，常规酿酒，酒熟后去糟留液。

【功效】 补益肝肾，益气生津。

【主治】 腰膝酸软，头晕目昏，精神不振，消渴。

【用法】 空腹温饮。每日3次，每次20~30毫升。

⑤ 蚕蛹煮酒

【原料】 蚕蛹30克，米酒200毫升。

【制作】 蚕蛹烘干，置容器中，加水400毫升及米酒，文火煮取200毫升，去渣留液。

【功效】 退烦热，和脾胃，长肌肉。
【主治】 消渴热盛，心神烦乱。
【用法】 口服。每日2次，每次1/2剂。

⑥ 菟丝酒
来源：《普济方》

【原料】 菟丝子45克，白酒600毫升。
【制作】 前1味使碎，置容器中，添加白酒，每日振摇1~2次，密封浸泡7日，去渣留液。
【功效】 补肾壮阳，固精缩尿。
【主治】 容颜憔悴，眼目昏盲，腰膝酸痛，遗精，消渴，尿有余沥；白癜风。
【用法】 治肾阳虚损诸症，口服，每日2次，每次60毫升。治白癜风，外用，不拘时候，每次用消毒棉球蘸本酒外擦患处。

二、类风湿性关节炎

类风湿性关节炎以关节对称性肿胀、晨起僵硬、活动后减轻为主要特征，多由风寒湿热瘀阻所致，治以疏风散寒、清热利湿化瘀为主，辨证给予行气活血、健脾益胃、补益肝肾等，常用乌头、木瓜、全蝎、川芎、藤类、蛇类等中药。

① 三乌追健酒
来源：《全国中草药汇编》

【原料】 制川乌、制何首乌各60克，制草乌24克，地枫皮、千年健各36克，白酒1升。
【制作】 前5味粗碎，置容器中，添加白酒，每日振摇1~2次，密封浸泡5~7日，去渣留液。
【功效】 祛风散寒，活血止痛，强筋壮骨。
【主治】 风湿性关节炎，类风湿性关节炎，腰腿疼痛。
【用法】 口服。每日2~3次，每次10~15毫升。
【注意】 乌头大毒，须炮制；地枫皮小毒。本酒不宜多服、久服，高血压、心脏病、风湿热、严重溃疡病患者忌服。忌用铁器浸酒。少数人服用何首乌可出现肝损害、皮肤过敏、眼部色素沉着、腹痛、泄泻等症状，应立即停用。

② 乌头木瓜酊
来源：《家庭医药》

【原料】 制川乌、制草乌各20克，细辛15克，川芎、木瓜各30克，羌活10克，80%乙醇500毫升。
【制作】 前6味粗碎，置容器中，添加乙醇，隔水加热30分钟，去渣留液。
【功效】 祛风散寒，除湿通络。
【主治】 风寒湿侵型类风湿性关节炎，病初起，晨僵，关节走窜肿痛，屈伸不利，得温或活动后减轻，得寒则剧，局部畏寒怕冷。

【用法】 外用。每日1～2次，每次将酒温热，用纱布蘸本酒擦洗患处30分钟，洗后避风2小时。

【注意】 乌头大毒，须炮制；细辛小毒。本酒不宜内服、多用、久用，孕妇忌用。

③ 五蛇酒　　　　　　　　　　　　　来源:《虫类药的应用》

【原料】 蝮蛇、乌梢蛇各4条，眼镜蛇、蕲蛇各1条，赤链蛇50克，白酒5升。

【制作】 五蛇蒸熟，置容器中，添加白酒，每日振摇1～2次，密封浸泡45日，酒至半时再添酒至足数，去渣留液。

【功效】 祛风攻毒，通络止痛，强身健体。

【主治】 风湿性及类风湿性关节炎。

【用法】 口服。每日2次，每次20～25毫升。

【注意】 蕲蛇有毒。本酒不宜多服、久服，孕妇忌服。

④ 长宁风湿酒　　　　　　　　　　　来源:《中药制剂汇编》

【原料】 当归120克，土茯苓、威灵仙各90克，生地黄、木防己、红花各60克，木瓜30克，高粱酒1.5升，蝮蛇、眼镜蛇、赤链蛇各500克。

【制作】 前7味捣碎，置容器中，添加高粱酒，每日振摇1～2次，密封浸泡21日，去渣留液。蝮蛇、眼镜蛇、赤链蛇分别置净器内，浸高粱酒1升，21日后沥出，等量混合为三蛇酒，与药汁等量混合。

【功效】 散风活血，祛湿止痛。

【主治】 类风湿性关节炎及其他关节炎。

【用法】 口服。每日3次，每次10～15毫升。

【注意】 木防己不宜用广防己代替，因为后者可损害肾脏功能。

⑤ 风湿酒　　　　　　　　　　　　　来源:《国医论坛》

【原料】 全蝎、当归、牛膝各50克，川芎40克，红花45克，白芥子30克，麝香1克，白酒2.5升。

【制作】 前6味切碎，混匀，置容器中，添加白酒，每日振摇1～2次，密封浸泡30日，去渣留液，入麝香末混匀。

【功效】 活血祛风，搜风通络。

【主治】 类风湿性关节炎，关节游走性疼痛。

【用法】 睡前口服。每日1次，每次30毫升。

【注意】 全蝎有毒。本酒不宜多服、久服，孕妇忌服。

⑥ 全蝎蜈蚣酒　　　　　　　　　　　来源:《食物疗法》

【原料】 全蝎、蜈蚣各9克，乌梢蛇30克，白酒500毫升。

【制作】 前3味捣碎，置容器中，添加白酒，每日振摇1～2次，密封浸泡14～30日，去渣留液。

【功效】 祛风除湿，通经活络。

【主治】 类风湿性关节炎。

【用法】 口服。每日 1 次，每次 20 毫升。

【注意】 全蝎、蜈蚣有毒。本酒不宜多服、久服，孕妇忌服。

⑦ 抗风湿 I 号酒　　来源:《河北中医》

【原料】 雷公藤 250 克，青风藤 150 克，当归、防己各 40 克，制川乌、桂枝、牛膝、海风藤、秦艽各 60 克，黄芪 80 克，红花 30 克，甘草 20 克，冰糖 250 克，白酒 1 升。

【制作】 诸药使碎，置容器中，添加清水 5 升，文火煎至 1 升，去渣留液，入冰糖溶解，候冷，添加白酒混匀。

【功效】 益气活血，祛风除湿，通络止痛。

【主治】 类风湿性关节炎（偏寒型）。

【用法】 饭后口服。每日 3 次，每次 20～30 毫升。

【注意】 川乌大毒，须炮制；雷公藤大毒。本酒不宜多服、久服，孕妇忌服。上肢疼痛加羌活，腰股疼痛加杜仲、桑寄生、刘寄奴、续断，关节肿大明显加皂角刺、松节，挟湿加苍术、薏苡仁，疼痛顽固不消加穿山甲、蜈蚣。

⑧ 抗风湿 II 号酒　　来源:《河北中医》

【原料】 雷公藤 25 克，青风藤 150 克，生地黄 100 克，黄精、秦艽、丹参各 50 克，海风藤、金银花藤、牛膝各 60 克，白木耳、石斛各 40 克，冰糖 250 克，白酒 1 升。

【制作】 诸药使碎，置容器中，添加清水 5 升，文火煎至 1 升，去渣留液，加冰糖溶解，候冷，添加白酒混匀。

【功效】 养阴清热，祛风除湿，活血通络。

【主治】 类风湿性关节炎(偏热型)。

【用法】 饭后口服。每日 3 次，每次 20～30 毫升。

【注意】 雷公藤大毒。本酒不宜多服、久服，孕妇忌服。上肢痛加桂枝，下肢痛加木瓜，风湿去石斛，湿热加苍术、黄柏、川木通，疼痛顽固不消加地龙、僵蚕，病情好转后加枸杞子、何首乌、南沙参、伸筋草。

⑨ 复方三蛇酒　　来源:《当代名医临证精华·痹证专辑》

【原料】 白花蛇 25 克，蕲蛇、乌梢蛇各 30 克，蜈蚣 5 条，防己、防风各 30 克，全蝎、蜣螂各 10 克，露蜂房 15 克，生地黄、羌活、金银花藤、海风藤、金银花根、桑枝、甘草各 30 克，高粱酒 2.5 升。

【制作】 前 16 味捣碎，置容器中，添加高粱酒，每日振摇 1～2 次，密封浸泡 14 日，去渣留液。

【功效】 祛风除湿，透骨通络，除痹止痛。

【主治】 类风湿性关节炎剧痛，或久痹疼痛顽固者。

【用法】口服。每日 2 次，每次 10~15 毫升。

【注意】蕲蛇、蜈蚣、全蝎、露蜂房有毒。本酒不宜多服、久服，孕妇忌服。忌食鱼、羊、鹅、面等物。白花蛇取龙头虎口，黑质白花，尾有佛指甲，目光不陷者为佳。

⑩ 复方雷公藤酒 　　　　来源:《洪湖科技》

【原料】雷公藤 250 克，制川乌、制草乌各 60 克，当归、红花、肉桂、牛膝、木瓜、羌活、杜仲、地骨皮各 20 克，白酒 500 毫升，冰糖 250 克。

【制作】前 11 味切碎，置容器中，添加清水 2.5 升，文火煎约 1.5 小时，去渣留液，加冰糖溶解，入白酒拌匀。

【功效】祛风通络，舒筋活血，消肿止痛。

【主治】类风湿性关节炎，风湿痹痛，关节疼痛。

【用法】饭后口服。每日 3 次，每次 15~20 毫升。

【注意】乌头大毒，须炮制；雷公藤大毒。本酒不宜多服、久服，孕妇忌服。

⑪ 追风酒 　　　　来源:《药酒汇编》

【原料】当归、川芎、白芍、熟地黄、杜仲、牛膝、香附、羌活、独活、寻骨风、木瓜、桂枝、荜茇、地龙、茯苓、大枣各 15 克，水蛭、土鳖虫、三七、红花、制川乌、制草乌、全蝎、蝉蜕各 9 克，枸杞子 5 克，制马钱子 45 克，乌梢蛇 30 克，蜈蚣 16 克，白酒 1 升。

【制作】前 28 味研末，置容器中，添加白酒，每日振摇 1~2 次，密封浸泡 20 日，去渣留液。

【功效】追风活络，活血止痛。

【主治】类风湿性关节炎（顽痹日久，关节变形、肿大，屈伸不利，疼痛不止）。

【用法】口服。每日 3 次，每次 10~20 毫升。

【注意】乌头、马钱子大毒，均须炮制。全蝎、蜈蚣有毒，水蛭、土鳖虫小毒。本酒不宜多服、久服，孕妇及痹证初起、热痹、阴虚火旺者忌服。

⑫ 蜈蚣白蛇酒 　　　　来源:《福建中医药》

【原料】白花蛇 30 克，蜈蚣、细辛各 20 克，当归、白芍、甘草各 60 克，白酒 2 升。

【制作】前 6 味研末，置容器中，添加白酒，每日振摇 1~2 次，密封浸泡 10 日，去渣留液。

【功效】温经散寒，活血祛风，活血通络。

【主治】类风湿性关节炎和风湿性关节炎。

【用法】口服。每日 2 次，每次 30~40 毫升。

【注意】蜈蚣有毒，细辛小毒。本酒不宜多服、久服，孕妇忌服。忌食鱼、羊、鹅、面等物。白花蛇取龙头虎口，黑质白花，尾有佛指甲，目光不陷者为佳。

⑬ 蕲蛇红花酒

来源:《中药制剂汇编》

【原料】 蕲蛇50克，红花20克，天麻、防风、当归各10克，羌活、秦艽、五加皮各15克，蔗糖200克，白酒2升。

【制作】 蕲蛇粉碎粉，余7味共粉碎，与蕲蛇粉混匀，用白酒作溶剂，密封浸泡2日，以每分钟1~3毫升的速度缓缓渗漉，收集渗液，加蔗糖溶解，去渣留液。

【功效】 祛风除湿，舒筋活血。

【主治】 风湿性关节炎，类风湿性关节炎，关节疼痛。

【用法】 口服。每日2次，每次10~20毫升。

【注意】 蕲蛇有毒。本酒不宜多服、久服，孕妇忌服，肝肾功能不好者慎服。

第八节 | 传染科

一、水痘

水痘指皮肤黏膜上分批出现丘疹、疱疹、结痂等，多因时行邪毒内蕴肺脾所致，治以清热解毒透疹为主，辨证给予利湿疏风、清气凉营、泄热止痒等，常用荸荠、金银花、连翘、蝉蜕、升麻、麻黄等中药。

● 荸荠酒

来源:《中国民间百病良方》

【原料】 鲜荸荠10个，米酒100毫升。

【制作】 荸荠去皮，切片，置容器中，添加米酒、清水，文火煮熟。

【功效】 清热解毒。

【主治】 小儿风热感冒，水痘，麻疹。

【用法】 口服。每日2次，每次1/2剂。

二、麻疹

麻疹是一种急性呼吸道传染病，以发热咳嗽、鼻塞流涕、泪水汪汪、全身红色丘疹点、口腔黏膜斑等为主要特征，多因感受时邪或疫毒（麻疹病毒）所致，治以解表透疹为主，辨证给予清凉解表、养阴清热、清热解毒等，常用蝉蜕、芫荽、西河柳、浮萍等中药。

① 芫荽麻黄酒

来源: 民间验方

【原料】 鲜芫荽120克，鲜浮萍、生麻黄、西河柳各15克，黄酒120毫升。

【制作】 前4味粗碎，放炉上加热，置患儿床前，待水渐沸时置容器中，添加黄酒。

【功效】透发麻疹。

【主治】小儿麻疹透发不畅或身热无汗者。

【用法】外用。每日1次，每次取1剂，使蒸气散布房中，并不时将新毛巾浸入药液中使其略暖，为患儿擦面部、背部及四肢等处。

【注意】芫荽俗称香菜，常用调味品之一。避免受寒。

② 芫荽浮萍酒

【原料】紫背浮萍、臭牡丹、芫荽各30克，西河柳10克，烧酒100毫升。

【制作】前4味粗碎，置容器中，添加清水，文火煎沸，去渣留液，入烧酒混匀。

【功效】解表透疹止痒。

【主治】麻疹发热，疹子突然隐没，或湿郁热闭，经络阻滞，身起红斑热痱，瘙痒难耐。

【用法】外用。不拘时候，每次趁热抹洗全身，微汗出则效果更佳。

【注意】芫荽俗称香菜，常用调味品之一。防止药液进入眼、口、鼻。

三、风疹

风疹是一种呼吸道传染病，以皮疹、低热或中度发热、轻微咳嗽、乏力、纳呆、咽痒、目赤、头部淋巴结肿大等为主要特征，多由风疹病毒搏结气血，外发肌肤，内窜经络所致，治以清热透疹为主，常用牛蒡根、蝉蜕、连翘、金银花、升麻、柴胡等中药。

● 牛蒡蝉蜕酒

【原料】牛蒡根500克，蝉蜕30克，黄酒1.5升。

【制作】牛蒡根切片，与蝉蜕混匀，置容器中，添加黄酒，每日振摇1～2次，密封浸泡5日，去渣留液。

【功效】疏风清热，解毒利咽。

【主治】风热袭表，风疹，麻疹，荨麻疹；咽喉肿痛，咳嗽，喉痹，吐痰不利，疮痈肿痛。

【用法】口服。每日2次，每次10～20毫升。

【注意】脾胃寒湿泄泻者忌服。

四、百日咳

百日咳是一种小儿呼吸道传染病，主要表现为咳嗽逐渐加重，持续2～3个月，阵发性痉挛性咳嗽时可听到鸟啼样吼声，多因伏痰兼外感百日咳杆菌导致肺气郁火上逆所致，治以清肺化痰降逆为主，常用葶苈子、沙参、麦冬、马兰等中药。

中华药酒配方大全

142

① 土牛兰草酒

来源：《药酒汇编》

【原料】 土牛膝根、鹅不食草、马兰各50克，米酒200毫升，白砂糖适量。

【制作】 前3味切碎，置容器中，添加米酒，文火煮沸，入白砂糖溶解。

【功效】 清热解毒，利尿。

【主治】 百日咳。

【用法】 口服。每日3次，每次1/3剂。

② 猪肠葱实酒

来源：《中国民间百病良方》

【原料】 猪小肠1节，葱实50克，黄酒适量。

【制作】 前2味粗碎，置容器中，文火炒香，加洗米水500毫升及少许黄酒，继续煮熟，去渣留液。

【功效】 补虚润燥，祛湿化痰。

【主治】 百日咳，日久不愈，痰稀面白，遗尿气喘。

【用法】 口服。每日1次，每次1剂。

五、流行性感冒

流行性感冒是时行邪气引起的呼吸道传染病，以起病急骤、传变迅速、高热、乏力、咽喉疼痛、全身肌肉酸痛等为主要特点，治以透邪清热解毒为主，辨证给以宣卫透邪、清热透表、清肺泄热、清气凉营、润肺养胃等，常用板蓝根、桑叶、菊花、薄荷、连翘等中药。

① 芷羌搐鼻酒

来源：《中国当代中医名人志》

【原料】 白芷、羌活、荆芥各12克，细辛、蔓荆子各6克，藿香、延胡索、川芎、防风、牡丹皮、僵蚕各10克，芒硝、二郎箭各15克，白酒1升。

【制作】 前13味使碎，置容器中，添加白酒，每日振摇1～2次，密封浸泡3日，去渣留液。

【功效】 活血祛风，扶正祛邪。

【主治】 预防流行性感冒，兼治伤风、风寒感冒，头痛恶寒，鼻流清涕。

【用法】 外用。每日2次，用小玻璃瓶盛装，对着鼻孔搐吸。

【注意】 细辛小毒。本酒不宜内服、多用、久用，脾胃虚寒及孕妇禁用。忌食生冷、辛辣厚味食物。

② 苦参板蓝酒

来源：民间验方

【原料】 苦参5克，桔梗3克，板蓝根10克，白酒250毫升。

【制作】 前3味捣碎，与白酒同置容器中，武火煎煮10～15分钟，去渣留液。

【功效】 疏风清热解表。

【主治】 流行性感冒。

【用法】 口服。每日 3 次，每次 5～10 毫升。

【注意】 不会饮酒者，可用消毒棉球蘸本酒擦洗鼻孔、口咽部。

❸ 桑菊酒

【原料】 桑叶、菊花、连翘、杏仁各 30 克，薄荷、甘草各 10 克，芦根 35 克，桔梗 20 克，米酒 1 升。

【制作】 前 8 味捣细，置容器中，添加米酒，每日振摇 1～2 次，密封浸泡 5 日，去渣留液。

【功效】 疏风清热，宣肺止咳。

【主治】 外感风热，或风温病初起，发热不重，微恶风寒，头痛咽痛，咳嗽鼻塞，咯痰黄稠，口微渴饮。

【用法】 口服。每日 2 次，每次 10～15 毫升。

【注意】 忌食辛辣、厚味食物。身热较甚、咽痛较重及目赤肿痛者忌服。

【来源】 《温病条辨》桑菊饮改为酒剂。

六、肺结核

肺结核是结核分枝杆菌感染肺部引起的一种慢性虚弱性传染病，临床多表现为咳嗽、咯血、低热、盗汗、身体消瘦等，多由气血虚弱、阴精耗损兼有结核分枝杆菌感染所致，治以补虚培元杀虫为主，重在滋阴润肺、健脾益胃，常用百部、白及、黄连、大蒜、吴茱萸、人参等。

❶ 洋参百部酒

【原料】 西洋参、麦冬各 9 克，百部 30 克，浙贝母 15 克，黄酒 2 升。

【制作】 诸药粗碎，置容器中，加清水 500 毫升，文火煎至减半，再入黄酒煮沸，候冷，每日振摇 1～2 次，密封浸泡 3 日，去渣留液。

【功效】 滋阴润肺，益气生津，止咳杀虫。

【主治】 肺结核，肺热久咳，痰中带血。

【用法】 口服。每日 2 次，每次 15～30 毫升。

【注意】 忌多饮。忌食萝卜、莱菔子、生葱、大蒜、藜芦等。百部过量使用，偶见胸部灼热感，口、鼻、咽喉发干，甚至头晕、胸闷、气急，应立即停药。

❷ 夏枯草酒

【原料】 夏枯草 500 克，黄酒 1 升。

【制作】 前 1 味粗碎，置容器中，添加黄酒，隔水文火蒸至无酒味，去渣留液。

【功效】 清热止血。

【主治】 肺结核咯血。

【用法】 空腹温饮。每日 3 次，每次 15～30 毫升。

【注意】 忌多饮。

③ 桑皮仙鹤酒

来源:《圣济总录》

【原料】 桑白皮 100 克,仙鹤草 300 克,吴茱萸根皮 150 克,黄酒 1.5 升。

【制作】 前 3 味切片,置容器中,添加黄酒,文火煎至减半,再密封浸泡 1~2 日,去渣留液。

【功效】 泻肺补肾,止咳杀虫。

【主治】 痨热生虫(痨虫),在肺为病(结核)。

【用法】 空腹口服。每日 1 次,每次50~70毫升。

【注意】 吴茱萸小毒。本酒不宜多服、久服,孕妇、阴虚火旺者忌服。

七、细菌性痢疾

细菌性痢疾是痢疾杆菌引起的一种常见消化道传染病,临床主要表现为腹痛、时时欲便、便而不爽、肛门重坠、便下赤白脓血等,宜调和气血、顾护胃气,常用当归、白芍、黄连、黄芩、山楂、木香、槟榔、鸡冠花等中药。

① 大黄酒

来源:《本草纲目》

【原料】 大黄 12 克,白酒 250 毫升。

【制作】 前 1 味捣碎,置容器中,添加黄酒,每日振摇 1~2 次,密封浸泡 7 日,去渣留液。

【功效】 泄热毒,破积滞。

【主治】 痢疾初起,里急后重。

【用法】 空腹口服。每日 2 次,每次 10 毫升。

【注意】 表证、血虚气弱、脾胃虚寒、胎前产后等忌服。

② 山楂红糖酒

来源:《中国民间百病良方》

【原料】 山楂、红砂糖各 60 克,白酒 30 毫升。

【制作】 山楂切碎,炒至发黏,离火,置容器中,添加白酒,加清水 200 毫升,文火煮 15 分钟,去渣留液,入红砂糖搅匀。

【功效】 收敛止泻,行气活血,抗菌镇痛。

【主治】 急性细菌性痢疾,急性肠炎,老年肠胃虚弱。

【用法】 空腹温饮。每日 2 次,每次 1 剂。

③ 双炭内金酒

来源:《临床验方集》

【原料】 金银花炭 12 克,大黄炭 6 克,板蓝根 30 克,赤芍、鸡内金各 18 克,白术、黄芩、连翘各 12 克,陈皮 6 克,黄酒 100 毫升。

【制作】 前 9 味(除鸡内金外)捣碎,文火水煎 2 次,共取汁 600 毫升,再浓缩至半,置容器中,添加黄酒,加鸡内金粉混匀。

【功效】 清热解毒，化湿导滞。

【主治】 噤口痢。

【用法】 口服。每日 2 次，每次 60～80 毫升。

④ 生姜白芍酒 来源：《中国民间百病良方》

【原料】 生姜 30 克，白芍 15 克，黄酒 70 毫升。

【制作】 生姜捣碎，白芍粗碎，同置容器中，添加黄酒，文火煮沸 10 分钟，去渣留液。

【功效】 温通气血。

【主治】 下痢不止，腹痛转筋难忍。

【用法】 口服。每日 1 次，每次 1 剂。

【来源】 《中国民间百病良方》。又，《外台秘要》生姜酒为上方减白芍，余同上。

⑤ 艾叶陈皮酒 来源：《圣济总录》

【原料】 艾叶、陈皮各 10 克，白酒 500 毫升。

【制作】 前 2 味切碎，研末，同置容器中，添加白酒，煎至 250 毫升，去渣留液。

【功效】 理气血，逐寒湿。

【主治】 痢疾腹痛，睡卧不安。

【用法】 空腹。每日 2 次，每次 10～20 毫升。

【注意】 阴虚血热者慎用。

⑥ 地榆附子酒 来源：《本草纲目》

【原料】 地榆 100 克，制附子 15 克，白酒 800 毫升。

【制作】 前 2 味粗碎，置容器中，添加白酒，每日振摇 1～2 次，密封浸泡 5 日，去渣留液。

【功效】 温中清肠。

【主治】 休息痢，饮食减少，倦怠嗜卧。

【用法】 温饮。每日 3 次，每次 15～20 毫升。

【注意】 附子有毒，须炮制。本酒不宜多服、久服。阴虚及实热者忌服。

⑦ 活血导滞酒 来源：《临床验方集》

【原料】 白芍 30 克，当归、大腹皮各 18 克，三棱、莪术、厚朴、黄连各 10 克，山楂、神曲、桃仁各 20 克，红花 12 克，木香 5 克，白酒 500 毫升。

【制作】 前 12 味捣碎，置容器中，添加白酒，每日振摇 1～2 次，密封浸泡 7 日，去渣留液。

【功效】 活血化瘀，宣导积滞。

【主治】 休息痢。

【用法】 口服。每日 2 次，每次 15～30 毫升。

【注意】 桃仁小毒。本酒不宜多服、久服，孕妇忌服。

❽ 路路通酒 来源：《古今良方》

【原料】 路路通1个，白酒400毫升。

【制作】 前1味煅，存性，研末，置容器中，添加白酒，文火煎沸，候冷，去渣留液。

【功效】 祛风通络，利水除湿。

【主治】 脏毒，细菌性痢疾。

【用法】 口服。每日3次，每次10~20毫升。

第九节 外科

一、疖

疖是一种生于皮肤浅表的急性化脓性疾患，主要表现为局部红肿热痛、肿势局限在3厘米、脓出即愈，多因暑湿热毒蕴结所致，治以利湿解毒为主，辨证给予清热解毒、益气养阴、养血祛风等治法，常用马齿苋、蒲公英、败酱草、苦参、石榴、天花粉、紫花地丁、金银花等中药。

❶ 龙葵草酒 来源：《普济方》

【原料】 龙葵草150克，白酒适量。

【制作】 前1味粗碎，置容器中，加白酒，捣烂如泥。

【功效】 清热解毒，活血消肿。

【主治】 疖肿。

【用法】 外用。每日1~2次，每次取酒泥外敷患处。

❷ 防风首乌酒 来源：《外科精要》

【原料】 防风、苦参、制何首乌、薄荷各15克，白酒800毫升。

【制作】 前4味粗碎，置容器中，添加白酒、清水各800毫升，文火煎沸，去渣留液。

【功效】 清热解毒，养血祛风。

【主治】 遍身疮肿痒痛。

【用法】 外用。每日2次，每次用消毒棉球蘸本酒外擦患处。

【注意】 避风。忌用铁器浸酒。服用何首乌出现肝损害、皮肤过敏、眼部色素沉

第三章 治病药酒

147

着、腹痛、泄泻等症状，应立即停用。

③刺针草酒
来源：《中国民间百病良方》

【原料】 刺针草 100 克，白酒 500 毫升。

【制作】 前 1 味切碎，置容器中，添加白酒，每日振摇 1～2 次，密封浸泡 3 日，去渣留液。

【功效】 清热解毒，祛风活血。

【主治】 疖肿。

【用法】 外用。每日 2～3 次，每次用消毒棉球蘸本酒外擦患处。

④野菊花叶酒
来源：《中国民间百病良方》

【原料】 野菊花叶 1000 克，果酒适量。

【制作】 前 1 味粗碎、捣烂绞汁。

【功效】 清热解毒，通经活络。

【主治】 疮疖，肿毒。

【用法】 口服。每日 2 次，每次取药汁 30 毫升、果酒 30 毫升冲服。药渣可敷患处。

【注意】 忌食葱、蒜等辛热发物。

⑤酸甜石榴酒
来源：《普济方》

【原料】 酸石榴、甜石榴各 10 枚，党参、苦参、牡丹皮、白芍、知母、天花粉各 40 克，白酒 1.8 升。

【制作】 前 8 味粗碎，置容器中，添加白酒，每日振摇 1～2 次，密封浸泡（春 7 日，冬 15 日），去渣留液。

【功效】 养阴清热，凉血解毒。

【主治】 热壅肉腐引起的疖肿。

【用法】 空腹口服。每日 3 次，每次 20～30 毫升。

⑥蝮蛇地丁酒
来源：《新医学》

【原料】 蝮蛇 1～2 条，紫花地丁 50 克，白酒 1 升。

【制作】 前 2 味粗碎，置容器中，添加白酒，每日振摇 1～2 次，密封浸泡 90 日，去渣留液。

【功效】 清热解毒。

【主治】 软组织化脓性感染。

【用法】 外用。不拘时候，每次用消毒纱布蘸酒外敷患处。

二、甲沟炎

甲沟炎俗称嵌甲，指发生在指甲周围的急性化脓性感染，以甲沟潮红、肿胀、疼痛、分泌浆液性脓液为主要特征，多因火毒瘀结所致，治以清热解毒活血为主，常用乌梅、马鞭草、仙人掌、黄连、芝麻等中药。

● 大黄栀子酒
来源：《四川中医》

【原料】 大黄、栀子各30克，红花10克，75%乙醇1升。

【制作】 前3味粗碎，置容器中，添加乙醇，每日振摇1~2次，密封浸泡14日，去渣留液。

【功效】 清热解毒，凉血活血。

【主治】 甲沟炎未溃，或甲下有少量脓液。

【用法】 外用。不拘时候，每次取本酒温热，浸泡患指。

三、足底疔

足底疔指发生在足掌中心的急性化脓性感染，以局部红肿热痛、坚硬根深、状如钉丁为主要特征，多由湿热毒邪瘀阻所致，治以清热利湿、解毒化瘀为主，常用藤黄、牛膝、蟾酥、黄连、大青叶等中药。

● 藤黄酒
来源：《中国当代中医名人志》

【原料】 藤黄、白酒各适量。

【制作】 藤黄研末，置容器中，添加白酒，调浓度为30%。

【功效】 清火解毒，消肿散结。

【主治】 各种肿痛，尤其是手足部疔疮。

【用法】 外用。不拘时候，每次用消毒棉球蘸本酒涂擦患处。

四、痈

痈指发生在皮肉之间的急性化脓性疾病，以局部光软无头、红肿疼痛（少数初起皮色不变）、起病迅速、易肿、易脓、易溃、易敛为主要特征，多因痰毒瘀阻所致，治以清热解毒、祛瘀化痰为主，常用藤黄、金银花、野菊花、皂角刺、赤芍等中药。

① 止痛灵
来源： 民间验方

【原料】 制川乌、制草乌、制天南星各15克，洋金花10克，白酒500毫升，红花油10毫升。

【制作】 前4味切碎，置容器中，添加白酒，每日振摇1~2次，密封浸泡10~15日，去渣留液，入红花油混匀。

【功效】 活血消肿，止痛解毒。

【主治】 痈疽初起，表浅肿物切除后，跌打损伤，拔牙。

【用法】 外用。每日1~2次，每次用消毒棉球蘸本酒涂擦局部或纱布湿敷。

【注意】 乌头大毒，天南星有毒，均须炮制。洋金花有毒。本酒内服、多用、久用宜慎，孕妇及体虚者禁用。

② 牛蒡地黄酒

来源:《圣济总录》

【原料】 牛蒡子、生地黄、枸杞子各100克，牛膝20克，白酒1.5升。

【制作】 前4味捣末，置容器中，添加白酒，每日振摇1～2次，密封浸泡（春夏7日，秋冬14日），去渣留液。

【功效】 清热解毒，养阴凉血，补益肝肾。

【主治】 风毒疮痈不瘥，吐血，鼻出血，齿痛，口舌生疮；四肢缓弱，腰膝酸困；咳嗽咳痰；阴虚发热。

【用法】 晚饭后温饮。每日1次，每次10～20毫升。

【注意】 脾虚便溏者不宜。

③ 甘草麝香酒

来源:《圣济总录》

【原料】 炙甘草、升麻、沉香各20克，麝香6克，淡豆豉35克，白酒200毫升。

【制作】 前5味研末，置容器中，添加白酒，文火煮沸，每日振摇1～2次，密封浸泡3日，去渣留液。

【功效】 消肿止痛。

【主治】 头上肿毒，痈疽疮毒，刺痛难忍；脾胃虚弱，中气不足，气短乏力，食少便溏，胃寒呕吐，呃逆，咳喘，脘腹或四肢拘挛作痛。

【用法】 空腹口服。每日2次，每次10～15毫升。

【注意】 阴虚阳亢、湿盛之胸腹胀满及孕妇忌服。

④ 立效酒

来源:《外科精要》

【原料】 皂角刺30克，甘草5克，制乳香、制没药各3克，瓜蒌9克，黄酒适量，白酒250毫升。

【制作】 前5味捣末，置容器中，添加黄酒、白酒，文火煎沸，去渣留液。

【功效】 解毒止痛。

【主治】 痈疽，瘰疬。

【用法】 温饮。每日1次，每次1剂。

⑤ 如意酒

来源:《潘佩侯方》

【原料】 如意草50克，黄酒70毫升。

【制作】 前1味捣烂，置容器中，添加黄酒，文火煮沸，去渣留液。

【功效】 清热解毒。

【主治】 痈疽，疮毒。

【用法】 温饮。每日1次，每次1剂。

⑥ 阳春酒

来源:《外科正宗》

【原料】 人参、白术、熟地黄各15克，当归、天冬、枸杞子各9克，柏子仁、远志各 7 克，白酒 1.5 升。

【制作】 前 8 味粗碎，置容器中，添加白酒，每日振摇 1～2 次，密封浸泡 10 日，去渣留液。

【功效】 健脾和胃，补养气血，安神定志。

【主治】 各种肿疡后期，疮口肉色淡白，久不收敛、愈合；脾胃虚弱，气血不足，食欲不振，皮肤干燥，面色少华，头晕，心悸，睡眠不足。

【用法】 空腹温饮。每日 2 次，每次 10～20 毫升。

【注意】 痰多、大便溏稀者忌服。忌食萝卜、莱菔子、生葱、大蒜、藜芦等。

⑦ 两皮酒

来源：《证治准绳》

【原料】 海桐皮、五加皮、独活、炒玉米、防风、全蝎、杜仲、牛膝各 30 克，生地黄 90 克，白酒 1.25 升。

【制作】 前 9 味捣碎，置容器中，添加白酒，每日振摇 1～2 次，密封浸泡 5～7 日，去渣留液。

【功效】 清热凉血，祛风除湿，消肿止痛。

【主治】 热毒风结之疡肿，痛不得安。

【用法】 空腹温饮。每日 2～3 次，每次 10～20 毫升。

【注意】 全蝎有毒。本酒不宜多服、久服，孕妇忌服。

⑧ 远志酒

来源：《类编朱氏集验医方》

【原料】 远志 10 克，白酒 500 毫升。

【制作】 前 1 味研末，置容器中，添加白酒，每日振摇 1～2 次，密封浸泡 7 日，去渣留液。

【功效】 安神益智，消肿止痛。

【主治】 一切痈疽、发背、疔毒、恶候侵入有死血者；惊悸失眠，健忘。

【用法】 口服。每日 1 次，每次 10～20 毫升。

【注意】 阴毒在中不痛，敷本酒则痛；忧怒等气积而内攻则痛不可忍，敷本酒则不痛；蕴热在内、热迫手不可近，敷本酒则清凉；气虚血冷，溃而不敛，敷本酒则敛。

⑨ 金银花藤酒

来源：《世医得效方》

【原料】 金银花藤 150 克，生甘草 30 克，黄酒 300 毫升。

【制作】 前 2 味粗碎，置容器中，添加清水 600 毫升，文火煎至减半，再入黄酒煎十数沸，去渣留液。

【功效】 清热解毒，消肿止痛。

【主治】 痈疮初发；风湿热痹，关节红肿热痛；肠痈，热毒泻痢，下痢脓血；外感热毒，壮热烦渴，斑疹隐隐，心烦少寐；妇人乳痈初起。

【用法】 口服。每日 2～3 次，每次 50～60 毫升。外以药渣敷患处，每日 1 次。

第三章 治病药酒

⑩ 复方藤黄酒

来源：民间验方

【原料】 藤黄 100 克，大黄 40 克，黄连、制雄黄、赤芍各 30 克，白酒 500 毫升。

【制作】 前 5 味研末，置容器中，添加白酒，每日振摇 1～2 次，密封浸泡 7 日，去渣留液。

【功效】 泻火解毒，消肿散结。

【主治】 疔疮及一切痈疽阳证。

【用法】 外用。不拘时候，每次取药棉或纱布浸酒敷于患部。

【注意】 雄黄有毒，须炮制；藤黄有毒。本酒不宜内服、多用、久用，孕妇及体虚者忌用。

⑪ 柳树皮酒

来源:《中国民间百病良方》

【原料】 柳树皮 100 克，白酒 200 毫升。

【制作】 前 1 味切碎，置容器中，添加白酒，隔水文火煮沸，密封浸泡 1～3 日，去渣留液。

【功效】 清热解毒，消肿止痛。

【主治】 皮肤体表之无名肿毒，疮疡痈疽。

【用法】 外用。不拘时候，每次用酒热熨肿毒处。

⑫ 神效酒

来源:《景岳全书》

【原料】 人参、制没药、当归尾各 30 克，甘草 15 克，瓜蒌 1 枚，黄酒 300 毫升。

【制作】 前 5 味切碎，置容器中，添加黄酒，文火煎成 200 毫升，去渣留液。

【功效】 托毒，散毒。

【主治】 正虚邪实之疮痈，肠痈，阳痿；脾气亏虚，倦怠乏力，食欲不振，上腹痞满，呕吐泄泻；肺气亏虚，呼吸短促，行动乏力，动辄气喘，自汗；热病气津两伤，身热汗多，心神不安，失眠多梦，惊悸健忘，肠燥便秘，闭经，痛经，胃腹疼痛，跌打伤痛；肺热咳嗽，痰稠难咳；胸痹，结胸，胸膈痞闷作痛。

【用法】 口服。不拘时候，随量饮用。

【注意】 实证、热证、湿盛中满者忌服。忌食萝卜、莱菔子、生葱、大蒜、藜芦等。

⑬ 瓜蒌甘草酒

来源:《圣济总录》

【原料】 瓜蒌 1 枚，甘草 2 克，白酒少许。

【制作】 前 2 味研粉，置容器中，添加白酒、清水，文火煎 3～5 沸，去渣留液。

【功效】 消肿化瘀。

【主治】 痈疽多日不消，咳嗽多痰或咳痰不爽；脾胃虚寒，脘腹挛急作痛，四肢拘挛作痛，或脚挛不伸；冠心病。

【用法】 睡前温饮。每日 1 次，每次 10～15 毫升。

五、瘰疬

瘰疬相当于颈部淋巴结结核，主要表现为颈部、耳后结核如豆，逐渐增大、串生，溃后流脓清稀并挟败絮样物质，多因痰湿蕴结所致，治以祛痰利湿为主，辨证给予疏肝、滋阴、益气、养血等，常用柴胡、陈皮、仙人掌、白头翁、海藻、鳖甲、制半夏、木香、浙贝母等中药。

① 刀豆鸭蛋酒　　　　　　来源:《福建中草药》

【原料】 鲜刀豆壳 30 克，鸭蛋 1 个，白酒 100 毫升。
【制作】 前 1 味粗碎，置容器中，添加鸭蛋、白酒、清水，煮至蛋熟。
【功效】 和中下气，散瘀活血。
【主治】 颈淋巴结结核。
【用法】 口服。每日 1 次，每次 1 剂，吃蛋喝汤。

② 内消酒　　　　　　来源:《普济方》

【原料】 鲜仙人掌 250 克，羌活、杏仁各 30 克，白酒 1 升。
【制作】 前 3 味捣碎，置容器中，添加白酒，每日振摇 1～2 次，密封浸泡 7 日，去渣留液。
【功效】 清热解毒，消肿散结。
【主治】 风热毒气，结成瘰疬。
【用法】 空腹温饮。每日 2 次，每次 10～15 毫升。

③ 玄参磁石酒　　　　　　来源:《圣济总录》

【原料】 玄参、磁石（烧令其赤，使醋淬七遍，研细水飞）各 150 克，白酒 1 升。
【制作】 玄参切碎，与磁石同置容器中，添加白酒，每日振摇 1～2 次，密封浸泡 7 日，去渣留液。
【功效】 滋阴，泻火，潜阳。
【主治】 瘰疬寒热，先从颈腋诸处起者。
【用法】 睡前温饮。每日 1 次，每次 10～15 毫升。

④ 白头翁酒　　　　　　来源:《江苏中医》

【原料】 白头翁根 150 克，白酒 1 升。
【制作】 白头翁根切段，置容器中，添加白酒，密封，隔水煮数沸，置阴凉处 2～3 日，去渣留液。
【功效】 解毒散瘀，排脓敛疮。
【主治】 瘰疬日久生疮，溃后流水清稀，久不收口；腮腺混合瘤。
【用法】 饭后口服。每日 2 次，每次 10～20 毫升。
【注意】 忌食一切生冷、油腻及辛辣物。

⑤ 老蛇盘酒

来源:《陕甘宁青中草药选》

【原料】 老蛇盘60克，白酒500毫升。

【制作】 前1味捣碎，置容器中，添加白酒，每日振摇1~2次，密封浸泡5~7日，去渣留液。

【功效】 祛风散瘀，通络散结。

【主治】 淋巴结结核，甲状腺肿大。

【用法】 口服。每日2次，每次10~15毫升。

⑥ 海藻乌蛇酒

来源:《太平圣惠方》

【原料】 海藻、乌梢蛇各250克，白酒4升。

【制作】 前2味捣末，置容器中，添加白酒，每日振摇1~2次，密封浸泡30日，去渣留液。

【功效】 祛风解毒，软坚散结。

【主治】 风毒所攻，颈项瘰疬如串珠。

【用法】 口服。每日2次，每次10~15毫升。

⑦ 蜘蛛浸酒

来源:《普济方》

【原料】 大肚蜘蛛20只，白酒500毫升。

【制作】 前1味粗碎，置容器中，添加白酒，每日振摇1~2次，密封浸泡50日，去渣留液。

【功效】 祛风，消肿，解毒。

【主治】 颌下结核不消。

【用法】 睡前温饮。每日1次，每次5~10毫升。

【注意】 蜘蛛有毒，不宜多服、久服，孕妇忌服。

⑧ 瘰疬酒

来源:《外科正宗》

【原料】 泽膝250克，金银花藤180克，茵蒿、野菊花各120克，五爪龙30克，马鞭草45克，陈酒7.5升。

【制作】 前6味切碎，置容器中，添加陈酒，密封，隔水文火煮30分钟，再浸泡1小时，去渣留液。

【功效】 清热化痰，活血散结。

【主治】 瘰疬结核，串生满项，顽硬不破。

【用法】 口服。不拘时候，初服以微醉出汗为度，此后随量饮用。

⑨ 鳖甲酒

来源:《普济方》

【原料】 炙鳖甲120克，烧酒250毫升。

【制作】前 1 味研末，置容器中，添加烧酒，每日振摇 1～2 次，密封浸泡 7 日，去渣留液。

【功效】滋阴补肾，软坚散结。

【主治】瘰疬，瘘疮，风顽疥癣，白带过多。

【用法】口服。每日 2 次，每次10～15毫升。

六、瘿

瘿以颈前结喉两侧漫肿或结块、皮色不变、逐渐增大、病程缠绵为特征，多因气滞血瘀痰凝所致，治宜理气解郁、活血祛瘀、化痰软坚、清热化痰等，常用海藻、昆布、黄药子、急性子、浙贝母、紫菜等中药。

① 复方黄药子酒　　　　　　　来源：《串雅内编》

【原料】黄药子、海藻各 1200 克，浙贝母 900 克，白酒 7.5 升。

【制作】前 3 味研末，置容器中，添加白酒，密封，隔水文火煮沸，每日振摇 1～2 次，密封浸泡 10 日，去渣留液。

【功效】软坚散结。

【主治】地方性甲状腺肿。

【用法】口服。每日 3 次，每次10～15毫升。

【注意】黄药子有毒。本酒不宜多服、久服，脾胃虚弱者、孕妇及肝功能损害者慎服。

② 急性子酒　　　　　　　　　来源：民间验方

【原料】急性子 50 克，白酒 500 毫升。

【制作】前 1 味粗碎，置容器中，添加白酒，每日振摇 1～2 次，密封浸泡 3 日，去渣留液。

【功效】破血，消积，软坚。

【主治】瘿瘤，噎食不下。

【用法】口服。每日 3 次，每次10～15毫升。

【注意】急性子有毒。本酒不宜多服、久服，孕妇及内无瘀滞者忌服。

③ 柳根酒　　　　　　　　　　来源：《圣济总录》

【原料】柳根、糯米各 750 克，细曲 50 克。

【制作】前 1 味粗碎，置容器中，添加清水 3 升，文火煮至减半，入熟糯米、细曲拌匀，密封，置阴凉干燥处，常规酿酒，酒熟后去糟留液。

【功效】软坚消瘿。

【主治】甲状腺肿大。

【用法】空腹温饮。每日 3 次，每次10～15毫升。

④ 海藻昆布酒

来源:《普济方》

【原料】 海藻、昆布各500克，白酒2.5升。

【制作】 前2味粗碎，置容器中，添加白酒，每日振摇1～2次，密封浸泡7日，去渣留液。

【功效】 软坚散结。

【主治】 瘰疬（颌下如梅核），瘿瘤。

【用法】 口服。不拘时候，随量饮用。

⑤ 消瘿酒

来源:《景岳全书》

【原料】 昆布10克，海藻15克，沉香、制雄黄各3克，白酒500毫升。

【制作】 前4味粗碎，置容器中，添加白酒，每日振摇1～2次，密封浸泡10日，去渣留液。

【功效】 行郁散结。

【主治】 瘿瘤，瘰疬，甲状腺肿及腺瘤，淋巴结结核，甲状腺功能亢进；睾丸肿大；脚气浮肿及水肿，肝硬化；寒凝气滞，胸腹胀闷作痛；胃寒呕吐，呃逆；痰饮咳喘；蛔虫等寄生虫病。

【用法】 饭后温饮。每日2次，每次10～20毫升。

【注意】 雄黄有毒，须炮制。本酒不宜多服、久服，孕妇忌服。阴虚火旺者慎服。

⑥ 紫菜黄药酒

来源:《偏方大全》

【原料】 紫菜100克，黄药子50克，60度高粱酒50毫升。

【制作】 前2味粗碎，置容器中，添加白酒，每日振摇1～2次，密封浸泡10日，去渣留液。

【功效】 散结消瘿。

【主治】 甲状腺肿大。

【用法】 口服。每日2次，每次15～20毫升。

【注意】 黄药子有毒。本酒不宜多服、久服，脾胃虚弱者、孕妇及肝功能损害者慎服。

七、乳腺炎

乳腺炎以乳房部结块、肿胀疼痛并伴发热等为主要特征，多因肝郁气滞、胃热壅滞所致，治以疏肝清胃、清热解毒、益气和营等，常用瓜蒌、牛蒡子、菊花、蒲公英、金银花、漏芦、川楝子、玫瑰花、川木通等中药。

① 大九股牛酒

来源:《中国民间百病良方》

【原料】 大九股牛15克，白酒500毫升。

【制作】 前 1 味粗碎，置容器中，添加白酒，每日振摇 1~2 次，密封浸泡 30 日，去渣留液。

【功效】 消炎解毒，止痛止咳。

【主治】 急性乳腺炎，痈疮，肺热咳嗽，腮腺炎。

【用法】 口服。每日 2 次，每次 10~15 毫升。

② 川楝子酒
来源：《中国民间百病良方》

【原料】 川楝子连皮和仁、红砂糖、黄酒各适量。

【制作】 川楝子捣碎、晒干，炒微黄，研末。

【功效】 清肝火，除湿热。

【主治】 急性乳腺炎。

【用法】 口服。每日 1~2 次，每次取 10 毫升药末，加红砂糖 60 克，用 100 毫升黄酒冲服。

【注意】 川楝子小毒。本酒不宜多服、久服，孕妇忌服。

③ 元宝草酒
来源：《江西民间草药》

【原料】 元宝草 50 克，白酒 50 毫升。

【制作】 前 1 味粗碎，置容器中，添加清水、白酒各 50 毫升，文火煎沸，去渣留液。

【功效】 活血，止血，解毒。

【主治】 乳痈，跌打扭伤肿痛。

【用法】 口服。每日 2 次，每次 1/2 剂。

【注意】 无瘀滞者忌服。孕妇慎服。

④ 丝瓜络酒
来源：民间验方

【原料】 干丝瓜络 20 克，白酒 20 毫升。

【制作】 前 1 味粗碎，置容器中，点火燃烧成炭末，添加白酒搅匀。

【功效】 通经活络，清热解毒。

【主治】 急性乳腺炎，乳房红肿热痛，乳汁不通，微有恶寒、发热；子宫脱垂。

【用法】 口服。每日 1 次，每次 1 剂。

⑤ 白果酒
来源：《中国民间百病良方》

【原料】 白果 400 克，白酒 500 毫升。

【制作】 白果粗碎，研末。

【功效】 收敛，消炎。

【主治】 乳腺炎溃烂。

【用法】 每日 1 次，每次用酒 15 毫升，冲服药末 10 克；另取药末 20 克，用酒调敷患处。

【注意】白果有毒。本酒不宜多服、久服，孕妇忌服。

⑥ 红砂糖酒
来源：民间验方

【原料】红砂糖50克，白酒30毫升。

【制作】前1味与酒同入瓷器中，煎煮成糊状。

【功效】润肤，活血止痛。

【主治】产后乳头皲裂生疮，疼痛难忍。

【用法】外用。每日3次，每次将适量红砂糖酒敷在乳头上。

⑦ 牡荆子酒
来源：民间验方

【原料】牡荆子12克，白酒30~50毫升。

【制作】前1味粗碎，研末。

【功效】祛风清热止痛。

【主治】停乳奶胀。

【用法】口服。每日2次，每次1剂，将药末与温水、酒调匀饮服。

⑧ 玫瑰煮酒
来源：民间验方

【原料】玫瑰花30朵，陈酒适量。

【制作】玫瑰花阴干，去心蒂，置容器中，添加白酒，文火煎煮15~30分钟，去渣留液。

【功效】清热解郁，理气调中，和气散瘀。

【主治】乳痈初起。

【用法】饭后温饮。每日2次，每次10~15毫升。

⑨ 苦地胆根酒
来源：民间验方

【原料】苦地胆根9~15克，黄酒50~100毫升。

【制作】前1味切碎，煎取浓汁，去渣留液。

【功效】清热解毒，消炎。

【主治】急性乳腺炎。

【用法】口服。每日2次，每次取适量黄酒冲服药汁。

⑩ 菊花公英酒
来源：民间验方

【原料】菊花、鲜蒲公英各30克，白酒500毫升。

【制作】前2味捣烂，与白酒调成糊状。

【功效】清热解毒，消痈散结。

【主治】慢性乳腺炎。

【用法】外用。每日2次，每次用消毒纱布蘸酒外敷患处。

⑪ 蛇蜕酒

【原料】 蛇蜕、鹿角霜、露蜂房各 9 克，黄酒适量。

【制作】 前 3 味烧灰存性，研末。

【功效】 清热解毒，祛风除湿。

【主治】 乳房肿胀，疼痛。

【用法】 口服。每日 2 次，每次用黄酒冲服药末 3 克。

【注意】 露蜂房有毒。本酒不宜多服、久服，孕妇忌服。

⑫ 银花大黄酒

【原料】 金银花 120 克，大黄 30 克，黄酒适量。

【制作】 前 2 味晒干，研末。

【功效】 清热解毒，活血消肿。

【主治】 热毒内结型急性乳腺炎。

【用法】 口服。每日 3 次，每次用黄酒冲服药末 10 克。

⑬ 银花公英酒

【原料】 金银花、蒲公英各 15 克，黄酒 100 毫升。

【制作】 前 2 味粗碎，置容器中，添加黄酒，文火煎至减半，去渣留液。

【功效】 清热解毒。

【主治】 乳腺炎。

【用法】 温饮。每日 2 次，每次 20～25 毫升。

⑭ 紫花地丁酒

【原料】 紫花地丁 50 克，黄酒 15 毫升。

【制作】 前 1 味晒干，研末。

【功效】 清热解毒，消肿排脓。

【主治】 热毒内结型急性乳腺炎。

【用法】 口服。每日 3 次，每次用黄酒冲服药末 15 克。

⑮ 蒲公英内服酒

【原料】 蒲公英 40 克，50 度白酒 500 毫升。

【制作】 前 1 味切碎，置容器中，添加白酒，每日振摇 1～2 次，密封浸泡 7 日，去渣留液。

【功效】 清热解毒，消痈散结。

【主治】 急性乳腺炎，乳房红肿热痛，乳汁不通，微有恶寒、发热；咽喉肿痛，肺痈咳吐脓痰，胸痛；肠痈之热毒蕴结；湿热黄疸及小便淋沥涩痛。

第三章 治病药酒

【用法】 口服。每日 3 次，每次 20 ~ 30 毫升。

【注意】 用量太过可致缓泻。

八、乳腺增生

乳腺增生以乳房出现形状大小不一的肿块、局部疼痛并与月经周期有关为特征，多因痰浊郁阻所致，治宜疏肝解郁、化痰散结等，常用柴胡、陈皮、白芍、虎刺根、鳝鱼皮、延胡索、川楝子等中药。

① 虎刺根酒
来源： 民间验方

【原料】 虎刺根 30 克，黄酒 50 ~ 100 毫升。

【制作】 前 1 味捣烂，置容器中，添加黄酒，调匀。

【功效】 祛风除湿，活血化瘀。

【主治】 奶结硬块，乳结疼痛。

【用法】 口服。每日 2 次，每次 20 ~ 30 毫升。

② 鳝鱼皮酒
来源：民间验方

【原料】 鳝鱼皮、白酒各适量。

【制作】 鳝鱼皮烧灰，捣细为末。

【功效】 清热解毒，消肿散瘀。

【主治】 乳结硬块疼痛。

【用法】 空腹温饮。每日 2 次，每次取药末 5 克，用白酒 10 毫升冲服。

九、痔 疮

痔是直肠末端静脉丛扩张、痔外静脉破裂或肛缘皮肤炎症增生形成的肿物，以便血鲜红、痔核脱出、肛门瘙痒等为特征，多因气虚湿热瘀阻所致，治宜清热凉血、健脾益气、清热利湿、祛风散寒等，常用苦参、五倍子、穿山甲、黄连等中药。

① 二甲酒
来源：《医学文选·祖传秘方验方集》

【原料】 穿山甲 30 克，人指甲 5 克，三花酒适量。

【制作】 前 2 味粗碎，研末。

【功效】 活血通络止痛。

【主治】 内痔。

【用法】 口服。每日 2 次，每次取药末 1 ~ 1.5 克，用三花酒 10 ~ 15 毫升送服。

② 大茄子酒
来源：《圣济总录》

【原料】 大茄子 1 枚，黄酒 750 毫升。

【制作】 前 1 味锡纸包裹，灰火煨熟，置容器中，添加黄酒，每日振摇 1 ~ 2 次，密封浸泡 3 日，去渣留液。

【功效】 清热解毒，活血化瘀，祛风通络。

【主治】 久痔便血。

【用法】 空腹温饮。每日 3 次，随量饮用。

【注意】 脾虚泄泻、中焦虚寒者不宜多服。

③ 大黄地榆酒　　　　　　　　　　　　来源：民间验方

【原料】 生大黄、土茯苓各 15 克，生地榆 30 克，蒲公英 20 克，黄酒 300 毫升。

【制作】 前 4 味粗碎，置容器中，添加清水 450 毫升，文火煎至 150 毫升，再加黄酒煮沸，去渣留液。

【功效】 清热凉血，解毒利湿。

【主治】 痔疮肿痛便血。

【用法】 口服。每日 3 次，每次 15 ~ 20 毫升。

④ 血三七酒　　　　　　　　　　　　　来源：民间验方

【原料】 血三七（红三七）100 克，白酒 1 升。

【制作】 前 1 味粗碎，置容器中，添加白酒，每日振摇 1 ~ 2 次，密封浸泡 7 日，去渣留液。

【功效】 活血通络，祛瘀止痛。

【主治】 痔疮。

【用法】 睡前口服。每日 1 次，每次 20 ~ 25 毫升。

⑤ 花蝴蝶升麻酒　　　　　　　　　　来源：《贵州民间药物》

【原料】 花蝴蝶根 30 克，升麻 20 克，糯米甜酒 100 毫升。

【制作】 前 2 味切碎，置容器中，添加糯米甜酒，文火煮沸，候温。

【功效】 清热解毒，活血舒筋。

【主治】 痔疮出血。

【用法】 口服。每日 2 次，每次 1/2 剂。

【注意】 孕妇忌服。

⑥ 苦参公英酒　　　　　　　　　　　　来源：民间验方

【原料】 苦参、蒲公英、土茯苓各 30 克，黄酒 300 毫升。

【制作】 前 3 味粗碎，置容器中，添加黄酒、清水各 300 毫升，文火煎至减半，去渣留液。

【功效】 清热解毒，利湿消肿。

【主治】 痔疮肿痛。

【用法】 口服。每日 3 次，每次 60 ~ 70 毫升。

⑦ 槐枝苍耳酒

来源:《太平圣惠方》

【原料】 槐枝 3000 克,槐子 200 克,苍耳茎叶 1500 克,酒曲 2500 克,糯米 33 千克。

【制作】 前 3 味切碎,置容器中,添加清水 10 升,文火煎至减半,去渣留液。糯米蒸熟,待温,入药汁、酒曲拌和,密封,置阴凉干燥处,常规酿酒,酒熟后去糟留液。

【功效】 清热凉血,祛风止痛。

【主治】 痔疮。

【用法】 温饮。不拘时候,随量饮用。

⑧ 槐枝槐皮酒

来源:《外台秘要》

【原料】 槐枝、槐白皮、槐子各 1000 克,槐根 2000 克,糯米 2000 克,酒曲 200 克。

【制作】 前 4 味细锉,置容器中,添加清水 16 升,文火煎至 5 升,去渣留液,浓缩至 1.6 升。糯米浸泡,令干,蒸饭,待温,入药汁、酒曲拌和,密封,置阴凉干燥处,常规酿酒,酒熟后去糟留液。

【功效】 凉血清热,消肿止血。

【主治】 痔疮。

【用法】 温饮。每日 3~4 次,随量饮用。

十、血栓闭塞性脉管炎

血栓闭塞性脉管炎主要表现为足趾怕冷、苍白、麻木及间歇性跛行,继则疼痛加剧,趾端变黑坏死脱落,多因寒湿瘀阻所致,治以温经散寒化瘀为主,常用制附子、细辛、川芎、乌头、红花、皂角刺等中药。

① 阳和解凝酒

来源:《上海中医药杂志》

【原料】 制马钱子、木鳖子、白芥子、五灵脂、穿山甲、制川乌、制草乌、制天南星、猪牙皂各 30 克,制狼毒 120 克,大戟、甘遂、肉桂、干姜、麻黄各 15 克,白酒 1 升。

【制作】 前 15 味捣碎,置容器中,添加白酒,每日振摇 1~2 次,密封浸泡 7 日,去渣留液。

【功效】 解毒,祛寒,除湿,通经。

【主治】 因寒湿、痰凝、阴毒所致的阴疽,如脉管炎。

【用法】 外用。每日 1 次。未溃阴疽,将此酒调敷患处;已溃阴疽,将此酒浸纱布条后入疮内。

【注意】 马钱子、乌头大毒,天南星、狼毒有毒,均须炮制。大戟、甘遂有毒,木鳖子、猪牙皂小毒。本酒不宜内服、多用、久用,孕妇及体虚者忌用。

② 爬山猴酒

来源:《中药制剂汇编》

【原料】 爬山猴 350 克,白酒 1 升。

【制作】 前 1 味粗碎,置容器中,添加白酒,每日振摇 1～2 次,密封浸泡 7 日,去渣留液。

【功效】 通经,舒筋,活血。

【主治】 虚寒型脉管炎,跌打损伤。

【用法】 口服。每日 3 次,每次 10～15 毫升。

③ 祛寒通络酒 I

来源:《长寿补酒》

【原料】 制附子 45 克,细辛 15 克,红花、丹参各 60 克,土鳖虫、苏木、川芎各 30 克,大枣 20 枚,白酒 1.5 升。

【制作】 前 8 味粗碎,置容器中,添加白酒,每日振摇 1～2 次,密封浸泡 15 日,去渣留液。

【功效】 温阳散寒,活血通脉。

【主治】 血栓闭塞性脉管炎。

【用法】 口服。每日 2 次,每次 20～30 毫升。

【注意】 附子有毒,须炮制;细辛、土鳖虫小毒。本酒不宜多服、久服,孕妇忌服。

④ 祛寒通络酒 II

来源:《张八卦外科新编》

【原料】 制附子 45 克,细辛 15 克,红花、丹参各 60 克,苍术、川芎各 30 克,大枣 20 枚,白酒 1.5 升。

【制作】 前 7 味捣碎,置容器中,添加白酒,每日振摇 1～2 次,密封浸泡 7 日,去渣留液。

【功效】 温经散寒,活血化瘀。

【主治】 寒湿血瘀型脉管炎,患肢疼痛、苍白或紫暗,触之发凉,受寒加剧,未发生溃疡。

【用法】 口服。每日 2 次,每次 20～30 毫升。

【注意】 附子有毒,须炮制;重楼、细辛小毒。本酒不宜多服、久服,孕妇忌服。

⑤ 通利血脉酒

来源:《广西卫生》

【原料】 走马胎、重楼、当归尾、桑寄生、威灵仙各 30 克,牛膝、桂枝、红花、桃仁、皂角刺各 15 克,制乳香、制没药各 9 克,黄芪、党参各 15 克,三花酒 3 升。

【制作】 前 14 味捣碎,置容器中,添加三花酒,每日振摇 1～2 次,密封浸泡 21 日,去渣留液。

【功效】 温经活络,活血通脉。

【主治】 血栓闭塞性脉管炎,尤其是寒湿凝滞型(寒凝血脉,阳气不达肢端,继之患肢麻木疼痛、皮色苍白、触之冰凉、遇冷加重）和瘀血阻闭型偏寒者（瘀血阻滞，络脉闭塞，患肢紫红或青紫、足背动脉搏动消失）。

【用法】 口服。每日4～6次，每次20～30毫升。药渣亦可外敷患处。

【注意】 重楼、桃仁小毒。本酒不宜多服、久服，孕妇、心脏病者忌服。

❻ 温经通络酒

来源:《药酒汇编》

【原料】 红花、桃仁、皂角刺、吴茱萸各15克，当归尾30克，炮姜10克，白酒1.5升。

【制作】 前6味捣碎，置容器中，添加白酒，每日振摇1～2次，密封浸泡7日，去渣留液。

【功效】 温经散寒，活血通络。

【主治】 血栓闭塞性脉管炎（阴寒型或气滞血瘀型）。

【用法】 口服。每日2～3次，每次10～20毫升。可取药渣外敷患处。

【注意】 桃仁、吴茱萸小毒。本酒不宜多服、久服，孕妇忌服。

第十节 妇科

一、月经先期/量多

月经先期指连续2个以上周期的月经周期为14～21日，月经量多指月经量明显多于以往，两者均与冲任不固、经血失去制约有关，常由气虚、血热、血瘀导致，治以安冲为主，辨证给予益气、温肾、滋阴、清热、疏肝、化瘀等，常用地榆、白芍、艾叶、黄芪、肉桂等中药。

❶ 十全大补酒

来源:《太平惠民和剂局方》

【原料】 当归、熟地黄各120克，党参、白术、茯苓、白芍、黄芪各80克，甘草、川芎各40克，肉桂20克，白酒1.72升，蔗糖172克。

【制作】 前10味粗碎，置容器中，添加白酒，每日振摇1～2次，密封浸泡2日，以每分钟1～3毫升的速度渗漉，加糖搅匀，去渣留液。

【功效】 益气养血，温肾散寒。

【主治】 阳虚有寒，气血亏虚，面色苍白，食欲不佳，体倦乏力，气短心悸，头晕自汗，四肢不温，月经量多，痛经，崩漏，产后恶露不绝，阳痿，眩晕耳鸣；疮疡溃而不敛，脓液清稀。

中华药酒配方大全

【用法】 口服。每日2次，每次15～30毫升。

【注意】 外感风寒、风热及阴虚阳亢者不宜。

② 地榆酒

来源：《祖国医学采风录》

【原料】 生地榆62克，糯米甜酒适量。

【制作】 前1味研末，置容器中，添加糯米甜酒，文火煎沸，去渣留液。

【功效】 清热凉血。

【主治】 月经量多或过期不止，经色深红，质稠有块，腰腹胀痛，心烦口渴。

【用法】 口服。每日2次，每次10～30毫升。

③ 铁树叶酒

来源：《常用中草药手册》

【原料】 铁树叶250克，黄酒适量。

【制作】 前1味研末。

【功效】 清热活血，调经止血。

【主治】 月经量多，崩漏。

【用法】 口服。经前3～5日开始，每日3次，每次用黄酒冲服药末6克。

④ 猪皮红糖酒

来源：民间验方

【原料】 猪皮1000克，红砂糖250克，黄酒250毫升。

【制作】 猪皮去毛、洗净，切小块，置容器中，添加清水，文火炖至肉皮烂透、成黏冻，加入黄酒、红砂糖调匀，候冷。

【功效】 滋阴清热，养血止血。

【主治】 血虚兼有内热，崩漏，月经量多，经色深红或紫红，质稠有小块，尿黄便秘。

【用法】 口服。不拘时候，随量饮用。

⑤ 黑豆淡菜酒

来源：民间验方

【原料】 黑大豆200克，淡菜250克，白芍50克，艾叶10克，米酒400毫升。

【制作】 白芍、艾叶粗碎，黑大豆、淡菜下锅炒香，同置容器中，添加清水2升及米酒，文火煎沸，去渣留液。

【功效】 温经止血。

【主治】 月经量多。

【用法】 口服。每日3次，每次20～25毫升。

【注意】 体内有热者忌服。

二、月经后期/量少

月经后期指连续2个以上周期的月经周期为35～180日，月经量少指月经量明显少于以往，两者均由血海不能按时、足量满溢所致，治以促使血海满溢为主，辨证给予滋阴补肾、益气养血、温经散寒、行气活血、化痰行滞等，常用红花、大枣、山楂、桂枝、熟地黄等中药。

① 月季红花酒
来源：民间验方

【原料】 红花、月季花各30克，黄酒500毫升。

【制作】 前2味切碎，置容器中，添加黄酒，每日振摇1~2次，密封浸泡7日，去渣留液。

【功效】 行气活血，化瘀通经。

【主治】 气滞血瘀，月经后期、量少，闭经，痛经。

【用法】 口服。每日2次，每次10~15毫升。

② 木耳胡桃酒
来源：《偏方大全》

【原料】 黑木耳250克，胡桃仁、大枣各10个，生姜60克，白酒500毫升，蜂蜜适量。

【制作】 前4味捣碎，置容器中，添加白酒，隔水文火煮1小时，去渣留液，入蜂蜜溶解。

【功效】 养血活血，补虚填精。

【主治】 月经后期、量少，心慌气短，面色萎黄。

【用法】 温饮。每日3次，每次10~15毫升。

【注意】 痰火积热及阴虚火旺者忌服。

③ 红花酒
来源：《金匮要略》

【原料】 红花200克，白酒1升，红砂糖适量。

【制作】 前1味粗碎，置容器中，添加白酒，每日振摇1~2次，密封浸泡7日，去渣留液，入红砂糖溶解。

【功效】 养血活血，散瘀通经。

【主治】 血虚、血瘀性月经量少，紫黑有块，少腹胀痛，拒按，血块排出后痛减；跌打损伤，风湿性关节炎。

【用法】 口服。每日1~2次，每次20~30毫升。

④ 红茶葡萄酒
来源：民间验方

【原料】 红茶120毫升，红葡萄酒50毫升，橘汁、杏仁酱各15毫升，杏脯1枚。

【制作】 橘汁、红葡萄酒同入锅中，文火煮热，加红茶煮至将要沸腾，候冷，再入杏仁酱、杏脯搅匀。

【功效】 温经散寒，止痛调经。

【主治】 血寒型月经后期、量少，闭经，痛经。

【用法】 口服。每日2次，每次1/2剂。

⑤ 佛手砂仁酒

来源:《百病饮食自疗》

【原料】 砂仁、佛手、山楂各 30 克，黄酒 500 毫升。

【制作】 前 3 味粗碎，置容器中，添加黄酒，每日振摇 1～2 次，密封浸泡 7 日，去渣留液。

【功效】 理气活血。

【主治】 月经后期，量少，色暗有块，小腹及胸胁、乳房胀闷不舒，精神抑郁。

【用法】 口服。每日 2 次，每次 15～30 毫升。

【注意】 不善饮酒者，可用食醋代替酒，服时加冰糖适量以减酸。

⑥ 茴香桂枝酒

来源:《百病饮食自疗》

【原料】 小茴香 30 克，桂枝 15 克，白酒 250 毫升。

【制作】 前 2 味粗碎，置容器中，添加白酒，每日振摇 1～2 次，密封浸泡 6 日，去渣留液。

【功效】 温经散寒。

【主治】 月经后期，量少，暗红，腹冷痛、得热稍减，恶寒，面色青白。

【用法】 口服。每日 2 次，每次 15～20 毫升。

⑦ 桑椹黄精酒

来源：民间验方

【原料】 桑椹 200 克，黄精 150 克，熟地黄 50 克，米酒 2 升。

【制作】 前 3 味粗研，置容器中，添加米酒，每日振摇 1～2 次，密封浸泡 15 日，去渣留液。

【功效】 滋肾养阴，补气调经。

【主治】 肾阴虚弱，月经后期、量少，闭经。

【用法】 温饮。每日 2 次，每次 10～15 毫升。

⑧ 鹿角霜酒

来源：民间验方

【原料】 鹿角霜 50 克，白酒 500 毫升。

【制作】 前 1 味研细，置容器中，添加白酒，每日振摇 1～2 次，密封浸泡 7 日，去渣留液。

【功效】 温经散寒，止痛调经。

【主治】 血寒型月经后期、量少，闭经。

【用法】 口服。每日 2 次，每次 10～20 毫升。

【来源】 民间验方。又，一方用黄酒冲服鹿角粉 5 克，每天 2 次，能清热解毒、活血消肿，治疗热毒内结型急性乳腺炎。

三、月经先后无定期

月经先后无定期指连续 3 个以上周期的月经周期时而提前至 14～21

日，时而推后至35～180日，多由冲任气血不调、血海蓄溢失常所致，治以调理冲任气血为主，辨证给予补肾益气、健脾益气、疏肝解郁等，常用当归、丹参、鸡血藤、月季花、香附、枸杞子等中药

① 八珍酒

来源:《万病回春》

【原料】当归、白术各9克，白芍6克，生地黄、胡桃仁各12克，人参3克，炙甘草5克，五加皮24克，糯米甜酒1升。

【制作】前8味粗碎，置容器中，添加白酒，隔水文火蒸1.5小时，埋入土中5日后取出，再每日振摇1～2次，密封浸泡21日，去渣留液。

【功效】益气养血，调经止痛。

【主治】气血两虚，四肢倦怠，精神委靡，气短懒言，头晕眼花，面黄肌瘦，腰膝酸软；脾虚食欲减退，胃胀便溏；月经先后无定期、量少色淡，痛经。

【用法】口服。每日2次，每次15毫升。

【注意】痰火积热及阴虚火旺者忌服。忌食萝卜、莱菔子、生葱、大蒜、藜芦等。

② 小茅香酒

来源：民间验方

【原料】小茅香90克，白酒500毫升。

【制作】前1味切片，置容器中，添加白酒，每日振摇1～2次，密封浸泡10日，去渣留液。

【功效】祛风散寒，活血舒筋，清热解毒。

【主治】月经先后无定期，风寒感冒，咳嗽，哮喘，风湿麻痹。

【用法】口服。每日2次，每次10毫升。

③ 月季蒲黄酒

来源：民间验方

【原料】月季花30克（鲜品60克），蒲黄12克，米酒300毫升。

【制作】前2味粗碎，置容器中，添加米酒，文火煎沸30分钟，去渣留液。

【功效】疏肝健脾，理气调经。

【主治】肝郁，或肝气犯脾，月经先后无定期。

【用法】口服。月经前3日开始，每日2次，每次1/2剂。

④ 当归加皮酒

来源:《药酒汇编》

【原料】当归5克，五加皮12克，白芍4克，甘草2.4克，川芎2克，胡桃仁、大枣各6克，糯米甜酒1升。

【制作】前7味切碎，置容器中，添加糯米甜酒，密封，隔水文火煮1小时，候冷，埋入土中5日后取出，再每日振摇1～2次，密封浸泡21日，去渣留液。

【功效】益气养血，活血化瘀。

【主治】月经先后无定期，食少乏力，面黄肌瘦，劳累倦怠，头眩气短，腰膝酸软。

中华药酒配方大全

【用法】 温饮。每日2次，每次15毫升。

【注意】 痰火积热及阴虚火旺者忌服。

⑤ 当归红花酒

【原料】 当归30克，红花20克，丹参、月季花各15克，米酒1.5升。

【制作】 前4味研末，置容器中，添加米酒，每日振摇1～2次，密封浸泡7日，去渣留液。

【功效】 理气活血，调经养血。

【主治】 月经先后无定期，痛经，闭经。

【用法】 空腹温饮。每日2次，每次15～30毫升。

⑥ 当归吴萸酒

【原料】 当归、吴茱萸、川芎各24克，白芍、茯苓、陈皮、延胡索、牡丹皮各18克，香附、熟地黄各36克，小茴香、砂仁各12克，白酒2.5升。

【制作】 前12味粗碎，置容器中，添加白酒，密封，隔水蒸煮2小时，密封浸泡1日，去渣留液。

【功效】 活血调经，开郁行气。

【主治】 月经先后无定期，腹内疼痛或小腹内有结块，伴胀、满、痛。

【用法】 口服。每日2次，每次20～30毫升。

【注意】 吴茱萸小毒。本酒不宜多服、久服，孕妇忌服。

⑦ 血藤归参酒

【原料】 鸡血藤60克，当归、丹参各30克，冰糖60克，白酒500毫升。

【制作】 前3味切碎，置容器中，添加白酒，密封，文火煮至沸，候冷，每日振摇1～2次，密封浸泡5日，去渣留液，入冰糖溶解。

【功效】 补血行血，通经活络。

【主治】 月经先后无定期，闭经，肢体麻木，跌打损伤。

【用法】 口服。每日3次，每次15～30毫升。

⑧ 花蝴蝶酒

【原料】 花蝴蝶根30克，白酒500毫升。

【制作】 前1味切碎，置容器中，添加白酒，每日振摇1～2次，密封浸泡7日，去渣留液。

【功效】 清热解毒。

【主治】 月经先后无定期，腰痛，跌打损伤。

【用法】 口服。每日2次，每次10～15毫升。

第三章 治病药酒

⑨ 补气调经酒

来源：民间验方

【原料】 西洋参、红花各 3 克，白芍、鸡血藤各 20 克，白术、黄芩、三七各 5 克，当归、熟地黄各 15 克，鹿茸 2 克，川芎、香附各 8 克，枸杞子 30 克，白酒 1 升。

【制作】 前 13 味粗碎，置容器中，添加白酒，每日振摇 1～2 次，密封浸泡 30 日，去渣留液。

【功效】 益气养血，舒郁调经。

【主治】 气血亏损，脾肾虚寒，白带过多稀薄，月经量少，先后无定期，不孕。

【用法】 口服。每日 2 次，每次 10～20 毫升。

【注意】 忌食萝卜、莱菔子、生葱、大蒜、藜芦等。

⑩ 鸡血藤酒

来源：民间验方

【原料】 鸡血藤 60 克，白酒 500 毫升，冰糖 40 克。

【制作】 前 1 味切片，置容器中，添加白酒，文火煮至沸，候冷，每日振摇 1～2 次，密封浸泡 5 日，去渣留液入冰糖溶解。

【功效】 补血行血，通经活络。

【主治】 月经先后无定期，闭经及肢体麻木，跌打损伤；风寒湿痹，筋骨不舒疼痛，腰膝冷痛，手足麻木。

【用法】 口服。每日 3 次，每次 15～25 毫升。

⑪ 枸杞杜仲酒

来源：《百病饮食自疗》

【原料】 枸杞子、杜仲各 60 克，白酒 500 毫升。

【制作】 前 2 味粗碎，置容器中，添加白酒，每日振摇 1～2 次，密封浸泡 5 日。

【功效】 补肾调经。

【主治】 月经忽前忽后，量少色淡，清稀，面色晦暗，头晕目眩，耳鸣，腰膝酸软，小腹空痛，夜尿多，大便稀。

【用法】 口服。每日 2 次，每次 15～30 毫升。

⑫ 香附红花酒

来源：《药酒汇编》

【原料】 香附、红花、小茴香各 12 克，当归、茜草、鸡血藤各 18 克，月季花、益母草各 36 克，米酒 1.5 升。

【制作】 前 8 味捣末，置容器中，添加米酒，每日振摇 1～2 次，密封浸泡 10 日，去渣留液。

【功效】 活血调经，理气消胀。

【主治】 气滞血瘀，经前乳胀，月经不调，痛经。

【用法】 口服。每日 3 次，每次 20～30 毫升。

⑬ 蓼根当归酒

来源：民间验方

【原料】 水蓼根 30 克，当归 15 克，白酒 500 毫升。

【制作】 前 2 味切碎，置容器中，添加白酒，每日振摇 1～2 次，密封浸泡 10 日，去渣留液。

【功效】 养血活血调经，祛风除湿解毒。

【主治】 月经先后无定期。

【用法】 口服。每日 2 次，每次 10 毫升。

⑭ 薯莨酒

来源：民间验方

【原料】 薯莨 15～30 克，白酒 500 毫升。

【制作】 前 1 味粗碎，置容器中，添加白酒，每日振摇 1～2 次，密封浸泡 15 日，去渣留液。

【功效】 活血补血，行气止痛。

【主治】 月经先后无定期。

【用法】 口服。每日 2 次，每次 10～15 毫升。

四、经期延长

经期延长指月经周期基本正常，行经 7～13 日方净，多由冲任不固、经血失于制约所致，治以固冲调经为主，辨证给予补气升提、养阴清热、活血化瘀等，常用大黄、丹参、延胡索、牛膝、郁金等中药。

① 大黄酒

来源：民间验方

【原料】 大黄 10 克，黄酒 800 毫升，白砂糖、蜂蜜各适量。

【制作】 大黄切片，置容器中，添加黄酒，每日振摇 1～2 次，密封浸泡 30 日，去渣留液，入白砂糖、蜂蜜溶解。

【功效】 活血化瘀，减肥瘦身。

【主治】 经期延长，肥胖症。

【用法】 口服。每日 2 次，每次 10～15 毫升。

【注意】 既往有肝炎、痔疮、便溏、脾虚、阴虚等病症者忌服。

② 丹参延胡酒

来源：《药酒汇编》

【原料】 丹参、延胡索各 30 克，牛膝、红花、郁金各 15 克，白酒 250 毫升。

【制作】 前 5 味使碎，置容器中，添加白酒，每日振摇 1～2 次，密封浸泡 15 日，去渣留液。

【功效】 行气活血，补肾疏肝。

【主治】 血瘀气阻，经水不畅，7 日月经仍不干净。

【用法】 口服。经前 2 日即开始饮服，至月经干净时停饮。每日 3 次，每次 10～15 毫升。

五、经间期出血

经间期出血是指月经周期基本正常，在两次月经的中间阴道少量出

第三章 治病药酒

血，多因阴阳转化不相协调所致，治以调摄冲任阴阳平衡为主，辨证给予滋阴补肾、健脾益气、清热利湿、行气活血等，常用丹参、青皮、枸杞子、黄柏等中药。

① 鸡血小麦酒

来源：民间验方

【原料】 鲜鸡血1碗，小麦150克，米酒100毫升。
【制作】 小麦粗碎，置容器中，添加鲜鸡血、米酒，文火煮熟。
【功效】 益气养血固冲。
【主治】 肾阴虚型经间期出血。
【用法】 口服。每日2次，每次1/2剂。

② 茴香青皮酒

来源：《百病饮食自疗》

【原料】 小茴香、青皮各15克，黄酒250毫升。
【制作】 前2味粗碎，置容器中，添加黄酒，每日振摇1~2次，密封浸泡3日，去渣留液。
【功效】 疏肝理气调经。
【主治】 气滞血瘀型经间期出血，经色深红、质稠有块、行而不畅、乳房及小腹胀痛，连及两胁，腰腹胀痛，心烦口渴，精神抑郁，胸闷，喜叹息；或经色深红有块，过期不止。
【用法】 口服。每日2次，每次15~30毫升。
【注意】 不耐酒者，可用食醋代酒浸泡。

③ 棉花籽酒

来源：民间验方

【原料】 棉花籽500克，黄酒适量。
【制作】 棉花籽炒至不冒烟，研末。
【功效】 活血，止血，调经。
【主治】 血瘀型经间期出血，出血量或多或少，色紫黑，小腹两侧疼痛。
【用法】 口服。每日2次，每次用黄酒送服药末50克。

六、闭经

闭经指女子年满18周岁仍无月经来潮或月经来潮后又中断6个月以上，多由冲任气血失调所致，治以调养冲任气血为主，辨证给予补肾滋肾、健脾益气、补血养阴、行气活血、温经通脉、化痰除湿等，常用丹参、川芎、当归、香附、苏木、红花、牛膝等中药。

① 大黄三七酒

来源：《常见病验方研究参考资料》

【原料】 大黄9克，三七3克，黄酒适量。

【制作】 前2味粗碎，研末。

【功效】 行瘀破积通经。

【主治】 瘀血阻滞，闭经，月经量少，午后发热，食欲不振。

【用法】 温饮。每日2次，每次用黄酒冲服1/2剂。

② 川芎鸡蛋酒 来源：《妇女病饮食疗法》

【原料】 川芎15克，鸡蛋2枚，黄酒适量。

【制作】 川芎粗碎，与鸡蛋同置容器中，添加清水，文火煮至蛋熟，去壳取蛋，再入黄酒煮5分钟。

【功效】 行气开郁，活血通经。

【主治】 瘀血阻滞，闭经，痛经。

【用法】 口服。每日2次，每次1/2剂。

③ 马鞭草酒 来源：《常见病验方研究参考资料》

【原料】 马鞭草18克，黄酒60毫升。

【制作】 前1味粗碎，置容器中，添加清水、黄酒，文火煮沸，去渣留液。

【功效】 活血化瘀，通脉调经。

【主治】 瘀血阻滞，闭经。

【用法】 空腹口服。每日1次，每次1剂。

④ 月季当归酒 来源：《药酒汇编》

【原料】 月季花30克，当归、丹参各20克，米酒500毫升。

【制作】 前3味切碎，置容器中，添加米酒，每日振摇1~2次，密封浸泡10日，去渣留液。

【功效】 理气活血，调经止痛。

【主治】 月经量少，闭经，痛经，心烦易怒，大便干燥。

【用法】 口服。每日2次，每次20~30毫升。

⑤ 牛膝麻仁酒 来源：民间验方

【原料】 牛膝500克，火麻仁90克，桃仁60克，王瓜根90克，黄酒4升。

【制作】 前4味捣碎，置容器中，添加黄酒，每日振摇1~2次，密封浸泡7日，去渣留液。

【功效】 活血通经。

【主治】 血瘀型闭经。

【用法】 温饮。每日3次，每次20~30毫升。

【注意】 桃仁小毒。本酒不宜多服、久服，孕妇及脾胃虚寒者慎服。

⑥ 当归干漆酒

来源:《圣济总录》

【原料】 当归 30 克，干漆、川芎各 15 克，蜂蜜、黄酒适量。

【制作】 前 3 味粗碎，研末，炼蜜和丸，如梧桐子大。

【功效】 补血活血，消积散结。

【主治】 室女闭经。

【用法】 温饮。每日 2 次，每次用黄酒冲服 20 丸。

⑦ 牡丹月季酒

来源：民间验方

【原料】 牡丹花、月季花各 30 克，白酒 250 毫升。

【制作】 前 2 味切碎，置容器中，添加白酒，每日振摇 1~2 次，密封浸泡 7 日，去渣留液。

【功效】 活血通经。

【主治】 闭经，痛经。

【用法】 口服。每日 2 次，每次 5~10 毫升。

⑧ 参茸补血酒

来源:《全国中成药处方集》

【原料】 丹参 30 克，白术、莲子、远志、生地黄、当归、石菖蒲各 15 克，川芎、何首乌、茯神、甘草各 12 克，枸杞子、五味子、白豆蔻各 9 克，鹿茸 6 克，白砂糖 250 克，白酒 2.5 升。

【制作】 前 15 味粗碎，置容器中，添加白砂糖、白酒，隔水文火蒸 3 小时，候冷，埋入地下 3 日后取出，每日振摇 1~2 次，再密封浸泡 5 日，去渣留液。

【功效】 补血益精，活血通络。

【主治】 肾阳虚损，精血不足，瘀血停滞，闭经，崩漏，月经不调，白带过多，腰腿酸痛；不孕不育（阳虚精血不足型）。

【用法】 口服。每日 3 次，每次 15~30 毫升。

【注意】 阴虚有热、大便溏泄者忌服。忌用铁器浸酒。少数人服用何首乌可出现肝损害、皮肤过敏、眼部色素沉着、腹痛、泄泻等症状，应立即停用。

⑨ 凌霄花酒

来源:《浙江民间草药》

【原料】 凌霄花 100 克，黄酒 1 升。

【制作】 前 1 味粗碎，置容器中，添加黄酒，每日振摇 1~2 次，密封浸泡 7 日，去渣留液。

【功效】 凉血祛瘀。

【主治】 血瘀闭经，癥瘕，血热风痒，酒渣鼻。

【用法】 口服。每日 2 次，每次 20~30 毫升。

【注意】 气血虚弱者及孕妇忌服。

⑩ 桑椹红花酒

【原料】 桑椹 15 克，红花 3 克，鸡血藤 12 克，黄酒适量。

【制作】 前 3 味粗碎，置容器中，加等量清水、黄酒，文火蒸至减半，去渣留液。

【功效】 补肾养血，活血通经。

【主治】 肾虚血亏兼瘀，闭经。

【用法】 温饮。每日 2 次，每次 1 剂。

⑪ 益母黑豆酒

【原料】 益母草 50 克，黑大豆 40 克，红砂糖 30 克，白酒 30 毫升。

【制作】 前 2 味粗碎，置容器中，添加清水，文火煎煮 40 分钟，去渣留液，入白酒、红砂糖搅匀。

【功效】 活血化瘀，调经通脉。

【主治】 血瘀型闭经，产后恶露不绝。

【用法】 口服。每日 1 次，每次 1 剂。

⑫ 益母当归酒

【原料】 益母草 200 克，当归 100 克，白酒 1 升。

【制作】 前 2 味粗碎，置容器中，添加白酒，每日振摇 1~2 次，密封浸泡 7 日，去渣留液。

【功效】 活血养血调经。

【主治】 血虚闭经，月经量少、后期，痛经。

【用法】 口服。每日 1 次，每次 20 毫升。

⑬ 紫河车酒

【原料】 紫河车 1 个，黄酒适量。

【制作】 前 1 味以炭火烘干，研末。

【功效】 益气养血，补肾调经。

【主治】 精血亏损，闭经。

【用法】 口服。每日 2 次，每次用黄酒冲服药末 3~6 克。

⑭ 蒲黄双豆酒

【原料】 蒲黄、赤小豆、黑大豆各 100 克，白酒 1 升。

【制作】 前 3 味粗碎，置容器中，添加白酒，密封，文火煮沸，去渣留液。

【功效】 凉血活血，利水除湿，消肿解毒。

【主治】 闭经腹痛，水肿，脚气。

【用法】 口服。每日 2 次，每次 15~20 毫升。

【注意】孕妇忌服。

七、痛 经

痛经指经期或月经前后出现小腹、腰骶部疼痛，多因气滞、血瘀、寒凝、湿热、气虚所致，治以调理气血为主，辨证给予行气、活血、温经、清利、益气等，常用姜黄、鸡血藤、艾叶、延胡索、苏木、益母草等中药。

① 人参白芍酒

【原料】生晒参、白芍各30克，参须20克，白酒1升。
【制作】前3味粗碎，置容器中，添加白酒，每日振摇1~2次，密封浸泡14日。
【功效】益气养血。
【主治】气血亏虚型痛经。
【用法】口服。每日3次，每次10~15毫升。

② 三草双花酒

【原料】金钱草、益母草、月季花、红花、紫苏梗、水菖蒲各24克，茜草12克，白酒2升。
【制作】前7味粗碎，置容器中，添加白酒，每日振摇1次，密封浸泡30日，去渣留液。
【功效】活血调经，止痛。
【主治】气血瘀滞型痛经，月经先后无定期。
【用法】口服。月经来潮前5~7日开始服用，直至月经结束，每日2次，每次10~15毫升。
【注意】阴虚阳亢、滑精及多汗者慎用。

③ 山楂玫瑰酒

【原料】山楂30克，玫瑰花15克，黄酒500毫升，红砂糖20克，冰糖10克。
【制作】前2味粗碎，置容器中，添加黄酒，每日振摇1~2次，密封浸泡7日，去渣留液，入红砂糖、冰糖溶解。
【功效】行气活血，化瘀止痛。
【主治】气滞血瘀型痛经。
【用法】睡前口服。月经前3日开始，每日1次，每次15~20毫升。

④ 丹参红花酒

【原料】丹参、红花各50克，白酒500毫升。
【制作】丹参切片，与红花混匀，置容器中，添加白酒，每日振摇1~2次，密封浸泡7日，去渣留液。

【功效】 活血通经。

【主治】 痛经（经前或经期型）。

【用法】 口服。每日2次，每次15毫升，经前2日开始服用。

⑤ 凤仙黑豆酒
来源：民间验方

【原料】 白凤仙花120克，黑大豆60克，白酒500毫升。

【制作】 前2味粗碎，置容器中，添加白酒，每日振摇1~2次，密封浸泡7日，去渣留液。

【功效】 活血调经。

【主治】 痛经，月经先后无定期。

【用法】 口服。每日2次，每次20毫升，经前7日开始服用。

⑥ 归芎郁金酒
来源：四物汤加味

【原料】 当归、川芎、熟地黄、白芍各9克，木香、郁金、延胡索各6克，黄酒500毫升。

【制作】 前7味使碎，置容器中，添加黄酒，文火煮至300毫升，候冷，去渣留液。

【功效】 活血行气，化瘀止痛。

【主治】 月经将来时脐腹疼痛。

【用法】 口服。每日2次，每次50~100毫升。

⑦ 归附温经酒
来源：民间验方

【原料】 当归、制附子各60克，白酒500毫升。

【制作】 前2味轧碎，置容器中，添加白酒，每日振摇1~2次，密封浸泡14日，去渣留液。

【功效】 温经散寒，活血止痛。

【主治】 经期腹部冷痛，月经不畅。

【用法】 温饮。每日2次，每次20~30毫升，经前5日开始服用。

【注意】 附子有毒，须炮制。本酒不宜多服、久服，孕妇忌服。

⑧ 艾芎鸡蛋酒
来源：《妇女病饮食疗法》

【原料】 艾叶6克，川芎5克，鸡蛋2个，黄酒适量。

【制作】 前2味粗碎，加水煮鸡蛋至熟，取壳，置容器中，添加黄酒，文火煮3~5分钟，去渣留液。

【功效】 行气活血，化瘀止痛。

【主治】 血虚血瘀，月经量少，下血不畅，少腹作痛。

【用法】 温饮。经前3日开始，每日2次，每次1/2剂。

⑨ 当归延胡酒
来源:《儒门事亲》

【原料】 当归、延胡索、制没药、红花各 15 克,白酒 1 升。

【制作】 前 4 味捣碎,置容器中,添加白酒,每日振摇 1～2 次,密封浸泡 7 日,去渣留液。

【功效】 活血行瘀。

【主治】 月经欲来腹中胀痛,月经先后无定期,闭经;虚寒腹痛,瘀血作痛,跌打损伤,痹痛麻木;血虚肠燥便秘;冠心病心绞痛,血栓闭塞性脉管炎。

【用法】 空腹温饮。每日 2 次,每次 10～15 毫升。

⑩ 当归黄芪酒
来源:《食物疗法》

【原料】 当归、黄芪各 150 克,白酒 500 毫升。

【制作】 前 2 味切碎,置容器中,添加白酒,每日振摇 1～2 次,密封浸泡 7 日,去渣留液。

【功效】 益气养血,活血调经。

【主治】 痛经,月经先后无定期,崩漏。

【用法】 口服。经前 5 日开始,每日 2 次,每次 10～15 毫升。

【注意】 阴虚阳盛者忌服。

【来源】 《食物疗法》。又,另一方加大枣 100 克,余同上,治气血虚弱型痛经。

⑪ 红花苏木酒
来源: 民间验方

【原料】 红花 5～10 克,苏木、桂枝各 10 克,川芎 5 克,当归 8 克,黄酒 150 毫升。

【制作】 前 5 味粗碎,置容器中,添加黄酒及 150 毫升清水,文火煎 20～30 分钟,去渣留液。

【功效】 活血通经止痛。

【主治】 月经困难,痛经。

【用法】 温饮。每日 2 次,每次 1/2 剂。

⑫ 血竭艾芎酒
来源:《全国名医妇科验方集锦》

【原料】 川芎、五灵脂各 10 克,延胡索 12 克,艾叶 6 克,血竭末 6 克,黄酒 500 毫升。

【制作】 前 4 味粗碎,与血竭末置容器中,添加黄酒,文火煮 3～5 分钟,去渣留液。

【功效】 活血化瘀,温经止痛。

【主治】 痛经,月经时多时少,色紫暗有块,块下痛舒,块成膜样。

【用法】 温饮。经前 3～5 日开始,每日 2 次,每次 10～15 毫升。

【注意】 血竭小毒。本酒不宜多服、久服,孕妇忌服。

中华药酒配方大全

⑬ 茜草根酒

来源：民间验方

【原料】 茜草根 30 克，黄酒 300 毫升。

【制作】 茜草根切碎，置容器中，添加黄酒，文火煮沸 2～3 分钟，去渣留液。

【功效】 行血通经。

【主治】 血瘀型闭经。

【用法】 口服。每日 2 次，每次 50 毫升。

⑭ 荔枝苏木酒

来源：《偏方大全》

【原料】 荔枝核 200 克，小茴香 10 克，苏木 100 克，白酒 1 升。

【制作】 前 3 味粗碎，置容器中，添加白酒，每日振摇 1～2 次，密封浸泡 20 日，去渣留液。

【功效】 温中理气，活血止痛。

【主治】 寒凝气滞，经期腰痛、下腹胀痛。

【用法】 温饮。经前 3 日开始，每日 2 次，每次 10～15 毫升。

⑮ 香附佩兰酒

来源：民间验方

【原料】 香附 10 克，佩兰 15 克，胡椒 3 克，白酒 500 毫升。

【制作】 前 3 味捣碎，置容器中，添加白酒，隔日摇动 1 次，密封浸泡 7 日，去渣留液。

【功效】 行气活血，散瘀止痛。

【主治】 痛经。

【用法】 口服。每日 3 次，每次 10 毫升。

⑯ 益母丹参酒

来源：民间验方

【原料】 益母草 100 克，丹参 30 克，延胡索、小茴香各 50 克，白酒 700 毫升。

【制作】 前 4 味研末，置容器甲，添加白酒，每日振摇 1～2 次，密封浸泡 7～14 日，去渣留液。

【功效】 活血化瘀，行气止痛。

【主治】 各类痛经。

【用法】 口服。每日 2 次，每次 15～30 毫升，经前 5 日开始服用。

【注意】 寒凝痛经倍用小茴香，气血虚损倍用丹参并加黄芪 30～50 克。

⑰ 鸭蛋姜片酒

来源：民间验方

【原料】 青壳鸭蛋 3 个，生姜 25 克，黄酒 250 毫升。

【制作】 生姜洗净、切片，置容器中，添加黄酒，文火煮沸，打入鸭蛋搅匀。

【功效】 温中散寒，调经止痛。

【主治】 经期胃痛，小腹疼痛，腰酸，食欲不振。
【用法】 口服。每日2次，每次1/2剂。

⑱ 菖蒲活麻酒　来源:《重庆市老中医经验交流会资料选编》

【原料】 石菖蒲根30克，活麻根、凤尾草各60克，八爪龙30克，黄酒适量。
【制作】 前4味粗碎，研末。
【功效】 活血调经止痛。
【主治】 痛经。
【用法】 口服。每日3次，每次取药末3克兑黄酒吞服。

⑲ 滋阴止痛酒　来源：民间验方

【原料】 女贞子、枸杞子、生地黄各30克，龟甲、川楝子、延胡索各20克，黄酒1升。
【制作】 前6味粗碎，置容器中，添加黄酒，密封浸泡2小时，再隔水加热20~30分钟，去渣留液，静置1日。
【功效】 滋阴养血，行气止痛。
【主治】 肝肾亏虚型痛经。
【用法】 口服。每日3次，每次20~30毫升，月经前3~5日开始服用。
【注意】 川楝子小毒。本酒不宜多服、久服，孕妇忌服。

⑳ 黑豆鸡蛋酒　来源：民间验方

【原料】 黑大豆60克，鸡蛋2只，米酒120毫升。
【制作】 前2味置容器中，添加清水，文火煮至蛋熟，去蛋壳，再煮至豆烂熟，入米酒调匀。
【功效】 益气养血，补肾滋阴。
【主治】 气血亏损型痛经。
【用法】 口服。每日1次，每次1剂，豆、蛋、汤同食。

　　八、经行乳房胀痛

　　经行乳房胀痛指经前或经期乳房胀满、疼痛，多因肝气郁结、痰湿阻滞所致，治以疏肝解郁为主，辨证给予疏肝、健脾、祛痰、活血等，常用柴胡、王不留行、香附、陈皮、延胡索、五灵脂等中药。

○ 留行山甲酒　来源:《朱小南妇科经验选》

【原料】 王不留行、炮穿山甲各30克，黄酒适量。
【制作】 前2味粗碎，研末。
【功效】 行经通络，消胀散结。
【主治】 肝经瘀滞，月经前期乳房胀痛。

中华药酒配方大全

【用法】 温饮。每日2次，每次用黄酒冲服药末3克。

九、更年期综合征

更年期综合征指女性在绝经前后出现月经紊乱、烘热汗出、头晕失眠、心悸烦闷等，多因冲任虚衰所致，治以健脾补肾、调理冲任为主，辨证给予温肾、健脾、滋阴、疏肝、宁心等，常用合欢皮、百合、黄精、枸杞子等中药。

● 黄精枸杞酒　　　　　　　　　来源:《本草纲目》

【原料】 黄精、枸杞子、苍术各25克，天冬、侧柏叶各30克，糯米600克，酒曲60克。

【制作】 酒曲研为细末。上药置砂锅中，加清水煮至1升，去渣留液，候冷。糯米淘洗干净，蒸煮后沥干，候冷，入药汁、酒曲拌匀，密封，置阴凉干燥处，常规酿酒，酒熟后去糟留液。

【功效】 补虚益阴，祛湿除痹，抗劳除蒸。

【主治】 阴血亏虚，湿阻脉络，筋骨痿软，肢体乏力，腰膝酸软，骨蒸潮热；结核病，形瘦体弱，或咳嗽咯血，尿血；头晕目眩，精神倦怠，须发早白，眼目干涩，虚烦失眠，心悸怔忡，皮肤干燥瘙痒；食欲不振，腹胀泄泻，体困重着，面肢水肿；神经衰弱，糖尿病，高血压，更年期综合征。

【用法】 空腹口服。每日2次，每次15～20毫升。

【注意】 感冒忌服。

【来源】 《本草纲目》。又，一方改枸杞子为地骨皮，余同上。

十、习惯性流产

习惯性流产指堕胎、小产连续发生3次以上，多因脾肾亏虚、冲任不固所致，治以健脾补肾固冲为主，辨证给予健脾补肾、益气养血、调固冲任等，常用白术、黄芪、杜仲、枸杞子、急性子等中药。

① 赤豆芽酒　　　　　　　　　来源: 民间验方

【原料】 赤小豆、黄酒各适量。

【制作】 赤小豆生芽，捣为散末。

【功效】 清热，利水。

【主治】 妊娠漏胞，伤胞，先兆流产，习惯性流产。

【用法】 口服。每日3次，每次取药末10克，用煎沸的黄酒50毫升冲服。

② 急性子酒　　　　　　　　　来源: 民间验方

【原料】 急性子、黄酒适量。

【制作】 急性子炒黄，研末。

【功效】 安胎止血。

【主治】 先兆流产，习惯性流产。

【用法】 口服。每日 3 次，每次取药末 3 克，用黄酒 10 毫升冲服。

【注意】 急性子有毒。本酒不宜多服、久服，孕妇及内无瘀滞者忌服。

十一、堕胎/小产

堕胎/小产均指胚胎在妊娠 28 周内自然堕落，多因胎结不实、胎元不固引起，治以活血化瘀为主，辨证给予行气、益气、活血、养血等，常用生地黄、蒲黄、红花、桃仁、苏木、五灵脂等中药。

① 生地蒲黄酒 来源:《圣济总录》

【原料】 生地黄 15 克，蒲黄、生姜各 3 克，白酒 50 毫升。

【制作】 前 3 味切碎，置容器中，添加白酒，文火煎至 30 毫升，去渣留液。

【功效】 清热凉血，活血化瘀。

【主治】 妊娠堕胎，胞衣不下。

【用法】 温饮。每日 3 次，每次 1/3 剂。

② 蒲黄槐角酒 来源:《圣济总录》

【原料】 炒蒲黄、槐角各 10 克，黄酒 80 毫升。

【制作】 前 2 味捣碎，置容器中，添加黄酒，文火煎至 60 毫升，去渣留液，候温。

【功效】 活血化瘀。

【主治】 妊娠堕胎。

【用法】 温饮。每日 2 次，每日 1/2 剂。

十二、难 产

难产指妊娠足月后胎儿及其附属物仍不能顺利娩出，多因气虚、血虚、气滞等导致，治以益气活血为主，辨证给予大补元气、养血补气、理气行滞等，常用川芎、龟甲、鸡蛋黄、蟹爪等中药。

① 加味龟甲酒 来源: 民间验方

【原料】 龟甲 18 克，川芎、当归、血余炭各 9 克，米酒 200 毫升。

【制作】 前 4 味研末，置容器中，添加米酒混匀。

【功效】 活血化瘀。

【主治】 难产，矮小女子交骨不开。

【用法】 口服。每日 1 次，每次 1 剂。

② 蛋黄酒 来源: 民间验方

【原料】 鸡蛋黄 1 枚，黄酒 10～20 毫升，食醋 30～50 毫升。

【制作】 3味混匀。

【功效】 催产。

【主治】 二三日不产。

【用法】 口服。每日1次，每次1剂。

③ 蟹爪酒

来源：民间验方

【原料】 蟹爪100克，黄酒、米醋各适量。

【制作】 3味加适量水，一同煎煮，去渣留液。

【功效】 补气益血，行瘀催产。

【主治】 难产。

【用法】 口服。每日1次，每次1剂。

十三、产后血晕

产后血晕指分娩后突然头晕眼花、不能起坐，或胸闷呕吐，或痰涌气急，甚则神昏口噤，多因气随血脱或气滞血瘀所致，宜辨证给予益气养血固脱、行气活血化瘀等，常用蒲黄、牡丹皮、人参、制附子、炮姜等中药。

① 红花酒

来源：民间验方

【原料】 红花、蒲黄、当归、牡丹皮、荷叶各9克，川芎6克，大黄3克，黄酒200毫升。

【制作】 前7味捣碎，置容器中，添加黄酒，文火煎至减半，去渣留液。

【功效】 破血逐瘀。

【主治】 产后血晕。

【用法】 温饮。每日2次，每次30~40毫升。

② 参附酒

来源：民间验方

【原料】 人参、龙骨、牡蛎各12克，制附子6克，生姜1.5克，大枣5枚，黄酒300毫升。

【制作】 前6味捣碎，置容器中，添加黄酒，文火煎至减半，去渣留液。

【功效】 回阳固脱，滋阴潜阳。

【主治】 产后血晕（血脱气散型）。

【用法】 温饮。每日3次，每次30毫升。

【注意】 附子有毒，须炮制。本酒不宜多服、久服，孕妇忌服。忌食萝卜、莱菔子、生葱、大蒜、藜芦等。

③ 逐血调中酒

来源：《普济方》

【原料】 生地黄100克，生姜汁10毫升，白酒200毫升。

【制作】 生地黄取汁，置容器中，文火煎3~5沸，再入生姜汁、白酒煎1~2沸，去渣留液。

【功效】 清热凉血，逐瘀调中。

【主治】 产后血晕。

【用法】 口服。每日3次，每次10~15毫升。

十四、产后腹痛

产后腹痛指分娩后至产褥期小腹疼痛，多因恶露排出困难、子宫频繁收缩所致，治以活血化瘀为主，辨证给予益气养血、温经活血、清热逐瘀等，常用当归、红花、泽兰、白芍、刘寄奴、鬼箭羽等中药。

① 补中当归酒 　　　　　　　　来源:《备急千金要方》

【原料】 当归、续断、肉桂、川芎、干姜、麦冬各40克，白芍60克，吴茱萸100克，生地黄100克，甘草30克，白芷30克，黄芪40克，大枣20个，黄酒2升。

【制作】 前13味捣末，置容器中，添加黄酒，每日振摇1~2次，密封浸泡1日，再加清水1升，文火煮取1.5升，候冷，去渣留液。

【功效】 补虚损。

【主治】 产后虚损，小腹疼痛。

【用法】 空腹温饮。每日3次，每次15~20毫升。

【注意】 吴茱萸小毒。本酒不宜多服、久服、哺乳，孕妇忌服。

② 归红箭羽酒 　　　　　　　　来源:《太平圣惠方》

【原料】 当归、鬼箭羽、红花各30克，白酒500毫升。

【制作】 前3味粗碎，置容器中，添加白酒，煎至300毫升，去渣留液。

【功效】 化瘀止痛。

【主治】 产后败血不散，结聚成块，腹痛不可忍。

【用法】 温饮。不拘时候，随量饮用。

③ 刘寄奴酒 　　　　　　　　来源:《百病中医药酒疗法》

【原料】 刘寄奴、甘草各10克，白酒100毫升。

【制作】 前2味捣碎，置容器中，添加清水60毫升，文火煎成30毫升，再入白酒混匀，文火煎取30毫升。

【功效】 破血通经，散瘀止痛。

【主治】 产后瘀阻血滞。

【用法】 温饮。每日1次，每次1剂。

④ 当归芍酒 　　　　　　　　来源:《药酒汇编》

【原料】 当归90克，白芍120克，茯苓、泽兰各30克，川芎、炙甘草各60克，白酒 1 升。

【制作】 前 6 味捣碎，置容器中，添加白酒，隔水文火煮 45 分钟，去渣留液。

【功效】 活血止痛。

【主治】 产后腹痛，孕妇腹中绞痛、心下急痛。

【用法】 空腹口服。每日 2 次，每次 20～30 毫升。

⑤ 羌活酒

【原料】 羌活 15 克，白酒 70 毫升。

【制作】 前 1 味切碎，置容器中，添加白酒，文火煮成 35 毫升。

【功效】 解痉止痛。

【主治】 产后中风腹痛。

【用法】 温饮。每日 1 次，每次 1 剂。

⑥ 芹菜籽酒
来源：民间验方

【原料】 芹菜籽 50 克，黄酒 500 毫升。

【制作】 前 1 味粗碎，置容器中，添加黄酒，每日振摇 1～2 次，密封浸泡 5 日，去渣留液。

【功效】 健脾暖胃，固肾止血。

【主治】 产后脘腹冷痛，白带过多。

【用法】 温饮。每日 2 次，每次 20～30 毫升。

⑦ 鱼腥草酒
来源：民间验方

【原料】 鱼腥草 20 克，黄酒 100 毫升。

【制作】 前 1 味切碎，置容器中，添加黄酒，文火炖沸 5 分钟，去渣留液。

【功效】 活血祛瘀，清热解毒。

【主治】 产后血瘀，小腹刺痛，按之则恶露极少，面色紫暗。

【用法】 口服。每日 1 次，每次 1 剂。

⑧ 益母草酒
来源：《中国民间百病良方》

【原料】 益母草 60 克，黄酒 200 毫升。

【制作】 前 1 味切碎，置容器中，添加黄酒，文火煮成 100 毫升，去渣留液。

【功效】 调经活血。

【主治】 产后瘀血阻滞，腹痛，痛经。

【用法】 口服。每日 2 次，每次 1/2 剂。

十五、产后痉症

产后痉症指产褥期突然项背强直，四肢抽搐，口噤不开，角弓反张，多因产后心肝血虚、筋脉失养或正气不足、邪毒内侵经络所致，治以养血息风止痉为主，辨证给予养血柔肝、解毒镇痉等，常用当归、黄芪、葛根、独活、荆芥穗等中药。

① 归芪酒

来源：民间验方

【原料】 当归、黄芪各 30 克，僵蚕、葛根、防风各 50 克，黄酒 500 毫升。

【制作】 前 5 味捣碎，置容器中，添加黄酒，文火煎至减半，去渣留液。

【功效】 益气养血，祛风止痉。

【主治】 产后风痉。

【用法】 温饮。每日 3 次，每次 1/3 剂。

【注意】 抽搐甚者，加钩藤。

② 白术黑豆酒

来源:《妇人大全良方》

【原料】 白术 45 克，黑大豆 10 克，独活 30 克，黄酒 300 毫升。

【制作】 前 3 味捣碎，置容器中，添加黄酒，文火煎至减半，去渣留液。

【功效】 健脾补虚，祛风止痉。

【主治】 产后风痉，遍身强直，口噤不开，不能言语。

【用法】 温饮。每日 4 次，每次 1/4 剂，得汗即愈。

③ 当归芥穗酒

来源:《妇人大全良方》

【原料】 当归、荆芥穗各 30 克，白酒 300 毫升。

【制作】 前 2 味粗碎，置容器中，添加白酒，文火煎至 200 毫升，去渣留液。

【功效】 养血活血，祛风止痉。

【主治】 产后中风，口吐痰涎，不省人事，手足抽搐、震颤。

【用法】 温饮。不拘时候，随量饮用。

④ 鸡粪酒

来源:《备急千金要方》

【原料】 鸡粪、黑大豆各 100 克，白酒 350 毫升。

【制作】 前 2 味粗碎，置容器中，添加白酒，每日振摇 1～2 次，密封浸泡 2 日，去渣留液。

【功效】 祛风止痉。

【主治】 产后中风。

【用法】 温饮。每日 3 次，每次 50～60 毫升。

⑤ 寄生黑豆酒

来源:《验方集》

【原料】 桑寄生 200 克，黑大豆 250 克，黄酒 1.5 升。

【制作】 前 1 味碎细，与炒香的黑大豆混匀，置容器中，添加黄酒，每日振摇 1～2 次，密封浸泡 5 日，去渣留液。

【功效】 解痉镇痛。

【主治】 产后中风，腰背疼痛，口噤。

【用法】 温饮。每日2次，每次10~20毫升。

十六、产后身痛

产后身痛指产褥期出现肢体、关节酸楚、疼痛、重着、麻木，多因风寒湿瘀乘虚所致，治以养血活血、通络止痛为主，辨证给予温经、益气、养血、活血、祛风、散寒、除湿、补肾等，常用黄芪、羌活、独活、肉桂、白芍、防风等中药。

① 双活人参酒　　　　　来源：《太平圣惠方》

【原料】 独活40克，白鲜皮15克，羌活30克，人参20克，黄酒适量。

【制作】 前4味捣末。每次取药末10克，加清水70份、黄酒30份，煎至70份，去渣留液。

【功效】 祛风解痉，补虚清热。

【主治】 产后中风，体热头痛，困乏多汗。

【用法】 温饮。不拘时候，随量饮用。

【注意】 忌食萝卜、莱菔子、生葱、大蒜、藜芦等。

② 僵蚕豆淋酒　　　　　来源：《百病中医药酒疗法》

【原料】 僵蚕、黑大豆各250克，白酒1升。

【制作】 黑大豆炒焦，以酒淋之，去渣留液，入僵蚕，密封浸泡5日，去渣留液。

【功效】 祛风。

【主治】 产后痛风诸病。

【用法】 口服。每日3次，每次30~40毫升。

③ 石斛附子酒　　　　　来源：《太平圣惠方》

【原料】 石斛60克，制附子、牛膝、茵芋、肉桂、川芎、羌活、当归、熟地黄各30克，白酒1升。

【制作】 前9味捣碎，置容器中，添加白酒，每日振摇1~2次，密封浸泡5~7日，去渣留液。

【功效】 滋阴补肾，活血祛风。

【主治】 产后中风，四肢软弱，麻木不仁。

【用法】 温饮。不拘时候，每次10毫升。

【注意】 附子有毒，须炮制；茵芋有毒。本酒不宜多服、久服，孕妇忌服，阴虚而无风湿实邪者禁服。

④ 独活肉桂酒　　　　　来源：《备急千金要方》

【原料】 独活500克，肉桂90克，秦艽150克，白酒1.5升。

【制作】 前3味捣碎，置容器中，添加白酒，每日振摇1~2次，密封浸泡3~7日，去渣留液。

【功效】 祛风除湿，温经通络。

【主治】 产后体虚，复感风湿，自汗，关节疼痛，下肢酸重。

【用法】 口服。每日2~3次，初服30~50毫升，有效且酒量允许者渐加至100毫升。

⑤ 黄芪防风酒

来源:《普济方》

【原料】 黄芪、花椒、白术、牛膝、葛根、防风、炙甘草各60克，山茱萸、秦艽、生地黄、当归、制乌头、制附子、人参各30克，独活10克，肉桂3克，白酒1.5升。

【制作】 前16味粗碎，置容器中，添加白酒，每日振摇1~2次，密封浸泡5日，去渣留液。

【功效】 除风止痛，活血通经。

【主治】 产后中风，半身不遂，言语不利，腰腿、胸腹疼痛。

【用法】 温饮。不拘时候，每次10毫升。

【注意】 乌头大毒，附子有毒，均须炮制。本酒不宜多服、久服，孕妇及哺乳期忌服。忌食萝卜、莱菔子、生葱、大蒜、藜芦等。

【来源】 《普济方》。又，《千金翼方》用干姜代制附子，余同上。

⑥ 黑豆大枣酒

来源: 民间验方

【原料】 黑大豆250克，大枣30克，黄酒600毫升。

【制作】 黑大豆用文火炒熟，捣末；大枣晾干，与黑大豆同置容器中，添加黄酒，每日振摇1~2次，密封浸泡7~10日，去渣留液。

【功效】 益气养血止痛。

【主治】 气血虚弱，产后痛风。

【用法】 口服。每日2次，每次20~30毫升。

十七、产后便秘

产后便秘指产后大便艰涩、数日不解甚至闭阻不通，多因营血亏虚、肠道失润所致，治以养血润肠为主，辨证给予养血润燥、益气润肠、通腑泄热等，常用火麻仁、黑芝麻、白芍、厚朴、枳实、当归等中药。

① 双仁酒

来源:《药酒汇编》

【原料】 火麻仁、郁李仁各250克，米酒1升。

【制作】 前2味捣碎，置容器中，添加米酒，每日振摇1~2次，密封浸泡7日，去渣留液。

【功效】 润肠通便。

【主治】 产后津伤、血虚，大便干结，老年性便秘。
【用法】 温饮。每日 2 次，每次 20～30 毫升。

② 加味四物酒

来源：民间验方

【原料】 当归、白芍、肉苁蓉、松子仁各 9 克，熟地黄、黑芝麻各 15 克，川芎 3 克，黄酒 150 毫升。
【制作】 前 7 味捣碎，置容器中，添加黄酒及清水 300 毫升，文火煎至 150 毫升，去渣留液。
【功效】 滋阴补血，润肠通便。
【主治】 产后便秘。
【用法】 口服。每日 3 次，每次 40～50 毫升。
【注意】 脾虚便溏者忌服。

十八、产后缺乳

产后缺乳指产后乳汁甚少或全无，多因气血亏虚或肝郁气滞所致，治以调理气血、通络下乳为主，辨证给予益气养血、疏肝解郁等，常用王不留行、花生、大枣、鲤鱼、天花粉、瓜蒌、通草等中药。

① 大枣糯米甜酒

来源：民间验方

【原料】 大枣 500 克，糯米甜酒 800 毫升。
【制作】 前 1 味切碎，置容器中，添加糯米甜酒，每日振摇 1～2 次，密封浸泡 1 日，去渣留液。
【功效】 益气养血，通经增乳。
【主治】 气血虚弱型产后缺乳。
【用法】 口服。每日 2～3 次，每次 40～50 毫升。

② 奶浆参酒

来源：《中国民间百病良方》

【原料】 奶浆参 100 克，白酒 1 升。
【制作】 前 1 味切片，置容器中，添加白酒，每日摇动 3 次，密封浸泡 15 日，去渣留液。
【功效】 益脾增乳，补肝健肾。
【主治】 产后缺乳及跌打损伤。
【用法】 口服。每日 2 次，每次 10～15 毫升。

③ 米酒煮虾米

来源：民间验方

【原料】 虾米 100 克，米酒 25～30 毫升。
【制作】 虾米入锅，加清水煮沸，入米酒，稍煮，去渣留液。
【功效】 补肾，壮阳，通乳。

【主治】 产后缺乳。

【用法】 口服。每日1次，每次1剂。

④ 红糖花生酒

来源：民间验方

【原料】 红砂糖30克，花生60克，黄酒30毫升。

【制作】 花生洗净，置容器中，添加清水，文火煮至水色发白，入红砂糖、黄酒煮1分钟。

【功效】 益气通乳。

【主治】 产后缺乳。

【用法】 口服。每日2次，每次1/2剂。

⑤ 鱼灰酒

来源：《百病中医药酒疗法》

【原料】 鲤鱼头（瓦上烧灰）5枚，黄酒500毫升。

【制作】 前1味研末，置容器中，添加黄酒，文火煎5~7沸，去渣留液。

【功效】 通乳。

【主治】 产后乳汁不下。

【用法】 温饮。每日3次，每次15~20毫升。

⑥ 瓜蒌酒

来源：《圣济总录》

【原料】 全瓜蒌1枚，白酒500毫升。

【制作】 前1味捣烂，置容器中，添加白酒，文火煎至减半，去渣留液，候温。

【功效】 催乳。

【主治】 产后乳汁不下或过少。

【用法】 温饮。不拘时候，随量饮用。

⑦ 涌泉酒

来源：《卫生宝鉴》

【原料】 王不留行、天花粉各10克，当归7克，穿山甲5克，甘草10克，麦冬8克，黄酒适量。

【制作】 前6味粗碎，研末。

【功效】 活血通经。

【主治】 产后乳汁不下，乳痈。

【用法】 温饮。每日2次，每次取药末7克，用黄酒30毫升煎成10毫升，然后服用。

⑧ 通草钟乳酒

来源：《备急千金要方》

【原料】 通草30克，钟乳石60克，米酒400毫升。

【制作】 前2味捣烂，置容器中，添加米酒，密封，近火煨3日，去渣留液。

中华药酒配方大全

【功效】 通乳。

【主治】 产后乳汁不下。

【用法】 温饮。不拘时候，随量饮用。

❾ 猪蹄通草酒
来源：《药酒汇编》

【原料】 猪蹄 2 个，通草 30 克，米酒 500 毫升。

【制作】 前 2 味粗碎，置容器中，添加米酒，文火煮沸，再密封浸泡 2 日，去渣留液。

【功效】 催乳。

【主治】 产后乳汁全无或乳汁过少。

【用法】 口服。每日 1 剂，慢慢饮服。

十九、产后胁痛

产后胁痛指分娩后单侧或双侧胁肋作痛，多因产后气血亏虚、肝阴不足，或肝气不舒、湿热酿生所致，治宜疏肝理气解郁为主，辅以补益肝肾、清利湿热之法，并兼顾产后多虚多瘀，佐以补虚化瘀之品，常用柴胡、青皮、香附、枳壳、白芍、白术等中药。

❶ 芎归泻肝酒
来源：《万氏妇人科》

【原料】 当归、川芎、青皮、枳壳、香附、红花、桃仁各 6 克，黄酒 80 毫升。

【制作】 前 7 味粗碎，置容器中，添加黄酒及清水 80 毫升，文火煮至 40 毫升，去渣留液。

【功效】 理气疏肝，除瘀止痛。

【主治】 产后胁痛，胀满。

【用法】 温饮。每日 1 次，每次 1 剂。

【注意】 桃仁小毒。本酒不可多服、久服，孕妇忌服。

❷ 柴胡白术酒
来源：民间验方

【原料】 柴胡 3 克，制香附 12 克，木香、青皮、党参各 6 克，牡丹皮 10 克，白术 15 克，茯苓 9 克，黄酒 150 毫升。

【制作】 前 8 味捣碎，置容器中，添加黄酒及清水 200 毫升，文火煎至 150 毫升，去渣留液。

【功效】 疏肝解郁，健脾利湿。

【主治】 肝郁脾虚型产后胁痛。

【用法】 温饮。每日 3 次，每次 1/3 剂。

二十、产后虚弱

产后虚弱指分娩后脏腑阴阳气血严重受损，机体的正常功能不能恢复到产前，多因全身阴阳气血耗损太过所致，治以益气养血为主，辨证给予健脾、养胃、补肺、益肾等，常用灵芝、黄芪、黄精、当归、枸杞子、天冬、五加皮等中药。

① 五加皮酒
来源：《备急千金要方》

【原料】 五加皮、枸杞子各 200 克，生地黄、丹参各 60 克，杜仲 500 克，干姜 90 克，天冬 120 克，蛇床子 100 克，钟乳石 250 克，白酒 4.5 升。

【制作】 前 9 味捣碎，置容器中，添加白酒，每日振摇 1～2 次，密封浸泡 5～7 日，去渣留液。

【功效】 益肾壮腰，祛风除湿，舒筋活络，温经散寒。

【主治】 产后消瘦，玉门冷。

【用法】 口服。每日 2 次，每次 40～50 毫升，有效且酒量允许者渐加至 100 毫升。

② 当归续断酒
来源：《备急千金要方》

【原料】 当归、续断、肉桂、川芎、干姜各 40 克，白芍 50 克，吴茱萸、生地黄各 100 克，甘草、白芷各 30 克，大枣 20 克，白酒 2 升。

【制作】 前 11 味粗碎，置容器中，添加白酒，每日振摇 1～2 次，密封浸泡 1 日，去渣留液。再添加清水 1 升，文火煮取 1500 毫升。

【功效】 补虚损。

【主治】 产后虚损，小腹疼痛。

【用法】 温饮。每日 3 次，每次 20～30 毫升。

【注意】 吴茱萸小毒。本酒不宜多服、久服，孕妇忌服。

③ 杜仲肉桂酒
来源：《普济方》

【原料】 杜仲 60 克，肉桂、丹参、当归、川芎、牛膝、桑寄生、制附子、熟地黄各 30 克，花椒 15 克，白酒 1.5 升。

【制作】 前 10 味捣碎，置容器中，添加白酒，每日振摇 1～2 次，密封浸泡 7 日，去渣留液。

【功效】 益肾壮腰，活血通络。

【主治】 产后脏虚，腰部疼痛，肢节不利。

【用法】 空腹温饮。每日 2～3 次，每次 10～15 毫升。

【注意】 附子有毒，须炮制。本酒不宜多服、久服，孕妇忌服。

④ 灵芝龙眼酒
来源：民间验方

【原料】 灵芝、黄精、何首乌各 100 克，龙眼肉、党参、枸杞子、黄芪、当归、熟地黄各 50 克，山药、茯苓、陈皮、大枣各 25 克，白酒 7 升，冰糖 700 克。

【制作】 前 13 味研粉，用白酒作为溶剂进行渗漉，收集渗液，加冰糖溶解，再添加白酒至 7 升，去渣留液。

【功效】 益气养血,健脾益肺。

【主治】 产后虚弱,身体虚弱,贫血,须发早白。

【用法】 口服。每日2次,每次15～25毫升。

【注意】 感冒发热、喉痛、眼赤、阴虚火旺者忌服。邪实体壮者慎用。忌用铁器浸酒。少数人服用何首乌可出现肝损害、皮肤过敏、眼部色素沉着、腹痛、泄泻等症状,应立即停用。

⑤ 金银花藤酒　　来源:《医部全录》

【原料】 金银花藤60克,生甘草30克,白酒250毫升。

【制作】 前2味切碎,置容器中,添加清水500毫升,文火煎至减半,入白酒煎十数沸,去渣留液。

【功效】 清热解毒,益气通络。

【主治】 病后及产后体虚,气短乏力。

【用法】 口服。每日2～3次,每次1剂。

⑥ 糯米米酒　　来源:《药酒汇编》

【原料】 糯米4000克,冰糖500克,米酒2升,糯米甜酒曲适量。

【制作】 糯米用水淘净,蒸熟,摊开降温,匀撒酒曲粉,密封,置阴凉干燥处,常规酿酒,酒熟后去糟留液,加冰糖、米酒溶解。

【功效】 温中益气,补气养颜。

【主治】 产后虚弱,面色少华,自汗,或平素体虚,头晕目眩,面色萎黄,少气乏力,中虚胃痛,便溏。

【用法】 口服。每日1次,每次50～60毫升。

【注意】 阴虚火旺者忌服。

二十一、不孕

不孕指正常性生活2年未避孕,男方生殖正常,女方仍未怀孕,多因冲任气血失调所致,治以温养肾气、调理气血为主,辨证给予益气、养血、补肾、填精、行气、活血、清热、疏肝、化痰、除湿等,常用巴戟天、鹿角霜、枸杞子、紫河车、草苁蓉、当归等中药。

① 二根茴香酒　　来源:《中国民间百病良方》

【原料】 茶树根、凌霄花根、小茴香各15克,老母鸡1只,黄酒、米酒、红砂糖和食盐各适量。

【制作】 前2味粗碎,置容器中,添加黄酒,隔水文火炖2～3小时,去渣留液,入小茴香与老母鸡同炖,加米酒、红砂糖、食盐混匀。

【功效】 健脾补肾,温经散寒,调经助孕。

【主治】 痛经,不孕症。

【用法】 口服。月经来潮前2日开始服用，每日1次，每次1剂。

② 巴戟归芪酒
来源:《药酒汇编》

【原料】 巴戟天100克，当归、黄芪、熟地黄、鹿角霜、益母草各30克，白酒1升。

【制作】 前6味捣碎，置容器中，添加白酒，每日振摇1~2次，密封浸泡7日，去渣留液。

【功效】 温肾散寒，益气理血。

【主治】 肾阳虚损，少腹冷痛，妇人痛经、不孕；血栓闭塞性脉管炎，四肢关节青紫疼痛，手足冷痛。

【用法】 口服。每日2次，每次20~30毫升。

【注意】 本酒用治脉管炎、关节冷痛时，也可用消毒棉球蘸本酒外擦患处至皮肤红热。

③ 延寿获嗣酒
来源:《惠直堂经验方》

【原料】 生地黄45克，鹿茸25克，龙眼肉、胡桃仁各10克，覆盆子、山药、芡实、茯神、柏子仁、沙苑子、山茱萸、肉苁蓉、麦冬、牛膝各15克，白酒3升。

【制作】 前14味使碎，置容器中，添加白酒，密封，隔水文火煮7小时，再埋入土中3日后取出，去渣留液。

【功效】 补精填髓，健身益寿。

【主治】 身体虚弱，不耐风寒劳役，或思虑过度致气血两虚，须发早白，耳目不聪，或半身不遂，手足痿痹，或精元虚冷，久而不孕，或容易流产。

【用法】 睡前口服。每日1次，每次15~30毫升。

【注意】 痰火积热、阴虚火旺者及孕妇忌服。

④ 宜男酒
来源:《同寿录》

【原料】 当归、茯神、枸杞子、牛膝、杜仲、龙眼肉、胡桃仁、葡萄干各30克，白酒2.5升。

【制作】 前8味粗碎，置容器中，添加白酒，密封，隔水文火加热30分钟，再埋入土中7日后取出，去渣留液。

【功效】 补益肝肾，养血填精，强筋壮骨。

【主治】 肝肾亏虚，精血不足，腰膝酸困，心神不安，精神委靡，筋骨不舒，失眠健忘，面色少华，遗精早泄，月经先后无定期，不孕症。

【用法】 口服。每日2次，每次10~20毫升。

【注意】 痰火积热及阴虚火旺者忌服。忌房事，避孕。

⑤ 养精种玉酒
来源:《中医大辞典》

【原料】 白芍、胡桃仁各60克，熟地黄、当归、山茱萸、远志、紫河车各50克，枸杞子、菟丝子各 30 克，五味子、香附各 20 克，丹参 15 克，酸石榴、炙甘草、酸枣仁、麦芽、谷芽各 10 克，白酒 500 毫升，蜂蜜 300 克。

【制作】 前 17 味研末，置容器中，添加白酒，每日振摇 1~2 次，密封浸泡 15 日，去渣留液，加蜂蜜溶解。

【功效】 养血滋阴，补益肝肾。

【主治】 妇人身瘦，血虚型不孕症。

【用法】 口服。每日 2 次，每次 10~20 毫升。

【注意】 痰火积热、阴虚火旺、大便溏泄者忌服。

⑥ 种玉酒　　　　　　　　　　来源:《中国民间百病良方》

【原料】 当归、远志各 40 克，白酒 1 升。

【制作】 前 2 味粗碎，置容器中，添加白酒，每日振摇 1~2 次，密封浸泡 7 日，去渣留液。

【功效】 和气血，调经水。

【主治】 月经先后无定期，气血不足型不孕症。

【用法】 睡前温饮。每日 1 次，随量饮用。

【注意】 胃溃疡、胃炎者慎用。

⑦ 草苁蓉酒　　　　　　　　　　来源: 民间验方

【原料】 草苁蓉 60 克，白酒 500 毫升。

【制作】 前 1 味切碎，置容器中，添加白酒，每日振摇 1~2 次，密封浸泡 10 日，去渣留液。

【功效】 补阳，强心。

【主治】 不孕症。

【用法】 口服。每日 2 次，每次 10~20 毫升。

⑧ 排卵酒　　　　　　　　　　来源: 民间验方

【原料】 柴胡 6 克，赤芍、白芍、鸡血藤、益母草、泽兰、苏木、刘寄奴、牛膝、蒲黄、女贞子、覆盆子、菟丝子、枸杞子各 10 克，黄酒 1 升。

【制作】 前 14 味捣碎，置容器中，添加黄酒，每日振摇 1~2 次，密封浸泡 14 日，去渣留液。

【功效】 补益肝肾，活血，调经，促排卵。

【主治】 肝肾失养，气滞血瘀，卵巢功能不足，不孕症。

【用法】 口服。每日 2 次，每次 20~30 毫升。

【注意】 胃肠溃疡出血者忌服。

⑨ 淫羊益母酒　　　　　　　　来源:《中医独特疗法大全》

【原料】 淫羊藿 100 克，益母草、肉苁蓉、当归、川芎、赤芍、乌药各 30 克，白酒、糯米甜酒各 500 毫升。

【制作】前 7 味捣碎，置容器中，添加白酒和糯米甜酒，每日振摇 1～2 次，密封浸泡 5 日，去渣留液。

【功效】补肾壮阳，益精活血，调经止痛。

【主治】肾亏所致不孕症。

【用法】口服。每日 2 次，每次 25～30 毫升。

二十二、子宫脱垂

子宫脱垂指宫颈外口达坐骨棘水平以下，子宫脱出阴道口外或阴道前后壁膨出阴道口外，多因脾虚肾亏、任带二脉固摄无权所致，治以补虚升提为主，辨证给予益气、升提、补肾、健脾、清热、利湿等，常用柴胡、升麻、八月札、金樱子、月季花、黄芪等中药。

① 八月札酒   来源：《中国民间百病良方》

【原料】八月札 50 克，白酒 500 毫升。

【制作】前 1 味切碎，置容器中，添加白酒，每日振摇 1～2 次，密封浸泡 20 日，去渣留液。

【功效】疏肝理气，健脾益胃，活血止痛，除烦利尿。

【主治】子宫下坠、脱垂，痛经，肝胃气痛，腰痛肋痛。

【用法】口服。每日 2 次，每次 10～15 毫升。

② 小金樱酒   来源：《中国民间百病良方》

【原料】小金樱子 100 克，白酒 500 毫升。

【制作】前 1 味捣碎，置容器中，添加红酒，每日振摇 1～2 次，密封浸泡 5 日，去渣留液。

【功效】散瘀活血。

【主治】子宫脱垂，月经先后无定期，血虚干痨。

【用法】口服。每日 2 次，每次 10～15 毫升。

③ 月季花红酒   来源：《百病中医药酒治疗法》

【原料】月季花 30 克，红酒 500 毫升。

【制作】前 1 味捣碎，置容器中，添加红酒，隔水文火炖沸，候温。

【功效】活血调经，消肿解毒。

【主治】月经量少，紫黑有块，小腹胀痛（痛经）；产后子宫脱垂。

【用法】空腹温饮。每日 2 次，每次 20～30 毫升。

④ 归芪升麻酒   来源：民间验方

【原料】当归 10 克，黄芪 50 克，升麻 6 克，白酒 300 毫升。

【制作】 前 3 味切碎，置容器中，添加白酒，每日振摇 1 ~ 2 次，密封浸泡 7 ~ 10 日，去渣留液。

【功效】 益气活血，升提固脱。

【主治】 子宫脱垂。

【用法】 口服。每日 2 次，每次 15 ~ 30 毫升。

二十三、盆腔炎

盆腔炎常表现为发热、腹部坠痛、白带增多、附件增厚压痛等，多因湿热瘀阻胞脉所致，治以清热利湿、活血化瘀为主，辨证给予温经散寒、行气活血、补肾益气、滋阴清热等，常用白鸡冠花、夏枯草、黄柏、鸡血藤、泽兰、穿山甲、干姜等中药。

① 大蓟黄柏酒　　　　　　　　　来源：《滇南本草》

【原料】 大蓟、黄柏各 15 克，艾叶 9 克，白鸡冠花籽、木耳各 6 克，黄酒适量。

【制作】 前 5 味粗碎，置容器中，添加黄酒及清水，文火煎至减半，去渣留液。

【功效】 凉血祛瘀，消痈散结。

【主治】 瘀热内结，慢性盆腔炎或盆腔炎性包块，带下赤黄不止，腹痛腰酸。

【用法】 温饮。每日 2 次，每次 1/2 剂。

② 干姜白芍酒　　　　　　　来源：《中药制剂汇编》

【原料】 干姜 800 克，白芍 400 克，黄酒适量。

【制作】 前 2 味粗碎，研末。

【功效】 温中，通脉，止带。

【主治】 慢性盆腔炎，白带增多，寒性腹痛。

【用法】 温饮。每日 2 次，每次用黄酒冲服药末 6 克。

③ 夏枯山甲酒　　　　　　来源：《全国名医妇科验方集锦》

【原料】 夏枯草、白及、川贝母各 20 克，穿山甲、丹参各 15 克，南瓜藤 50 克，黄酒适量。

【制作】 前 6 味粗碎，研末。

【功效】 化痰散结，活血通络。

【主治】 痰瘀阻滞，盆腔结核，输卵管不通。

【用法】 温饮。每日 3 次，每次用黄酒冲服药末 10 克。

④ 淡菜韭菜酒　　　　　　　　　来源：民间验方

【原料】 淡菜 30 克，韭菜 60 克，黄酒适量。

【制作】 前 2 味粗碎，置容器中，添加黄酒及清水，文火煎至减半，去渣留液。

【功效】 补肾壮阳止带。

【主治】 肾阳虚损，下焦虚寒，慢性盆腔炎，带下量多，下腹冷痛。
【用法】 温饮。不拘时候，每日1剂。

⑤ 槐米牡蛎酒 来源：《摘元方》

【原料】 槐米、牡蛎各60克，黄酒适量。
【制作】 前2味焙干，研末。
【功效】 清热凉血，散结止带。
【主治】 血热瘀阻，慢性盆腔炎，带下量多、色黄白、腥臭。
【用法】 温饮。每日2次，每次用黄酒冲服药末6克。

二十四、子宫肌瘤

子宫肌瘤主要表现为月经淋漓不尽、白带增多、下腹胀痛等，多因正气虚弱、血气失调、瘀血凝聚胞宫所致，治以活血化瘀、软坚散结为主，辨证给予行气导滞、活血破瘀、化痰除湿等，常用山楂、血竭、延胡索、蒲黄等中药。

① 山楂血藤酒 来源： 民间验方

【原料】 山楂20克，鸡血藤50克，黄酒20毫升，红砂糖30克。
【制作】 前2味粗碎，置容器中，添加清水，文火煎取汁，入黄酒、红砂糖混匀。
【功效】 养血，活血，消瘤。
【主治】 血虚血瘀型子宫肌瘤，月经量多、下血块。
【用法】 口服。每日2次，每次1/2剂。

② 当归蒲延酒 来源：《医略六书》

【原料】 当归、血竭各90克，肉桂、白芍、延胡索各45克，蒲黄60克，白酒1升。
【制作】 前6味粗碎，置容器中，添加白酒，文火煮沸，密封浸泡5~7日，去渣留液。
【功效】 理气活血，散瘀止痛。
【主治】 血瘀型子宫肌瘤，少腹胀痛。
【用法】 温饮。每日2次，每次10~15毫升。
【注意】 血竭有小毒。本酒不宜多服、久服，孕妇忌服。

二十五、子宫内膜异位症

子宫内膜异位症以痛经进行性加重、月经不调、深位性交痛、不孕等为主要表现，多因脏腑失调、瘀血阻滞所致，治以活血化瘀为主，辨证给予疏肝理气、温经散寒、益气补阳、清热和营、补肾活血等，常用红花、山楂、肉桂、五灵脂、莪术等中药。

① 山楂红花酒
来源:《百病饮食疗法》

【原料】 红花 15 克，山楂 30 克，白酒 250 毫升。

【制作】 前 2 味粗碎，置容器中，添加白酒，每日振摇 1~2 次，密封浸泡 7 日，去渣留液。

【功效】 活血化瘀。

【主治】 气滞血瘀，月经量少、紫黑有块，经期小腹胀痛、拒按，血块排出后疼痛减轻。

【用法】 口服。每日 2 次，每次 15~30 毫升。

② 当归肉桂酒
来源:《陕甘宁青中草药选》

【原料】 当归 30 克，肉桂 6 克，糯米甜酒 500 毫升。

【制作】 前 2 味粗碎，置容器中，添加糯米甜酒，每日振摇 1~2 次，密封浸泡 7 日，去渣留液。

【功效】 温经活血。

【主治】 寒凝血瘀，子宫内膜异位症，痛经，月经后期。

【用法】 口服。每日 1~3 次，每次 15~30 毫升。

③ 乳香没药酒
来源：民间验方

【原料】 制乳香、制没药、五灵脂各 30 克，延胡索 50 克，黄酒适量。

【制作】 前 4 味粗碎，研末。

【功效】 散瘀通经，消肿止痛。

【主治】 气滞血瘀，子宫内膜异位症，盆腔炎性痛经。

【用法】 口服。每日 2 次，每次用黄酒冲服药末 3~6 克。

④ 莪术失笑酒
来源:《中国中医秘方大全》

【原料】 三棱、莪术各 12 克，蒲黄、五灵脂各 10 克，香附 15 克，黄酒 200 毫升。

【制作】 前 5 味粗碎，置容器中，添加黄酒，加等量水，文火煎至液体减半，去渣留液。

【功效】 行气破瘀，消积止痛。

【主治】 瘀血阻滞，子宫内膜异位症，痛经。

【用法】 温饮。每日 2 次，每次 15~30 毫升。

二十六、外阴瘙痒

外阴瘙痒指女性阴部及阴道瘙痒，多因正虚邪实所致，治疗重在恢复肝脾肾功能，宜辨证给予补益肝肾、养血祛风、清热利湿、清心泻肝、清热解毒等，常用百部、败酱草、南木香、地肤子、蛇床子等中药。

第三章 治病药酒

① 四子酒

来源：民间验方

【原料】 枸杞子、覆盆子、金樱子各30克，五味子20克，低度白酒500毫升。

【制作】 前4味使碎，置容器中，添加白酒，每日振摇1～2次，密封浸泡10日，去渣留液。

【功效】 补肾止带。

【主治】 肾气虚弱，老年性阴道炎。

【用法】 睡前口服。每日1次，每次15～20毫升。

② 南木香酒

来源：《云南恩茅中草药选》

【原料】 南木香30克，白酒500毫升。

【制作】 前1味切碎，置容器中，添加白酒，每日振摇1～2次，密封浸泡7日。

【功效】 理气止痛，解毒杀虫。

【主治】 滴虫性阴道炎；风湿骨痛，腰膝酸软，胃痛。

【用法】 口服。每日2～3次，每次15～30毫升。

第十一节 | 男科

一、性早熟

性早熟指男性10岁前出现阴茎和睾丸同时增大、阴毛、喉结、声音低沉、遗精、胡须等第二性征，多由肝郁肾虚所致，治以滋水涵木为主，辨证给予疏肝解郁、滋肾泻火，常用知母、黄柏、牡丹皮、栀子、白芍、柴胡、夏枯草等中药。

① 知柏生地酒

来源：民间验方

【原料】 知母、黄柏、牡丹皮、龙胆草、青黛各6克，泽泻、茯苓、夏枯草、栀子各10克，龟甲12克，生地黄15克，白酒1升。

【制作】 前11味使碎，置容器中，添加清水，文火煎至减半，去渣留液，入白酒搅匀。

【功效】 滋肾泻火。

【主治】 阴虚火旺型性早熟，腰膝酸软，潮热盗汗。

【用法】 温饮。每日2次，每次15～20毫升。

② 柴丹栀子酒

来源：民间验方

【原料】 柴胡、牡丹皮各6克，栀子、当归、白芍、夏枯草、香附、橘叶、川楝子、延胡索各10克，生甘草3克，白酒600毫升。

【制作】 前11味使碎，置容器中，添加清水，文火煎至减半，去渣留液，入白酒搅匀。

【功效】 疏肝解郁。

【主治】 肝郁化火型性早熟，口苦咽干，心胸烦闷，胁肋胀痛。

【用法】 口服。每日2次，每次20～30毫升。

【注意】 川楝子有小毒。本酒不宜多服、久服，孕妇忌服。

二、性欲减退

性欲减退指性行为表达水平降低，性活动能力减弱，无性交欲望，甚至厌烦房事、毫无性快感，多由命门火衰、肝郁脾虚、痰湿内阻所致，治以疏肝健脾补肾为主，常用韭菜、苦瓜、狗肉、雀肉、河虾、猪肉、羊肾、白果、胡桃仁、莲子等中药。

① 双鞭壮阳酒

来源：《成都同仁堂药膳方》

【原料】 母鸡肉50克，牛鞭、狗鞭、羊肉各10克，枸杞子、菟丝子、肉苁蓉各30克，生姜、花椒、料酒、味精、食盐各适量。

【制作】 牛鞭加清水，泡至发涨，去净表皮，顺尿道对剖，用清水洗净，改冷水漂30分钟。狗鞭用油炒酥，再加温水泡至发涨，刷洗干净。羊肉洗净，放沸水中，去血水，捞起入冷水中漂洗。枸杞子、菟丝子、肉苁蓉入布袋。牛鞭、狗鞭和羊肉入锅，加清水烧开，去浮沫，入花椒、生姜、料酒、食盐、母鸡肉烧沸，文火炖至六成熟，滤去汤中花椒、生姜，再置火上，入药袋，炖至牛鞭、狗鞭烂，添加白酒，文火煮沸，去渣留液。

【功效】 助阳起痿，填精益髓。

【主治】 肾虚精亏，阳痿不举，滑精早泄，性欲减退。

【用法】 口服。每日2次，每次20～30毫升。

【注意】 冰箱中冷藏。

② 羊藿木瓜酒

来源：《本草纲目》

【原料】 淫羊藿15克，木瓜12克，甘草9克，白酒500毫升。

【制作】 前3味粗碎，置容器中，添加白酒，每日振摇1～2次，密封浸泡7日，去渣留液。

【功效】 补益肝肾，壮阳利湿。

【主治】 肾阳不足，风湿侵袭，四肢麻木、活动受限，小腹、腰背冷痛，腰膝酸软，小便频数，性欲减退，阳痿，体弱畏冷，小腹结块，不孕不育。

【用法】 空腹口服。每日3次，每次5～10毫升。

【注意】 阴虚血少者忌服。

❸ 明虾酒
来源:《本草纲目拾遗》

【原料】 明虾6只，白酒500毫升。

【制作】 明虾拍烂，置容器中，添加白酒，文火煮沸，候冷，每日振摇1~2次，密封浸泡3日，去渣留液。

【功效】 补肾壮阳，益气开胃，散寒止痛。

【主治】 久病体虚，性欲减退，阳痿遗精，气短乏力，面黄羸瘦，食欲不振，不育。

【用法】 口服。每日2次，每次15~20毫升。

【注意】 服药期间忌房事。

❹ 枸杞酒
来源:《饮膳正要》

【原料】 枸杞子120克，白酒1升。

【制作】 前1味晾干，置容器中，添加白酒，每日振摇1~2次，密封浸泡15日，去渣留液。

【功效】 补益肝肾。

【主治】 肝肾亏虚，失眠多梦，虚劳羸瘦，四肢乏力，头目发昏，口燥舌干，腰酸腿软，阳痿早泄，遗精，性欲减退，骨质疏松症。

【用法】 口服。每日2次，每次10~20毫升。

【注意】 脾胃虚弱、阳盛发热及性功能亢进者忌服。

❺ 海狗肾酒
来源:《本草纲目》

【原料】 海狗肾2个，酒曲200克，糯米5千克。

【制作】 海狗肾粗碎，置容器中，添加曲末、糯米，密封，置阴凉干燥处，常规酿酒，酒熟后去糟留液。

【功效】 补肾壮阳，填精生髓。

【主治】 肾阳虚损，命门火衰，腰膝酸软，阳痿遗精，小腹、腰背冷痛，小便频数，性欲减退，体弱畏冷，小腹结块，不孕不育，更年期综合征，精神抑郁，情绪低落。

【用法】 空腹口服。每日3次，每次5~10毫升。

【注意】 阴虚血少者忌服。

【来源】 《本草纲目》。又，一方用海狗肾100克入米酒浸泡7日，口服，每日2次，每次10~15毫升，能补肾壮阳、益精止带，治疗肾阳虚损、带下量多、质稀薄、小腹冷痛、小便频数、阴冷不孕等。

三、遗 精

遗精指没有性活动精液自出，常由湿热内蕴、心脾不足、肾气亏虚或瘀血败精阻滞引起，治以健脾益肾固精为主，辨证给予清热利湿、健脾养心、补肾益气、活血化瘀，常用杜仲、肉桂、鸡内金、巴戟天、枸杞子等中药。

① 巴戟二子酒
来源：《药酒汇编》

【原料】 巴戟天、菟丝子、覆盆子各 15 克，米酒 500 毫升。
【制作】 前 3 味捣碎，置容器中，添加米酒，每日振摇 1～2 次，密封浸泡 7 日，去渣留液。
【功效】 补肾涩精。
【主治】 精液异常，滑精，小便频数，腰膝冷痛。
【用法】 口服。每日 2 次，每次 10～15 毫升。
【注意】 阴虚火旺者忌服。

② 地黄枸杞酒
来源：民间验方

【原料】 熟地黄 125 克，枸杞子 60 克，高粱酒 1.8 升。
【制作】 前 2 味粗碎，置容器中，添加高粱酒，每日振摇 1～2 次，密封浸泡 10 日，去渣留液。
【功效】 补肾壮腰，乌发明目。
【主治】 肾虚遗精，腰膝酸软，须发早白，牙齿动摇。
【用法】 睡前口服。每日 1 次，每次 20～30 毫升。

③ 补肾填精酒
来源：《类证治裁》

【原料】 菟丝子 90 克，茯苓、莲子各 50 克，熟地黄 45 克，白酒 500 毫升。
【制作】 前 4 味粗碎，置容器中，添加白酒，每日振摇 1～2 次，密封浸泡 30 日，去渣留液。
【功效】 补肾壮阳，养阴固精。
【主治】 肾阳虚损，遗精早泄，神疲乏力，腰酸耳鸣，肢软乏力。
【用法】 晨起口服。每日 1 次，每次 5～10 毫升。

④ 金樱子酒
来源：民间验方

【原料】 金樱子 500 克，党参、淫羊藿、续断各 50 克，白酒 2.5 升。
【制作】 前 4 味切碎，置容器中，添加白酒，每日振摇 1～2 次，密封浸泡 15 日，去渣留液。
【功效】 补肾壮阳，收涩止遗。
【主治】 遗精，早泄，小便频数。
【用法】 口服。每日 2 次，每次 10～20 毫升。

⑤ 益肾固精酒
来源：全国名中医丁甘仁验方

【原料】 生地黄、金樱子各 40 克，山茱萸、山药各 25 克，龙骨、牡蛎、蒺藜、女贞子、远志、泽泻各 20 克，黄柏、芡实、天冬、莲须各 15 克，白酒 1 升。

【制作】前 14 味研末，置容器中，添加白酒，每日振摇 1～2 次，密封浸泡 60 日，去渣留液。

【功效】补肾固精。

【主治】肾虚精亏，遗精滑泄，失眠健忘，神疲乏力，四肢酸软，腰酸耳鸣。

【用法】空腹温饮。每日 2 次，每次 10～30 毫升。

⑥ 滋阴止遗酒　　　　　　来源：全国名中医施今墨验方

【原料】刺猬皮 60 克，石莲子 40 克，墨旱莲、女贞子、金樱子各 20 克，韭菜子 30 克，山茱萸 24 克，白酒 1 升。

【制作】前 7 味粗碎，置容器中，添加白酒，每日振摇 1～2 次，密封浸泡 30 日，去渣留液。

【功效】滋阴补肾，固精止遗。

【主治】肾阴亏虚，腰膝酸软，眩晕耳鸣，遗精日久，健忘失眠，记忆力减退，神疲乏力，口燥咽干。

【用法】口服。每日 2 次，每次 5～10 毫升。

四、早泄

早泄指阴茎勃起不久即射精，甚至阴茎刚接触阴道即射精，使正常女性在 50% 以上的性交中得不到性满足，与肾失封藏、肝失疏泄、心脾两虚、心肾不交等有关，宜予健脾疏肝、补肾固精、交通心肾等，常用韭菜子、巴戟天、蚕蛾、肉苁蓉、熟地黄、枸杞子、狗鞭等中药。

① 三鞭双地酒　　　　　　　来源：民间验方

【原料】狗鞭、海狗鞭、黄牛鞭各 60 克，生地黄、熟地黄各 30 克，白酒 1.5 升。

【制作】前 5 味粗碎，置容器中，添加白酒，每日振摇 1～2 次，密封浸泡 30 日，去渣留液。

【功效】补肾壮阳。

【主治】肾阳虚损，阳痿，早泄，遗精，畏寒肢冷。

【用法】睡前口服。每日 1 次，每次 10～30 毫升。

② 巴戟熟地酒　　　　　　　来源：民间验方

【原料】巴戟天 60 克，熟地黄 45 克，制附子 20 克，枸杞子、菊花各 60 克，花椒 30 克，白酒 1.5 升。

【制作】前 6 味捣碎，置容器中，添加白酒，每日振摇 1～2 次，密封浸泡 7 日，去渣留液。

【功效】补肾壮阳。

【主治】肾阳久虚，阳痿早泄，腰膝酸软。

【用法】 温饮。每日2次，每次15~20毫升。

【注意】 附子有毒，须炮制。本酒不宜多服、久服，孕妇忌服。

③ 锁阳苁蓉酒
来源：《宁夏中草药》

【原料】 锁阳、肉苁蓉各60克，龙骨30克，桑螵蛸40克，茯苓20克，白酒2.5升。

【制作】 前5味粗碎，置容器中，添加白酒，每日振摇1~2次，密封浸泡14日，去渣留液。

【功效】 补肾壮阳，固精。

【主治】 肾阳虚损，阳痿，早泄，便溏，腰酸。

【用法】 口服。每日2次，每次10~20毫升。

五、阳 痿

阳痿指阴茎不能正常勃起，或勃起而不坚硬，或坚硬而不持久，妨碍性交，甚至不能完成性交，多与肾虚、惊恐、湿热、肝郁等有关，治以补肾理气为主，宜辨证给予补肾壮阳、疏肝解郁、清热利湿、活血化瘀等，常用鹿茸、海马、九香虫、淫羊藿、肉苁蓉、雀肉、蚂蚁等中药。

① 人参鹿茸酒
来源：《中国民间百病良方》

【原料】 人参30克，鹿茸20克，白酒1升。

【制作】 前2味细碎，置容器中，添加白酒，每日振摇1~2次，密封浸泡15日，去渣留液。

【功效】 补肾壮阳，益气调经。

【主治】 肾阳虚衰，腰酸腿软，畏寒肢冷，健忘失眠，神疲乏力，气短懒言，食欲不振，阳痿早泄，性功能减退，闭经。

【用法】 口服。每日2~3次，每次10~20毫升。

【注意】 易上火者及夏日不宜。忌食萝卜、莱菔子、生葱、大蒜、藜芦等。

② 三石酒
来源：《普济方》

【原料】 白石英150克，阳起石90克，磁石120克，白酒1.5升。

【制作】 前3味捣碎，置容器中，添加白酒，每日振摇1~2次，密封浸泡7日，去渣留液。

【功效】 补肾气，疗虚损。

【主治】 肾气虚损，精神委靡，少气乏力，动则气喘，小便频数，余沥不尽，阳痿早泄，肢体怕冷，神经性耳鸣耳聋，心神不安，惊悸失眠，头晕。

【用法】 空腹温饮。每日3次，每次10~20毫升。

【注意】 本酒不宜多服、久服，孕妇忌服。

③ 五子螵蛸酒

来源:《药酒汇编》

【原料】覆盆子、菟丝子、金樱子、楮实子、枸杞子、桑螵蛸各 12 克，白酒 500 毫升。

【制作】前 6 味捣碎，置容器中，添加白酒，每日振摇 1~2 次，密封浸泡 14 日，去渣留液。

【功效】补益肝肾，填精益髓，固精缩尿，明目。

【主治】腰膝冷痛，阳痿滑精，小便频数，视物模糊，白带过多。

【用法】口服。每日 2 次，每次 15~30 毫升。

【注意】脾胃虚寒者忌服。

④ 巴戟牛膝酒

来源:《备急千金要方》

【原料】巴戟天 150 克，牛膝 75 克，地骨皮 70 克，麦冬、生地黄各 100 克，防风 45 克，白酒 1 升。

【制作】前 6 味研末，置容器中，添加白酒，每日振摇 1~2 次，密封浸泡 15 日，去渣留液。

【功效】强壮肝肾，补虚兴阳。

【主治】虚劳羸瘦，阳痿不举，五劳七伤，诸般百病；消化不良，胃脘胀满。

【用法】温饮。每日 3 次，每次 5~15 毫升。

【注意】慎食生冷、猪、鱼、油、蒜等物。

⑤ 仙茅羊藿酒

来源:《万病回春》

【原料】仙茅、淫羊藿、五加皮各 100 克，白酒 2 升。

【制作】前 3 味粗碎，置容器中，添加白酒，每日振摇 1~2 次，密封浸泡 14 日，去渣留液。

【功效】补益肝肾，壮阳强身，散寒除痹。

【主治】腰膝筋脉拘急，肌肤麻木，关节不利，阳痿精冷，小便频数，宫寒不孕。

【用法】口服。每日 2 次，每次 10~20 毫升。

【注意】仙茅有毒。本酒不宜多服、久服，孕妇及阴虚火旺者忌服。

⑥ 羊肉木香酒

来源:《本草纲目》

【原料】羊肉 500 克，木香 50 克，杏仁 250 克，糯米 1000 克，酒曲 250 克。

【制作】羊肉、酒曲、杏仁同煮至烂，连汁拌糯米，入木香同酿 21 日，去渣留液。

【功效】补肾壮阳，健脾养胃。

【主治】性功能减退，阳痿。

【用法】口服。不拘时候，随量饮用。

⑦ 羊藿金樱酒

来源:《奇方类编》

【原料】淫羊藿 120 克，金樱子 500 克，当归、菟丝子、补骨脂各 60 克，巴戟天、小茴香、川芎、牛膝、肉桂、杜仲各30克，沉香15克，白酒10升。

【制作】 前12味使碎，置容器中，添加白酒，密封，隔水加热约1小时，候冷，密封浸泡7日，去渣留液。

【功效】 补肾壮阳，固精养血，强筋壮骨。

【主治】 腰膝乏力，下元虚冷，行走乏力，阳痿，遗精。

【用法】 口服。每日2次，每次15~20毫升。

【注意】 阴虚火旺者忌服。

⑧ 补肾壮阳酒
来源：《南郑医案选》

【原料】 枸杞子、狗脊、菟丝子、山茱萸、人参各20克，肉苁蓉40克，当归15克，蛤蚧尾1对，海狗肾或黄狗肾2个，白酒1升。

【制作】 前9味研末，置容器中，添加白酒，每日振摇1~2次，密封浸泡7~10日，去渣留液。

【功效】 益气养血，温肾固精。

【主治】 肾阳虚衰，腰膝酸软，失眠多梦，四肢乏力，畏寒肢冷，阳痿早泄，梦遗滑精。

【用法】 口服。每日3次，每次5~10毫升。

【注意】 忌食萝卜、莱菔子、生葱、大蒜、藜芦等。

⑨ 补肾延寿酒
来源：《药酒汇编》

【原料】 杜仲10克，川芎16克，石斛、当归各40克，菟丝子48克，泽泻、熟地黄、淫羊藿各12克，白酒600毫升。

【制作】 前8味粗碎，置容器中，添加白酒，每日振摇1~2次，密封浸泡14日，去渣留液。

【功效】 益肝肾，补精血。

【主治】 精血亏虚，早衰，消瘦，阳痿，腰膝酸痛。

【用法】 空腹口服。每日2次，每次20~30毫升。

⑩ 刺猬皮酒
来源：民间验方

【原料】 刺猬皮40克，白酒500毫升，白砂糖30克。

【制作】 前1味焙干研末，置容器中，添加白酒和白砂糖，混匀，密封浸泡5日，去渣留液。

【功效】 固本壮阳。

【主治】 阳痿。

【用法】 口服。每日3次，每次20~30毫升。

⑪ 板栗猪肾酒
来源：民间验方

【原料】 板栗90克，猪肾1具，白酒1升。

第三章 治病药酒

【制作】猪肾洗净，用花椒盐水腌去腥味，切小块，与拍碎的板栗同置容器中，添加白酒，每日振摇 1~2 次，密封浸泡 7 日，去渣留液。

【功效】补肾壮阳，补益脾胃。

【主治】腰膝乏力，阳痿，滑精，精神不振，不思饮食，体倦。

【用法】空腹口服。每日 2 次，每次 10~20 毫升。

⑫ 狗肾枸杞酒
来源：民间验方

【原料】黄狗肾 1 具，枸杞子 30 克，蛇床子 20 克，蜈蚣 3 条，白酒（或黄酒）1 升。

【制作】前 4 味粗碎，置容器中，添加白酒（黄酒），每日振摇 1~2 次，密封浸泡 10 日，去渣留液。

【功效】补肾壮阳。

【主治】肾阳虚损型阳痿。

【用法】温饮。每日 1 次，每次 30~40 毫升。

【注意】蜈蚣有毒。本酒不宜多服、久服，孕妇忌服。

⑬ 钟乳附子酒
来源：《奇效良方》

【原料】钟乳石 9 克，炮附子、当归、前胡、人参、锻牡蛎、生姜、枳实、炙甘草各 60 克，五味子、山药各 90 克，石斛、肉桂各 30 克，菟丝子 120 克，生地黄 150 克，白酒 3 升。

【制作】前 15 味粗碎，置容器中，添加白酒，每日振摇 1~2 次，密封浸泡 3~7 日，去渣留液。

【功效】补脾益肾，养血填精，收敛固精。

【主治】阳痿不起，遗精。

【用法】口服。每日 2 次，每次 15~30 毫升。

【注意】附子有毒，须炮制。本酒不宜多服、久服，孕妇及阴虚火旺、大便溏泄、体虚者忌服。忌食萝卜、莱菔子、生葱、大蒜、藜芦等。

⑭ 韭菜益智酒
来源：《中国民间百病良方》

【原料】韭菜子 120 克，益智仁 30 克，白酒 1 升。

【制作】前 2 味粗碎，置容器中，添加白酒，每日摇动 1~2 次，密封浸泡 7~10 日，去渣留液。

【功效】补肾壮阳，收敛固涩。

【主治】阳痿，早泄，腰膝冷痛。

【用法】口服。每日 2 次，每次 10~15 毫升。

⑮ 海马参茸酒
来源：《药酒汇编》

【原料】海马 15 克，鹿茸 9 克，海狗肾 1 对，高丽参、淫羊藿、菟丝子、肉苁蓉各

30 克，韭菜子 60 克，白酒 1 升。

【制作】 前 8 味蒸软、切碎，置容器中，添加白酒，每日振摇 1~2 次，密封浸泡 14 日，去渣留液。

【功效】 补肾壮阳，养血填精，强筋壮骨。

【主治】 阳痿不举，腰膝酸软，精神倦怠。

【用法】 睡前口服。每日 1 次，每次 20~30 毫升。

【注意】 忌食萝卜、莱菔子、生葱、大蒜、藜芦等。

⑯ 雪莲虫草酒
来源：民间验方

【原料】 雪莲花 50 克，冬虫夏草 25 克，白酒 500 毫升。

【制作】 前 2 味捣碎，置容器中，添加白酒，每日振摇 1~2 次，密封浸泡 15 日。

【功效】 补虚壮阳。

【主治】 阳痿，遗精，性欲减退。

【用法】 口服。每日 2 次，每次 15~20 毫升。

【注意】 孕妇忌服。

⑰ 麻雀菟丝酒
来源：民间验方

【原料】 麻雀 3 只，菟丝子 15 克，肉苁蓉 30 克，黄酒（或米酒）1 升。

【制作】 前 1 味去毛、爪及内脏，洗净，与菟丝子、肉苁蓉同置容器中，添加黄酒（或米酒），每日振摇 1~2 次，密封浸泡 15 日，去渣留液。

【功效】 补肾壮阳，益气固本。

【主治】 肾阳虚损，阳痿，早泄，小便频数。

【用法】 口服。每日 2 次，每次 10~20 毫升。

⑱ 胡芦巴酒
来源：民间验方

【原料】 胡芦巴、补骨脂各 60 克，小茴香 20 克，白酒 1 升。

【制作】 前 3 味粗碎，置容器中，加白酒，每日振摇 1~2 次，密封浸泡 7 日，去渣留液。

【功效】 补肾壮阳。

【主治】 肾阳虚损，腰腿疼痛，行走乏力，阳痿，寒疝。

【用法】 口服。每日 2 次，每次 10~20 毫升。

⑲ 熟地枸杞酒
来源：民间验方

【原料】 熟地黄 60 克，枸杞子 30 克，檀香 1 克，白酒 750 毫升。

【制作】 前 3 味使碎，置容器中，添加白酒，每日振摇 1~2 次，密封浸泡 14 日，去渣留液。

【功效】 养精益血，补益肝肾。

【主治】 病后体虚，精血不足，神疲乏力，腰酸膝软，阳痿，须发早白。

【用法】口服。每日2次，每次20毫升。

【注意】脾虚气滞、痰多便溏者忌服。

⑳ 醉虾酒

【原料】虾仁、鹿茸、人参、海马、当归、韭菜子、玉竹、狗鞭、狗脊、仙茅、淫羊藿、肉豆蔻、丁香、肉桂、白酒各适量。

【制作】前14味研末，置容器中，添加白酒，每日振摇1~2次，密封浸泡7日，去渣留液。

【功效】补肾壮阳，生精益髓。

【主治】肾阳虚衰，腰膝冷痛，阳痿不举，遗精早泄，头晕耳鸣，心悸怔忡，失眠健忘，未老先衰，不孕，白带过多。

【用法】温饮。每日3次，每次5~15毫升。

【注意】仙茅有毒。本酒不宜多服、久服，孕妇及素体阳盛、阴虚阳亢、高血压及心脏病者忌服。忌食萝卜、莱菔子、生葱、大蒜、藜芦等。玉竹过量可损害心脏，不宜多服。

㉑ 震痿酒

【原料】海马1只，紫河车、石决明、龙骨、仙茅、桑叶、巴戟天、菟丝子、海参、淫羊藿各60克，紫贝、牡蛎、阳起石、蛇床子、刺猬皮、阿胶、鹿角胶、制附子、人参各30克，砂仁20克，益智仁40克，白术45克，金樱子90克，山药100克，白酒10升。

【制作】前24味粗碎，置容器中，加白酒，每日振摇1~2次，密封浸泡30日，去渣留液。

【功效】补肾壮阳，安神定志。

【主治】肾气虚损，肢软畏寒，阳痿早泄，记忆力减退，心悸失眠。

【用法】口服。每日2次，每次10~20毫升。

【注意】附子有毒，须炮制；仙茅有毒。本酒不宜多服、久服，孕妇及脾虚便溏者忌服。忌食萝卜、莱菔子、生葱、大蒜、藜芦等。

六、不育

不育指由于丈夫的原因，夫妻婚后同居1年以上未避孕而妻子未能生育，多由肾阳不足、肾阴亏虚、气血不足、热遏精室、痰湿中阻等所致，宜辨证给予补肾壮阳、滋阴补肾、益气养血、清热解毒、祛痰化湿等，常用菟丝子、龙眼肉、胡桃仁、山茱萸、肉苁蓉、鸡内金等中药。

① 九子生精酒

【原料】枸杞子、菟丝子、覆盆子、车前子、五味子、韭菜子、女贞子、桑椹子、黑芝麻各50克，九香虫30克，白酒1升。

【制作】前10味捣碎，置容器中，添加白酒，每日振摇1~2次，密封浸泡5~7日，去渣留液。

【功效】阴阳并补，生化肾精。

【主治】特发性少精症，精神疲乏，头晕耳鸣，健忘腰酸，胸腹闷胀。

【用法】口服。每日2~3次，每次15~20毫升。

【注意】阴虚火旺、脾虚便溏者忌服。

② 山萸菟丝酒 　　　来源：《上海中医药杂志》

【原料】山茱萸、菟丝子、肉苁蓉各12克，巴戟天、淫羊藿各15克，海狗肾2对，白酒800毫升。

【制作】前6味粗碎，置容器中，添加白酒，每日振摇1~2次，密封浸泡15日，去渣留液。

【功效】滋阴壮阳。

【主治】精液异常，不育。

【用法】口服。每日2次，每次10~15毫升。

③ 生精酒 　　　来源：《中国当代中医名人志》

【原料】鹿茸10克，鹿鞭15克，海狗肾1对，熟地黄60克，韭菜子、巴戟天、淫羊藿、五味子各30克，白酒2.5升。

【制作】前8味切碎，置容器中，添加白酒，每日振摇1~2次，密封浸泡10日，去渣留液。

【功效】补肾壮阳，养血填精。

【主治】不育症（肾精亏虚型）。

【用法】口服。每日3次，每次10~15毫升。

【注意】阴虚火旺、大便溏泄者忌服。

④ 多子酒 　　　来源：《奇方类编》

【原料】枸杞子、龙眼肉、胡桃仁、白米糖各250克，烧酒7升，糯米甜酒500毫升。

【制作】前3味粗碎，置容器中，添加烧酒，每日振摇1~2次，密封浸泡21日，去渣留液，入白米糖与糯米甜酒溶解。

【功效】补肾健脾，养血脉，抗衰老。

【主治】脾肾两虚，面色委黄，精神委靡，腰膝酸软，阳痿早泄，精少不育。

【用法】口服。每日2次，每次30~40毫升。

【注意】痰火积热及阴虚火旺者忌服。

⑤ 补肾生精酒 　　　来源：《药酒汇编》

【原料】淫羊藿125克，锁阳、巴戟天、熟地黄各62克，制附子、肉杜、当归各22

克，肉苁蓉 50 克，枸杞子、桑椹、菟丝子各 4 克，韭菜子、前胡各 16 克，甘草 25 克，白酒 2.5 升。

【制作】 前 14 味使碎，置容器中，添加白酒，每日振摇 1～2 次，密封浸泡 15 日，去渣留液。

【功效】 补肾益精，滋阴壮阳。

【主治】 肾虚阳痿，不育症，腰膝酸软，四肢乏力，耳鸣眼花。

【用法】 口服。每日 3 次，每次 20～25 毫升。

【注意】 附子有毒，须炮制。本酒不宜多服、久服，孕妇忌服。

⑥ 还春酒　　　　　　　　来源:《中国当代中医名人志》

【原料】 人参 15 克，鹿茸 5 克，淫羊藿、三七、枸杞子各 12 克，低度白酒 1 升。

【制作】 前 5 味捣碎，置容器中，添加白酒，每日振摇 1～2 次，密封浸泡 20 日，去渣留液。

【功效】 益气生津，壮阳活血。

【主治】 肾虚型不育症，性功能减退。

【用法】 口服。每日 2 次，每次 10～15 毫升。

【注意】 忌食萝卜、莱菔子、生葱、大蒜、藜芦等。

⑦ 鸡睾酒　　　　　　　　　　来源:《药酒汇编》

【原料】 鲜鸡睾丸 40 克，淫羊藿、夜交藤、仙茅、路路通、龙眼肉各 20 克，白酒 500 毫升。

【制作】 前 6 味粗碎，置容器中，添加白酒，每日振摇 1～2 次，密封浸泡 30 日，去渣留液。

【功效】 补肾强精。

【主治】 不育症。

【用法】 空腹口服。每日 3 次，每次 30～40 毫升。

【注意】 仙茅有毒。本酒不宜多服、久服，孕妇忌服。

⑧ 青松龄酒　　　　　　　　　来源:《新编中成药》

【原料】 高丽参 60 克，红花 125 克，淫羊藿 225 克，熟地黄 500 克，鞭胶 50 克，枸杞子 250 克，金荞麦 10 克，鹿茸粉 17.5 克，牛、羊睾丸粉各 225 克，白酒 15 升，蔗糖 1000 克。

【制作】 前 7 味切碎，与鹿茸粉和牛、羊睾丸粉置容器中，添加白酒、蔗糖，每日振摇 1～2 次，密封浸泡 7 日，去渣留液。

【功效】 益气养血，生精壮阳。

【主治】 阳痿不育，阴虚盗汗。

【用法】 空腹口服。每日 2 次，每次 15～20 毫升。

【注意】 忌食萝卜、莱菔子、生葱、大蒜、藜芦等。

⑨ 种子酒

来源:《寿世保元》

【原料】 茯苓 100 克，大枣 50 克，胡桃仁 36 克，黄芪、党参、白术、当归、川芎、白芍、生地黄、熟地黄、小茴香、覆盆子、陈皮、沉香、木香、枸杞子、肉桂、砂仁、制乳香、制没药、五味子、甘草各 6 克，蜂蜜 600 克，白酒 2 升，米酒 1 升。

【制作】 前 23 味捣碎，置容器中，添加米酒和白酒，每日振摇 1~2 次，密封浸泡 15 日，去渣留液，入蜂蜜溶解。

【功效】 生精种子，调经保元。

【主治】 不育症，不孕症。

【用法】 口服。每日 2 次，每次 20~30 毫升。

【注意】 痰火积热及阴虚火旺者忌服。

⑩ 胡桃四花酒

来源:《中国民间百病良方》

【原料】 玫瑰花、蔷薇花、梅花、韭菜花、沉香各 15 克，胡桃仁 250 克，米酒、白酒各 1.25 升。

【制作】 前 6 味粗碎，置容器中，添加白酒、米酒，每日振摇 1~2 次，密封浸泡 30 日，去渣留液。

【功效】 补肾壮阳。

【主治】 肾阳不足，阳痿不举，小便淋沥，男子阳弱不育症，女子阴虚不孕。

【用法】 口服。不拘时候，随量饮用。

【注意】 痰火积热及阴虚火旺者忌服。

⑪ 续嗣降生酒

来源:《民间验方》

【原料】 制附子、肉桂、杜仲各 35 克，龙齿 30 克，茯苓、川牛膝各 25 克，益智仁 20 克，制雄黄 2 克，白酒 1.5 升。

【制作】 前 8 味粗碎，置容器中，添加白酒，每日振摇 1~2 次，密封浸泡 15 日，去渣留液。

【功效】 温肾益精。

【主治】 肾虚不育。

【用法】 温饮。每日 3 次，每次 10~15 毫升。

【注意】 附子、雄黄有毒，均须炮制。本酒不宜多服、久服，孕妇忌服。

⑫ 鹿龄集酒

来源:《药酒汇编》

【原料】 肉苁蓉 20 克，人参、鹿茸各 10 克，熟地黄 15 克，海马 10 克，白酒 1 升。

【制作】 前 5 味粗碎，置容器中，添加白酒，每日振摇 1~2 次，密封浸泡 30 日，去渣留液。

【功效】 益气补血，补肾壮阳。

【主治】 肾阳虚，耳鸣，阳痿，不育症。

【用法】口服。每日2次，每次10～15毫升。

【注意】忌食萝卜、莱菔子、生葱、大蒜、藜芦等。感冒发热者忌服。

⑬ 毓麟酒

来源:《奇方类编》

【原料】肉苁蓉、覆盆子、补骨脂各30克，桑椹、枸杞子、菟丝子、韭菜子、楮实子、巴戟天各23克，山茱萸、牛膝各22克，莲须15克，蛇床子、山药、木香各7.5克，白酒3升。

【制作】前15味使碎，置容器中，添加白酒，密封，隔水蒸煮4小时，埋入土中2日后取出，去渣留液。

【功效】补益肝肾，助阳固精。

【主治】不育症，阳痿，早泄。

【用法】口服。每日2次，每次15～20毫升。

七、前列腺炎

前列腺炎指前列腺发生炎症反应，主要表现为排尿异常，尿道口黏液，尿道灼痛或放射至阴茎、睾丸、阴囊、腹股沟、会阴等处，多由湿热痰浊瘀结下阴所致，治以清热利湿、祛痰化浊、活血化瘀为主，常用车前子、莲子、小茴香、萆薢、芡实等中药。

① 二山芡实酒

来源：民间验方

【原料】山茱萸、山药、熟地黄、芡实各30克，菟丝子40克，莲子20克，低度白酒600毫升。

【制作】前6味捣碎，置容器中，添加白酒，每日振摇1～2次，密封浸泡5日，去渣留液。

【功效】补肾固精。

【主治】慢性前列腺炎。

【用法】口服。每日2～3次，每次20～30毫升。

② 小茴香酒

来源:《本草纲目》

【原料】小茴香30克，黄酒250毫升。

【制作】前1味炒黄、研末，置容器中，添加黄酒，文火煎沸，去渣留液。

【功效】散寒止痛，开胃消食。

【主治】前列腺炎屡遭风寒，汤药无效；寒疝，小腹胀痛，牵引睾丸，阴囊硬结，喜暖喜按，畏寒肢冷，小便清长；白带过多，食欲不振，呕吐。

【用法】口服。每日2～3次，每次30～40毫升。

【注意】胃肾多火，阴茎数举者慎服。

③ 荠菜酒

来源:《中国民间百病良方》

【原料】荠菜250克，萆薢50克，黄酒500毫升。

【制作】 前 2 味切碎，置容器中，添加黄酒，隔水文火煮沸，候冷，密封浸泡 1 日，去渣留液。

【功效】 清热利湿，分清泌浊。

【主治】 前列腺炎，膏淋。

【用法】 口服。每日 2 次，每次 30～40 毫升。

④ 萆薢酒
来源：民间秘方

【原料】 萆薢 100 克，龙胆草、车前子各 50 克，芡实 30 克，黄酒 500 毫升。

【制作】 前 4 味捣碎，置容器中，添加黄酒，隔水文火煮沸，候冷，密封浸泡 1 日，去渣留液。

【功效】 清热利湿，益肾固涩。

【主治】 急性前列腺炎。

【用法】 口服。每日 2～3 次，每次 40～50 毫升。

八、前列腺增生

前列腺增生临床主要表现为小便余沥不尽、排尿困难、尿频或尿不通等，多由脾肾亏虚、败精痰浊瘀阻、湿热毒邪侵袭等导致，治以利湿祛痰化瘀泻浊为主，常用黄芪、熟地黄、山茱萸、香附、肉桂、桂枝、五味子、茯苓等中药。

① 胡桃五味酒
来源：民间验方

【原料】 胡桃仁 150 克，五味子 45 克，山药 40 克，熟地黄、山茱萸各 50 克，肉桂 30 克，白酒 1 升。

【制作】 前 6 味研末，置容器中，添加白酒，每日振摇 1～2 次，密封浸泡 30 日，去渣留液。

【功效】 温肾纳气。

【主治】 老年人肾元已虚，下亏上盛，动则气喘，脚冷面赤，腰酸腿痛，小便不利或反多；前列腺增生，肺气肿，糖尿病。

【用法】 口服。不拘时候，随量饮用。

【注意】 痰火积热、阴虚火旺及大便溏泄者忌服。

② 黄芪白芍酒
来源：《圣济总录》

【原料】 黄芪、白芍、人参、炙甘草、当归各 30 克，桂枝 60 克，白酒 1.5 升。

【制作】 前 6 味粗碎，置容器中，添加白酒，每日振摇 1～2 次，密封浸泡 60 日，去渣留液。

【功效】 益气养血，调和营卫。

【主治】 气血不足，营卫不和，虚弱乏力，精神不振，睡眠欠佳，胸中烦热，尿余淋沥，或尿中白浊，少腹拘急不舒；老年人前列腺增生/肥大。

【用法】 空腹口服。每日2次，每次20～30毫升。

【注意】 忌食萝卜、莱菔子、生葱、大蒜、藜芦等。

【来源】 《圣济总录》平补汤改为酒剂。

九、阴囊湿疹

阴囊湿疹指阴囊处出现红色疙瘩、红色丘疹或丘疹水疱，瘙痒不断，甚至皮肤溃烂，渗液较多，多由血虚、风邪、脾湿等所致，治以养血祛风、杀虫止痒为主，辨证给予健脾燥湿、清热解毒、清肝泻火等，常用防风、地肤子、蛇床子、黄药子、丹参、苦参、黄柏等中药。

① 五子黄柏酒
来源：民间验方

【原料】 黄柏150克，地肤子、蛇床子、苍耳子、五倍子、黄药子各30克，白酒1.5升。

【制作】 前6味研末，置容器中，添加白酒，每日振摇1～2次，密封浸泡7～10日，去渣留液。

【功效】 清热燥湿，通利血脉，消肿止痛，祛风止痒。

【主治】 阴囊湿疹及各类湿疹。

【用法】 外用。每日3次，每次用消毒棉球蘸本酒涂擦患处。

【注意】 黄药子有毒，苍耳子有小毒。本酒不宜多用、久用，脾胃虚弱者、孕妇及肝功能损害者慎服。

② 苦参豨莶酒
来源：民间验方

【原料】 苦参、豨莶草各30克，地肤子、白鲜皮各15克，白矾9克，白酒400～500毫升。

【制作】 前5味粗末，置容器中，添加白酒，每日振摇1～2次，密封浸泡10日，或隔水文火煎至减半，候冷，去渣留液。

【功效】 清热燥湿，祛风止痒。

【主治】 阴囊、肛门湿疹，瘙痒难忍，女阴痛痒。

【用法】 外用。每日3次，每次用消毒棉球蘸本酒涂擦患处。

③ 茵蒿酒
来源：《中国民间百病良方》

【原料】 茵蒿100克，白酒500毫升。

【制作】 前1味粗碎，置容器中，添加白酒，每日振摇1～2次，密封浸泡7日，去渣留液。

【功效】 祛风活络，活血止痛。

【主治】 阴囊湿疹，神经性皮炎。

【用法】 外用。每日1～2次，每次用消毒棉球蘸本酒涂抹患处。

十、疝气

疝气主要表现为阴囊、睾丸坠胀疼痛，或牵引少腹疼痛，多由气血瘀阻、水湿停聚所致，治疗以行气活血、化湿利水为主，辨证给予健脾燥湿、疏肝解郁、温肾利水、温经散寒、清热利湿、活血化瘀等，常用茯苓、吴茱萸、小茴香、木香、肉桂、胡芦巴、橘核等中药。

① 吴萸茴香酒
来源：《药酒汇编》

【原料】 吴茱萸9克，小茴香15克，木香3克，生姜5克，淡豆豉30克，黄酒200毫升。

【制作】 前5味粗碎，置容器中，添加黄酒，文火煮至100毫升，去渣留液，待温。

【功效】 温经通脉。

【主治】 寒疝频发，绞痛难忍。

【用法】 温饮。每日2次，每次1/2剂。

【注意】 吴茱萸小毒。本酒不宜多服、久服，孕妇忌服。

② 花椒延胡酒
来源：《三因方》

【原料】 花椒、延胡索、小茴香各6克，白酒150毫升。

【制作】 前3味粗碎，置容器中，添加白酒，密封浸泡2~3日，去渣留液。

【功效】 散气开郁。

【主治】 疝痛。

【用法】 空腹温饮。每日1~2次，每次20~30毫升。

【注意】 孕妇忌服。

③ 闹羊紫荆酒
来源：《种福堂公选良方》

【原料】 肉桂、制乳香、制没药、木香、闹羊花、羌活各15克，川芎、延胡索、紫荆皮、五加皮、牡丹皮、郁金、乌药各90克，白酒500毫升。

【制作】 前13味捣为粗末，置容器中，添加白酒，文火煮沸，去渣留液。

【功效】 活血通络止痛。

【主治】 寒湿疝气，跌打损伤，沉疴久病。

【用法】 口服。每日2次，每次10~15毫升。

【注意】 闹羊花有毒。本酒不宜多服、久服，孕妇及体虚者忌服。

④ 茴香酒
来源：《类编朱氏集验医方》

【原料】 灯笼草根、小茴香各15克，白酒30毫升。

【制作】 前2味粗碎，研末。

【功效】 行气理湿止痛。

【主治】 疝气，膀胱偏坠久不愈。

【用法】口服。每日1次，每次用白酒送服药末1剂。

❺ 海藻酒

【原料】海藻500克，黄酒1.5升。

【制作】前1味粗碎，置容器中，添加黄酒，密封浸泡1日，去渣留液。

【功效】消痰散结。

【主治】疝气，瘿瘤，瘰疬，淋巴结结核，甲状腺肿大，甲状腺瘤，睾丸结核。

【用法】饭后口服。每日3次，每次30毫升。

【注意】勿食甘草。

❻ 橘荔双核酒

【原料】橘核、荔枝核、川楝子、胡芦巴、青皮各9克，小茴香、牡蛎各15克，肉桂6克，高粱酒500毫升。

【制作】前8味研末，置容器中，添加高粱酒，每日振摇1~2次，密封浸泡3~4个月，去渣留液。

【功效】补肾壮阳，理气止痛。

【主治】肝肾阴寒，疝气偏坠，阴囊肿大，起消无常，痛引脐腹，劳累或受冷即发。

【用法】口服。每日2次，每次5~30毫升。

【注意】川楝子小毒。本酒不宜多服、久服，孕妇忌服，小儿禁服。

第十二节 | 儿科

一、小儿发育不良

小儿发育不良指小儿站立、行走、头发、牙齿、语言晚于正常儿童，头、项、口、手、足肌肉等软弱无力，多由气血津液不足、脏腑骨骼失养所致，治宜补养五脏为主，辨证给予益气养血、补益肝肾、健脾养心等，常用冬虫夏草、鹿茸、山药、紫河车等中药。

⚪ 鹿茸山药酒

【原料】鹿茸5克，山药15克，白酒600毫升。

【制作】前2味粗碎，置容器中，添加白酒，每日振摇1~2次，密封浸泡7日，去渣留液。

【功效】补肾壮阳，养血填精。

【主治】小儿发育不良；肾阳虚损，腰膝冷痛，耳鸣耳聋，泄泻，遗尿，性欲减退，阳痿，遗精，早泄，白带量多清稀，不孕，疮疡久溃不愈、脓水清稀，面色黧黑；再生障碍性贫血及其他贫血。

【用法】口服。每日3次，每次15～20毫升。

【注意】阴虚火旺者忌服。

二、小儿发热

小儿发热指小儿腋下体温超过37.5℃（37.5～38℃为低度发热，38～39℃为中度发热，39～41℃为高热，超过41℃为超高热），多由感受外邪、脏腑虚损等引起阴阳失调所致，治以调和阴阳为主，常用柴胡、青蒿、桑叶、菊花、金银花、栀子、连翘、桔梗、牛蒡子等中药。

① 三味葱白酒
来源：《药酒汇编》

【原料】吴茱萸15克，桂枝10克，葱白14个，白酒适量。

【制作】前2味研末，葱白捣烂，同置容器中，添加白酒，制成酒饼2个。

【功效】温经通阳。

【主治】气虚或阳虚型小儿低热。

【用法】外用。每日1次，每次取酒饼敷患儿两足心6小时，外用纱布包扎、固定，无反应则隔4小时再敷。

【注意】吴茱萸小毒。本酒不宜内服、多用、久用。

② 羊脂大枣酒
来源：《中国民间百病良方》

【原料】大枣250克，羊脂25克，糯米甜酒1.5升。

【制作】大枣粗碎，置容器中，添加清水、羊脂、糯米甜酒，文火煮沸，候冷，每日振摇1～2次，密封浸泡3日，去渣留液。

【功效】益气养血，安神解表。

【主治】气血两虚，小儿低热，消渴，久病体虚，食欲不振。

【用法】口服。每日2次，每次15毫升。

③ 栀子桃仁酒
来源：民间验方

【原料】栀子、桃仁、杏仁各3克，鸡蛋1个，白酒适量，面粉少许。

【制作】前3味捣碎，置容器中，加鸡蛋清、面粉、白酒调匀成糊。

【功效】清热解毒。

【主治】小儿发热。

【用法】外用。每日1次，每次取药饼敷患儿手心、足心，加白酒保持敷药湿润，敷至热退为止。

【注意】桃仁小毒。本酒不宜内服、多用、久用。

三、小儿感冒

小儿感冒以发热、鼻塞、流涕、喷嚏、咳嗽、身体不适等为主要特征，多由感受外邪等引起营卫不和、肺气失宣所致，常挟痰、滞、惊，治以发汗解表为主，常用生姜、葱白、香薷、菊花、防风、前胡、薄荷、夏枯草、苍耳子等中药。

① 吴萸白矾酒

来源:《药酒汇编》

【原料】 吴茱萸、白矾各 15 克，白酒适量。

【制作】 前 2 味研末，置容器中，添加白酒，调成酒饼 2 个。

【功效】 温经通阳。

【主治】 小儿各型感冒。

【用法】 外用。每日 1 次，每次取酒饼敷患儿两足心或手心。

【注意】 吴茱萸小毒。本酒不宜内服、多用、久用。

② 香薷苏叶酒

来源：民间验方

【原料】 香薷、紫苏叶各 12 克，葎草 60 克，夏枯草、菊花、金银花各 30 克，柴胡 10 克，薄荷 3 克，白酒适量。

【制作】 前 8 味捣烂或绞汁，置容器中，添加白酒调匀。

【功效】 清热解毒。

【主治】 小儿风热感冒。

【用法】 外用。每日 1~2 次，每次取酒敷患儿大椎穴和手心、足心等处。

【注意】 忌生冷食物。

③ 葱实姜盐酒

来源:《新中医》

【原料】 鲜葱实、生姜各 30 克，食用盐 5 克，白酒 30~50 毫升。

【制作】 前 2 味粗碎，与食用盐同置容器中，添加白酒调匀，入布包。

【功效】 祛风散寒。

【主治】 各类感冒，尤其是风寒感冒及感冒初起。

【用法】 外用。每日 1 次，每次取药包涂擦前胸、后背、手心、脚心、腋窝及肘窝等至局部发红。

【注意】 避风寒，忌生冷食物。

四、小儿暑疖

小儿暑疖主要表现为头面、胸腔等处疖肿，色红、灼热、疼痛，突起根浅，肿势局限，出脓即愈，多由热毒蕴结营卫所致，治以清热解毒为主，常用蒲公英、苦参、黄芩、冰片等中药。

① 公英外敷酒

【原料】 干蒲公英、白酒各适量。

【制作】 蒲公英研末，用白酒调成糊状。

【功效】 清热解毒。

【主治】 小儿暑疖。

【用法】 外用。每日1次，每次取药1剂敷于局部。对已溃破处敷四周，中间留一小洞，以利引流。

② 苦参大黄酒

【原料】 苦参、生大黄、丝瓜叶各20克，黄连、黄芩、冰片各10克，白芷15克，75%乙醇300毫升。

【制作】 前7味（冰片除外）捣碎，置容器中，添加乙醇，密封浸泡2～3日，去渣留液，入冰片溶解。

【功效】 清热解毒，燥湿止痒。

【主治】 暑疖，痱子。

【用法】 外用。每日3～4次，每次用消毒棉球蘸本酒涂擦患处2～3分钟。

【注意】 防止药进入眼内。

五、小儿遗尿

小儿遗尿俗称尿床，指3岁以上小儿经常在睡眠中小便自遗、醒后方觉，常伴面色苍白、食欲不振、精神不佳、怕冷等症状，多因膀胱失约所致，治以固摄止遗为主，常用桑螵蛸、益智仁、菱角、雄鸽、猪肝等中药。

① 鸡肠酒

【原料】 鸡肠1具，黄酒适量。

【制作】 前1味粗碎，置容器中，添加黄酒，文火煮沸，去渣留液。

【功效】 补虚固涩。

【主治】 小儿遗尿。

【用法】 睡前口服。每日1次，每次1剂。

② 雄鸽当归酒

【原料】 雄鸽1只，当归15克，米酒少许。

【制作】 雄鸽浸在水中溺死，去羽毛及内脏，留下睾丸，肚纳粗碎当归，置容器中，文火清炖1小时，将熟时添加米酒，继续炖至鸽熟。

【功效】 补肾壮阳缩尿。

【主治】 下元虚寒之小儿遗尿。

【用法】 睡前口服。每日 1 次，每次让孩子趁热服食，喝汤吃肉。
【注意】 禁食韭菜、萝卜和葱。

六、小儿厌食

小儿厌食指小儿较长时间见食不贪、食欲降低甚则拒食，一般精神状态尚好，无明显大便不调、急躁、腹膨等症状，多由脾胃功能不健所致，治以调理脾胃为主，辨证给予运脾和胃、健脾益气、滋脾养胃等，常用丁香、花椒、陈皮、鸡内金、神曲、麦芽等中药。

● 栀子丁香酒

【原料】 生栀子、丁香各 30 粒，杏仁 9 克，白花椒 6 克，鸡蛋 1 个，葱实 7 根，面粉、荷叶、白酒各适量。
【制作】 前 7 味（鸡蛋除外）混合研末，置容器中，添加白酒，文火烧焦，以鸡蛋清调匀。
【功效】 消积化滞。
【主治】 小儿厌食症。
【用法】 外用。每日 1 次，每次用荷叶包裹 1 剂，敷于两足涌泉穴。

七、小儿虫证

小儿虫证多因虫邪扰乱脾胃气机、耗伤气血所致，其表现随虫邪种类而异。蛔虫感染多见绕脐疼痛、嗜食异物、夜卧磨牙等，蛲虫感染多见肛门瘙痒、烦躁难眠、尿频遗尿等，姜片虫感染多见腹痛肠鸣、面黄浮肿、肢体困重等，钩虫感染多见上腹疼痛、大便不调、心悸气短等，治以驱虫健脾和胃为主，常用使君子、槟榔、青梅等中药。

① 百部酊
来源：《百病中医熏洗熨擦疗法》

【原料】 百部 30 克，55% 乙醇 150 毫升。
【制作】 百部粗碎，置容器中，添加乙醇，每日振摇 1~2 次，密封浸泡 3 日，去渣留液。
【功效】 解毒杀虫止痒。
【主治】 蛲虫。
【用法】 外用。每日 1 次，临睡前用温开水洗净患儿肛门，用药棉蘸本酒涂擦肛门及其周围。
【注意】 百部过量使用，偶见胸部灼热感、口、鼻、咽喉发干，甚至头晕、胸闷、气急，应立即停药。

② 青梅酒
来源：《百病中医药酒疗法》

【原料】 青梅 30 克，黄酒 100 毫升。

【制作】 前 1 味粗碎，置容器中，添加黄酒，隔水文火蒸炖 20 分钟，去渣留液。
【功效】 健脾化积，止泻驱虫。
【主治】 慢性胃炎，食欲不振，蛔虫性腹痛，慢性消化不良性泄泻。
【用法】 温饮。每日 2 次，每次 10～20 毫升。
【来源】 《百病中医药酒疗法》。又，一方用青梅入酒浸泡 7 日，余同上。

八、小儿泄泻

小儿泄泻指小儿排便 4 次/日或更多，粪质清稀或如水样，多因清浊相干引起，易见气阴两伤、阴竭阳脱，治以分清别浊为主，辨证给予消食化积、疏风散寒、清热利湿、温肾健脾、益气养阴、回阳固脱等，常用香附、吴茱萸、肉桂、小茴香等中药。

① 红砂糖酒
来源：民间验方

【原料】 黄酒 50 毫升，红砂糖 10 克。
【制作】 上两物同置容器中，添加清水，文火煮沸，待红砂糖溶解后停火。
【功效】 温胃散寒，通利血脉。
【主治】 寒性腹痛、泄泻。
【用法】 口服。每日 1 次，每次 1 剂。

② 花椒肉桂酒
来源：民间验方

【原料】 白花椒 10 粒，肉桂 3 克，小茴香 12 克，干姜、生姜各 10 克，葱白 3 根，白酒适量。
【制作】 前 5 味研末，与葱白捣烂，同置容器中，添加白酒拌匀，文火炒热，装入布袋。
【功效】 温肾健脾散寒。
【主治】 小儿泄泻肠鸣。
【用法】 外用。每日 2 次，每次取 1 剂热敷脐部 15～20 分钟。

③ 香附酒
来源：民间验方

【原料】 香附 50 克，米酒适量。
【制作】 前 1 味研末，置容器中，添加米酒，调成干糊状，做成小饼。
【功效】 温中和胃，理气疏肝。
【主治】 小儿泄泻。
【用法】 外用。每日 1 次，晚上待小儿入睡后将药饼敷于脐部 4～6 小时。

九、小儿呕吐

小儿呕吐指小儿胃内容物经口而出，治以和胃降逆为主，其中呕吐酸腐宜和胃导滞，食入即吐宜清热和胃，食后方吐宜温中散寒，嗳气泛酸而吐宜疏肝理气，哭闹面色忽青忽白而吐宜镇惊止呕，常用吴茱萸、干姜、生姜、赭石等中药。

① 干生二姜酒
来源： 民间验方

【原料】 干姜、生姜各15克，白酒50毫升。

【制作】 前2味捣碎，置容器中，添加白酒，每日振摇1~2次，密封浸泡7日，去渣留液。

【功效】 温中止呕。

【主治】 呕吐，老少皆宜。

【用法】 外用。不拘时候，每次取此酒外擦肚脐、中脘穴。也可口服，每日2次，每次5~10毫升。

【注意】 口服时可加红砂糖少许纠味。

② 生姜食醋酒
来源:《中国民间百病良方》

【原料】 陈食醋、面粉各30克，生姜10克，白酒20毫升。

【制作】 生姜捣烂，置容器中，添加食醋、面粉、白酒，拌匀为糊。

【功效】 温中止呕。

【主治】 呕吐，腹部喜暖畏寒。

【用法】 外用。每日1次，每次取药糊外敷足心。

十、小儿惊风

小儿惊风指反复抽搐，并伴神昏，有急、慢之分。急惊风常见突然神昏、肌肉强直、牙关紧闭、高热等症，治以清热息风为主；慢惊风常见肢体、肌肉缓慢震颤无力等症，治以补虚涵木为主，辨证给予潜阳、滋水、养血、柔筋等，常用蝉蜕、金银花、薄荷、羚羊角等中药。

① 牛黄钟乳酒
来源:《普济方》

【原料】 牛黄、钟乳石、麻黄、秦艽、人参各2.4克，肉桂2克，龙骨、白术、甘草、细辛、当归各1.5克，杏仁1.2克，花椒、九香虫各9克，白酒500毫升。

【制作】 前14味捣碎，置容器中，添加白酒，每日振摇1~2次，密封浸泡7日，去渣留液。

【功效】 益气助阳，活血祛风，清心镇惊。

【主治】 小儿惊风，经年稍劳即发。

【用法】 口服。每日3次，每次2~5毫升。

【注意】 细辛小毒。本酒不宜多服、久服。忌食萝卜、莱菔子、生葱、大蒜、藜芦等。

② 清肝息风酒
来源: 民间验方

【原料】 竹黄15克，栀子10克，蝉蜕6克，羚羊角粉0.9克，米酒150毫升。

【制作】 前3味粗碎，置容器中，添加清水300毫升，文火煎至100毫升，置容器中，添加米酒、羚羊角粉拌匀，去渣留液。

【功效】 清热化瘀，息风止痉。

【主治】 小儿急惊风。

【用法】 口服。每日3次，每次5~10毫升。

十一、小儿疳证

疳证的主要表现为身体羸瘦、面黄发枯、食欲欠佳等，常伴两目干涩、畏光羞明、口腔糜烂、全身浮肿等症，多由脾胃纳运失常、气血津液耗伤引起，治以调补脾胃为主，常用竹茹、白术、神曲、麦芽、人参、太子参等中药。

● 白鱼竹茹酒
来源：《本草纲目》

【原料】 白鱼7条，竹茹10克，黄酒150毫升。

【制作】 前2味粗碎，加水，煎沸30分钟，入黄酒，文火煮沸10分钟，去渣留液。

【功效】 健脾开胃，消食行水。

【主治】 小儿疳积，中风项强。

【用法】 温饮。每日2次，每次10毫升。

十二、小儿癫痫

小儿癫痫指小儿突然仆倒、昏不知人、口吐涎沫、两目上视、四肢抽搐、醒如常人，多由痰阻心窍所致，治以豁痰开窍为主，辨证给予健脾益气、祛痰化湿、益气养血、补肾养心等，常用木防己、铁精、龙齿、朱砂、莽草、干姜等中药。

① 防己莽草酒
来源：《普济方》

【原料】 木防己4.2克，铅丹、防风、肉桂、龙齿各2.4克，朱砂、炙甘草各1.8克，独活0.6克，细辛、当归、干姜各1.5克，莽草0.3克，白酒500毫升。

【制作】 前12味捣碎，置容器中，添加白酒，每日振摇1~2次，密封浸泡5日，去渣留液。

【功效】 祛风凉血，息风通络。

【主治】 小儿风病发动，手足不仁。

【用法】 口服。每日3次，每次2~5毫升。

【注意】 铅丹、朱砂、莽草有毒，细辛有小毒。本酒不宜多服、久服，孕妇忌服。木防己不宜用广防己代替，因为后者可损害肾脏功能。

② 紫石铁精酒
来源：《普济方》

【原料】 紫石英2.4克，制附子1克，铁精、茯神、独活各1.5克，远志、肉桂各1.8

克、炙蜂房、牛黄各 0.6 克，干姜、炙甘草、人参各 1 克，白酒 500 毫升。

【制作】 前 12 味捣碎，置容器中，添加白酒，每日振摇 1~2 次，密封浸泡 5~7 日，去渣留液。

【功效】 益气壮阳，清心安神。

【主治】 小儿风病发作，言语谬错。

【用法】 口服。每日 2 次，每次 5~10 毫升。

【注意】 附子有毒，须炮制。本酒不宜多服、久服。忌食萝卜、莱菔子、生葱、大蒜、藜芦等。

十三、小儿肺炎

小儿肺炎初起似感冒，继则咳嗽气急、鼻翼扇动、口唇紫绀，甚至抽搐、昏迷，多因外邪郁闭肺络所致，治以开肺为主，辨证给予宣肺、肃肺、清肺、行气、化瘀、化痰等，常用葶苈子、麻黄、石膏、杏仁、厚朴、五味子、大黄、黄芩、黄连等中药。

● 大黄芩连酒
来源： 民间验方

【原料】 黄芩、黄连、大黄各 10 克，白酒适量。

【制作】 前 3 味研末，置容器中，添加热酒，调成糊膏状。

【功效】 退热定喘。

【主治】 小儿肺炎。

【用法】 外用。每日 1 次，每次取酒敷于前胸剑突部，约 2 小时去药。病情重者换药再敷。

十四、小儿口腔溃疡

小儿口腔溃疡指小儿口腔黏膜反复出现圆形或椭圆形小溃疡，表面覆盖黄白色纤维素性渗出物，多因热伏心脾胃所致，治以清泻心脾胃郁火为主，辨证给予疏风清热、清心泄热、滋阴降火等，常用生地黄、大黄、黄柏、川木通等中药。

● 三黄酒
来源： 民间验方

【原料】 黄柏、生大黄、鲜生地黄各 6 克，白酒适量。

【制作】 前 2 味烘干、研末，生地黄捣烂，同置容器中，添加白酒，调成糊膏。

【功效】 清热解毒。

【主治】 小儿口腔溃疡。

【用法】 外用。每日 1 次，每次取药膏 1 剂敷贴于两足涌泉穴。

十五、新生儿硬肿症

新生儿硬肿症指婴儿皮肤和皮下脂肪硬化、水肿、冷硬，多由阳气虚衰、寒凝血瘀所致，治以温经散寒、行气活血为主，常用韭菜、艾叶、吴

中华药酒配方大全

茱萸等中药。

● 艾叶韭菜酒
来源:《中国民间百病良方》

【原料】 艾叶、韭菜各30克，白酒30毫升。

【制作】 前2味捣烂，置容器中，添加白酒，调匀成糊。

【功效】 温经散寒，活血消肿。

【主治】 新生儿硬肿症。

【用法】 外用。每日2~3次，每次先用艾条温灸患部，再取酒涂擦患部至红。

第十三节 骨伤科

一、跌打损伤

跌打损伤指由于外力直接打击或碰撞，导致局部气机不畅，血行阻滞，留而成瘀，甚至化热腐肉成脓化水，常见局部红肿、疼痛甚至发热，治以化瘀利水为主，辨证给予行气活血、化瘀止痛、清热解毒、利水消肿等，常用苏木、红花、桃仁、薏苡仁、牛膝、三七、凤仙花等中药。

① 二花白矾酒
来源:《辽宁中医杂志》

【原料】 红花、凤仙花各50克，白矾少许，白酒100毫升。

【制作】 前3味粗碎，置容器中，添加白酒，密封浸泡1~2日，去渣留液。

【功效】 消肿止痛。

【主治】 跌打损伤。

【用法】 外用。隔日1次或每日1次，每次用纱布浸酒敷肿胀处，保持纱布湿润。

② 三七跌打酒
来源:《正骨经验汇萃》

【原料】 三七、血竭、琥珀各120克，大黄、桃仁、泽兰、红花、当归、制乳香、制没药、秦艽、续断、杜仲、骨碎补、土鳖虫、苏木、无名异、自然铜、制马钱子各150克，重楼90克，三花酒15升。

【制作】 前20味粗碎，置容器中，添加三花酒，每日振摇1~2次，密封浸泡60日，去渣留液。

【功效】 舒筋活络，化瘀止痛。

【主治】 跌打损伤，瘀血肿痛。

【用法】 口服。每日1~2次，每次15~20毫升。

【注意】马钱子大毒，须炮制；血竭、桃仁、土鳖虫、重楼有小毒。本酒不宜多服、久服，孕妇忌服。

❸ 三皮郁金酒

来源：《药酒汇编》

【原料】紫荆皮、牡丹皮、五加皮、郁金、乌药、川芎、延胡索各 30 克，桂枝、木香、制乳香、闹羊花、羌活各 15 克，白酒 500 毫升。

【制作】前 12 味切碎，置容器中，添加白酒，文火煮约 1 小时，候冷，去渣留液。

【功效】活血止痛。

【主治】跌打损伤，疼痛不止。

【用法】口服。不拘时候，随量饮用。

【注意】闹羊花有毒。本酒不宜多服、久服，孕妇及体虚者忌服。

❹ 土鳖虫酒

来源：民间验方

【原料】土鳖虫 15 克，白酒 250 毫升。

【制作】前 1 味烧灰、存性、研末，置容器中，添加白酒，每日振摇 1～2 次，密封浸泡 3 日，去渣留液。

【功效】破血逐瘀，续筋接骨。

【主治】跌打损伤，骨折疼痛。

【用法】温饮。不拘时候，随量饮用。

【注意】土鳖虫小毒。本酒不宜多服、久服，孕妇忌服。

❺ 山姜茜草酒

来源：民间验方

【原料】山姜根、茜草根各 25 克，鸡血藤根 50 克，牛膝、泽兰各 15 克，白酒 500 毫升。

【制作】前 5 味切碎，置容器中，添加白酒，每日振摇 1～2 次，密封浸泡 7 日，去渣留液。

【功效】祛风通络，理气止痛。

【主治】跌打损伤。

【用法】口服。每日 2 次，每次 25～50 毫升。

❻ 内伤白酒

来源：民间验方

【原料】红花、桃仁、秦艽、续断、木香、砂仁、威灵仙各 15 克，当归、五加皮、牛膝各 45 克，骨碎补、胡桃仁、杜仲各 30 克，白酒 5 升。

【制作】前 13 味切碎，置容器中，添加白酒 2.5 升，密封，隔水文火煮 4 小时，候冷，再置容器中，添加白酒 2.5 升，每日振摇 1～2 次，密封浸泡 3 日，去渣留液。

【功效】行气活血化瘀。

【主治】跌打损伤及劳伤太过，四肢筋骨疼痛，步履乏力。

中华药酒配方大全

【用法】 口服。每日2次，每次15～30毫升。

【注意】 桃仁小毒。本酒不宜多服、久服，痰火积热、阴虚火旺者及孕妇忌服。

❼ 凤仙归尾酒
来源:《贵州民间方药集》

【原料】 凤仙花90克，当归尾60克，白酒500毫升。

【制作】 前2味粗碎，置容器中，添加白酒，每日振摇1～2次，密封浸泡7日，去渣留液。

【功效】 祛风活血，消肿止痛。

【主治】 跌打损伤，血脉不利，骨折疼痛异常。

【用法】 口服。每日2～3次，每次20～30毫升。

❽ 少林八仙酒
来源:《药酒汇编》

【原料】 丁香、当归各30克，川芎、红花各90克，三七15克，凤仙花、苏木各45克，乌梢蛇25克，白酒1.7升。

【制作】 前8味粗碎，置容器中，添加白酒，每日振摇1～2次，密封浸泡60日，去渣留液。

【功效】 活血化瘀，通络止痛。

【主治】 跌打损伤，瘀血疼痛，红肿不消。

【用法】 口服。每日1次，每次15毫升。

❾ 见血飞酒
来源:《贵州民间药物》

【原料】 见血飞30克，青风藤、大血藤、小血藤各15克，白酒500毫升。

【制作】 前4味粗碎，置容器中，添加白酒，每日振摇1～2次，密封浸泡10日，去渣留液。

【功效】 祛风散寒，活血舒筋。

【主治】 跌打损伤，风湿麻木。

【用法】 口服。每日2次，每次10～15毫升。

【注意】 孕妇不宜多服。

❿ 风伤擦剂
来源:《中国当代中医名志》

【原料】 制川乌、制草乌、制天南星、制半夏、红花、川芎、当归、泽兰各15克，桃仁、白芍、木瓜、制乳香、制没药、威灵仙各20克，花椒12克，肉桂10克，樟脑粉20克，冬青油适量，75%乙醇1500毫升。

【制作】 前16味研末，置容器中，添加乙醇，密封浸泡30日，去渣留液，入樟脑粉、冬青油搅拌溶解。

【功效】 活血化瘀，消肿止痛。

【主治】 跌打损伤，筋肉肿痛。

【用法】 外用。每日3～4次，每次取酒涂擦患处。

第三章 治病药酒

【注意】 乌头大毒，天南星、半夏有毒，均须炮制。樟脑有毒，桃仁有小毒。本酒不宜内服、多用、久用，孕妇忌用。

⑪ 生地桃仁酒

来源：《验方新编》

【原料】 牡丹皮、肉桂、桃仁各30克，生地黄汁250毫升，白酒500毫升。

【制作】 前3味捣末，置容器中，添加生地黄汁、白酒，文火煎数十沸，候冷，去渣留液。

【功效】 活血化瘀，温胃止痛。

【主治】 跌打损伤，瘀血在腹，疼痛难忍。

【用法】 空腹温饮。每日3次，每次10～20毫升。

【注意】 桃仁小毒。本酒不宜多服、久服，孕妇忌服。

⑫ 刘寄奴酒

来源：《药酒汇编》

【原料】 刘寄奴、骨碎补、延胡索各60克，白酒500毫升。

【制作】 前3味切碎，置容器中，添加白酒，每日振摇1～2次，密封浸泡15日，去渣留液。

【功效】 消肿止痛，活血舒筋。

【主治】 跌打损伤，瘀血肿痛。

【用法】 口服。每日2次，每次10～15毫升。

⑬ 当归芷竭酒

来源：《太平圣惠方》

【原料】 血竭、制没药、当归、赤芍、肉桂各30克，白芷60克，白酒适量。

【制作】 前6味粗碎，置容器中，添加白酒，每日振摇1～2次，密封浸泡15日，去渣留液。

【功效】 活血化瘀，温经通络。

【主治】 跌打损伤筋骨，疼痛不可忍受。

【用法】 温饮。每日3～4次，每次10～15毫升。

【注意】 血竭小毒。本酒不宜多服、久服，孕妇忌服。

⑭ 红花苏木酒

来源：《中药制剂汇编》

【原料】 红花500克，苏木、入地金牛各2500克，50%乙醇7.5升，高粱酒7.5升。

【制作】 前3味捣碎，置容器中，添加乙醇、高粱酒，每日振摇1～2次，密封浸泡15日，去渣留液。

【功效】 活血化瘀，消肿止痛。

【主治】 跌打损伤，瘀血肿痛。

【用法】 口服。每日2次，每次20～25毫升。结合运用本酒外擦患处至红效果更佳。

【注意】 入地金牛有小毒。本酒不宜多服、久服，孕妇、内出血者忌服。

⑮ 没药鸡子酒 来源:《太平圣惠方》

【原料】 制没药 15 克，生鸡子黄 3 枚，白酒 1 升。

【制作】 前 1 味粗碎，与生鸡子黄置容器中，添加白酒，文火煮沸，去渣留液。

【功效】 散血祛瘀，消肿止痛。

【主治】 跌打损伤，金疮，筋骨疼痛。

【用法】 温饮。不拘时候，随量饮用。

⑯ 岩陀香藤酒 来源:《云南省农村中草药制剂规范》

【原料】 岩陀、伸筋草、五香藤各 17 克，透骨草 13 克，铜锤玉带草 3 克，大枣 35 克，白酒 1.5 升。

【制作】 前 6 味粗碎，置容器中，添加白酒，每日振摇 1~2 次，密封浸泡 15 日，去渣留液。

【功效】 祛风除湿，舒筋活络。

【主治】 跌打损伤，风湿性关节炎。

【用法】 温饮。每日 1 次，每次 10~15 毫升。

【注意】 孕妇忌服。

⑰ 玫瑰红花酒 来源: 民间验方

【原料】 玫瑰花、红花各 15 克，60 度白酒 500 毫升。

【制作】 前 2 味切碎，置容器中，添加白酒，每日振摇 1~2 次，密封浸泡 15 日，去渣留液。

【功效】 活血化瘀止痛。

【主治】 跌打损伤，瘀血疼痛。

【用法】 温饮。每日 2 次，每次 20~30 毫升。

⑱ 金雀花酒 来源: 民间验方

【原料】 金雀花 10 克，黄酒 100 毫升。

【制作】 前 1 味切碎，置容器中，添加黄酒，隔水文火煮沸，去渣留液。

【功效】 滋阴活血，祛风健脾。

【主治】 跌打损伤，劳伤咳嗽，白带过多。

【用法】 温饮。每日 2 次，每次 1/2 剂。

⑲ 复方红花酒 来源:《中药制剂汇编》

【原料】 红花 100 克，当归、赤芍、肉桂各 50 克，40% 乙醇适量。

【制作】 前 4 味捣末，置容器中，添加乙醇 1 升，每日振摇 1~2 次，密封浸泡 10~

15 日，去渣留液，添加乙醇至 1 升。

【功效】 活血化瘀，温经通络。

【主治】 跌打扭伤，经闭腹痛。

【用法】 口服。每日 3～4 次，每次 10～20 毫升。也可外用涂擦跌打扭伤未破之处。

⑳ 桃红活血酒
来源:《中国当代中医名人志》

【原料】 当归、川芎各 15 克，白兰、桃仁、红花、牡丹皮、制乳香、制没药各 9 克，泽泻、苏木各 12 克，白酒 1～2 升。

【制作】 前 10 味捣末，置容器中，添加白酒，每日振摇 1～2 次，密封浸泡 7 日，去渣留液。

【功效】 活血化瘀，消肿止痛。

【主治】 跌打损伤以疼痛为主，红肿不甚。

【用法】 口服。每日 3 次，每次 10～15 毫升。

【注意】 桃仁小毒。本酒不宜多服、久服，孕妇忌服。忌食生冷。伤在头部加升麻、藁本、天麻，上肢加桑枝、桂枝，下肢加牛膝、木瓜，腹部加小茴香、大腹皮，背部加独活、麻黄根，左胁加桂枝、木香，右胁加青皮、香附，外感加生姜、葱白。

㉑ 散血破瘀酒
来源：民间验方

【原料】 防风、羌活、桂枝各 3 克，连翘、当归、柴胡各 6 克，苏木 5 克，水蛭 9 克，麝香 0.1 克，白酒 1 升。

【制作】 前 8 味切碎，置容器中，添加清水 200 毫升，文火煎至减半，去渣留液，入白酒、麝香搅匀。

【功效】 破血散瘀，理气止痛。

【主治】 跌打损伤，瘀血肿痛，不能饮食。

【用法】 空腹口服。每日 2 次，每次 15～30 毫升。

【注意】 水蛭小毒。本酒不宜多服、久服，孕妇忌服。

㉒ 紫金酒
来源:《中国中医骨伤科杂志》

【原料】 血竭、樟脑、冰片各 30 克，红花、细辛、生地黄、白芥子各 60 克，制乳香、制没药各 45 克，鹅不食草、荜茇各 90 克，高良姜 120 克，白酒 5 升。

【制作】 前 12 味研末，置容器中，添加白酒，每日振摇 1～2 次，密封浸泡 10 日，去渣留液。

【功效】 温经活血止痛。

【主治】 跌打损伤，慢性劳损。

【用法】 外用。每日 1 次，每次用消毒棉球蘸本酒涂搽患处。

【注意】 樟脑有毒，血竭、细辛小毒。本酒不宜内服、多用、久用，孕妇慎用。

二、闪扭伤

闪扭伤指外力间接迫使肢体和关节周围的筋膜、肌肉、韧带过度扭曲、牵拉，引起局部气血涩滞不行，兼感风寒湿邪，常见局部疼痛、肿胀、酸楚、活动受限等症，治以舒经活络为主，辨证给予行气活血化瘀、祛风散寒除湿等，常用土鳖虫、红花、大黄、肉桂、泽兰等中药。

① 土鳖红花酒
来源:《陕西中医》

【原料】 土鳖虫、红花各 10 克，白酒 200 毫升。

【制作】 土鳖虫烧灰、研末，红花细切，同置容器中，添加白酒，文火煎 30 分钟，去渣留液。

【功效】 活血化瘀，通络止痛。

【主治】 急性腰扭伤。

【用法】 口服。每日 1 次，每次 1/3 剂。

【注意】 土鳖虫小毒。本酒不宜多服、久服，孕妇忌服。

② 大黄红花酒
来源: 民间验方

【原料】 生大黄、红花、延胡索各 30 克，白酒 500 毫升。

【制作】 前 3 味研末，置容器中，添加白酒，每日振摇 1～2 次，密封浸泡 14 日，去渣留液。

【功效】 活血化瘀，理气止痛。

【主治】 软组织损伤，扭挫伤，跌打损伤。

【用法】 口服。每日 2 次，每次 30～50 毫升。同时将药渣炒热，外敷患处。

③ 闪挫止痛酒
来源:《疑难急症简方》

【原料】 当归 6 克，川芎 3 克，红花 1.8 克，茜草、威灵仙各 1.5 克，白酒 500 毫升。

【制作】 前 5 味切碎，置容器中，添加白酒，每日振摇 1～2 次，密封浸泡 7 日，去渣留液。

【功效】 活血化瘀，通络止痛。

【主治】 皮下组织、肌肉、肌腱、筋膜、关节囊、韧带、血管、周围神经等组织闪挫伤，肿胀疼痛，功能活动障碍。

【用法】 口服。不拘时候，随量饮用。

【注意】 明显出血者忌服。

④ 伤痛灵擦剂
来源:《百病中医熏洗熨擦疗法》

【原料】 三七、三棱、当归各 70 克，红花、樟脑各 120 克，制川乌、制草乌、五加皮、木瓜、牛膝各 50 克，六轴子 20 克，70% 乙醇 6 升。

【制作】 前 11 味捣末，置容器中，添加乙醇，每日振摇 1～2 次，密封浸泡 7 日，去渣留液。

【功效】 祛风除湿，活血化瘀，理气止痛。

【主治】 急性软组织损伤，慢性损伤急性发作。

【用法】 外用。每日 2～3 次，每次用消毒棉球蘸本酒涂擦伤处。

【注意】 乌头大毒，须炮制；樟脑、六轴子有毒。本酒不宜内服、多用、久用，孕妇忌用。

⑤ 参胡杜仲酒　　来源：《医学文选·祖传秘方验方集》

【原料】 党参、延胡索、木香、肉桂、杜仲、五牛、小茴香各 60 克，白酒和 75% 乙醇各适量。

【制作】 前 7 味研末，置容器中，添加白酒、乙醇，每日振摇 1～2 次，密封浸泡 14 日，去渣留液。

【功效】 益气温经，理气止痛。

【主治】 挫、扭伤之筋不能屈伸。

【用法】 口服。每日 3 次，每次取药末 1 克用白酒适量送服。外用：每日 2 次，每次取药末 1 克，用 75% 乙醇 50 毫升调匀，揉擦患处半小时。

⑥ 按摩酒　　来源：《中华理疗》

【原料】 樟脑、生地黄、红花、血竭各 30 克，薄荷、三七各 3 克，冰片、麝香各 0.5 克，50% 乙醇 2 升。

【制作】 前 6 味粗碎，置容器中，添加乙醇，每日振摇 1～2 次，密封浸泡 10 日，去渣留液，入冰片、麝香溶解。

【功效】 活血通络，逐瘀止痛。

【主治】 软组织损伤。

【用法】 外用。每日 1 次，每次用手指蘸本酒涂擦患部及其周围 15～20 分钟。

【注意】 樟脑有毒，血竭小毒。本酒不宜内服、多用、久用，孕妇禁用。

⑦ 桂枝当归酒　　来源：《河南中医》

【原料】 桂枝 15 克，当归、川芎、红花各 10 克，透骨草 30 克，75% 乙醇 300 毫升。

【制作】 前 5 味粗碎，置容器中，添加乙醇，密封浸泡 1 日，去渣留液。

【功效】 活血通络，舒筋止痛。

【主治】 跌打损伤或运动时膝、踝关节扭挫伤，局部肿胀疼痛，皮下出血或瘀斑青紫，不能站立。

【用法】 外用。每日 4～6 次，每次用酒搓洗伤处。

【注意】 孕妇忌用。

⑧ 三棱跌打酒 来源：民间验方

【原料】 赤芍 13 克，当归 10 克，生地黄、莪术、三棱、刘寄奴、泽兰、泽泻、川芎、桃仁各 8 克，红花、苏木各 6 克，土鳖虫 4 克，三七 1 克，白酒 1 升。

【制作】 前 14 味粗碎，置容器中，添加白酒，每日振摇 1~2 次，密封浸泡 45 日，去渣留液。

【功效】 消积化瘀止痛。

【主治】 闪挫腰痛，扭伤，关节痛，跌打损伤，积瘀肿痛。

【用法】 口服。每日 2 次，每次 10~15 毫升。

【注意】 桃仁、土鳖虫小毒。本酒不宜多服、久服，孕妇忌服。

三、腰肌劳损

腰肌劳损主要表现为腰部隐痛反复发作，局部压痛、肌肉紧张或见条索状硬节，多由腰部肌肉、筋膜、韧带组织慢性损伤所致，治以舒筋活络止痛为主，辨证给予温经宣痹、益气养血、补益肝肾、强筋壮骨等，常用制川乌、牛膝、何首乌、当归、五加皮等中药。

① 益肾补骨酒 来源：《临床验方集》

【原料】 骨碎补、熟地黄、何首乌、党参各 25 克，当归、续断各 20 克，自然铜 15 克，白酒 1 升。

【制作】 前 7 味研末，置容器中，添加白酒，每日振摇 1~2 次，密封浸泡 7 日，去渣留液。

【功效】 补益肝肾，益气养血，强筋壮骨。

【主治】 腰椎退行性病变，腰肌劳损，骨折中后期，颈椎病，慢性风湿性关节炎。

【用法】 口服。每日 3 次，每次 10~15 毫升。

【注意】 忌用铁器浸酒。少数人服用何首乌可出现肝损害、皮肤过敏、眼部色素沉着、腹痛、泄泻等症状，应立即停用。

② 扶芳藤酒 来源：《中药大辞典》

【原料】 扶芳藤 250 克，白酒 1 升。

【制作】 前 1 味切碎，置容器中，添加白酒，每日振摇 1~2 次，密封浸泡 10 日，去渣留液。

【功效】 祛风除湿，舒筋活络。

【主治】 腰肌劳损，跌打损伤，月经先后无定期，风湿痹痛，咯血，崩漏。

【用法】 口服。每日 2 次，每次 10~20 毫升。

【注意】 孕妇忌服。

四、骨折

骨折主要表现为短期发热，局部疼痛、肿胀、畸形，活动异常，骨擦音等，多由外力破坏骨的完整性和连续性所致，治以化瘀消肿为主，早期宜活血化瘀、消肿止痛，中期宜接骨续筋，晚期宜舒筋活络，常用自然铜、血竭、苏木、白芷、红花、桃仁、当归、地龙等中药。

① 二乌透骨酒

来源:《百病中医熏洗熨擦疗法》

【原料】 制川乌、制草乌、透骨草、伸筋草、艾叶、山柰各 20 克，红花、桃仁、冰片、细辛、桂枝各 10 克，制乳香 40 克，95% 乙醇 2.5 升。

【制作】 前 12 味研末，置容器中，添加乙醇，每日振摇 1～2 次，密封浸泡 15～30 日，去渣留液。

【功效】 祛风除湿，活血化瘀，消肿止痛。

【主治】 骨折延迟愈合，踝、跟骨骨质增生，关节损伤后遗症，腱膜炎，关节肿痛。

【用法】 外用。每日 2 次，每次取药酒 20 毫升，加开水至 2 升，趁热熏洗患处，或用毛巾浸透热敷患处。

【注意】 乌头大毒，须炮制；桃仁、细辛小毒。本酒不宜内服、多用、久用，孕妇禁用，阴虚血亏及胃有郁火者忌用。

② 茴香樟脑酒

来源:《中国骨伤》

【原料】 小茴香、樟脑各 15 克，丁香、红花各 10 克，白酒 300 毫升。

【制作】 前 4 味粗碎，置容器中，添加白酒，每日振摇 1～2 次，密封浸泡 10 日，去渣留液。

【功效】 行气活血止痛。

【主治】 骨折后局部肿胀。

【用法】 外用。每日 2～3 次，每次用消毒棉球蘸本酒涂擦患处。

【注意】 樟脑有毒。本酒不宜内服、多用、久用，孕妇忌用。

③ 桂红当归酒

来源：民间验方

【原料】 肉桂 60 克，当归、红花各 30 克，50% 乙醇 400 毫升。

【制作】 前 3 味粗碎，置容器中，添加乙醇，每日振摇 1～2 次，密封浸泡 7～10 日，去渣留液。

【功效】 活血化瘀，消肿止痛。

【主治】 闭合性骨折，闭合性创伤。

【用法】 口服。每日 7～10 次，每次用消毒棉球蘸本酒涂擦患处。

④ 接骨续筋酒

来源：民间验方

【原料】 制没药、地龙、降香、桑枝、白芷、苏木、土鳖虫、制乳香各 32 克，黄酒 2.5 升。

【制作】 前 8 味粗碎，置容器中，添加黄酒，每日振摇 1～2 次，密封浸泡 5 日，去渣留液。

【功效】 接骨续筋，消肿止痛。

【主治】 骨折。

【用法】 睡前温饮。每日1次，每次10～15毫升。

【注意】 土鳖虫小毒。本酒不宜多服、久服，孕妇忌服。

五、脱位

脱位指关节骨端脱离正常位置，多由外力所致，常见局部疼痛、肿胀及活动障碍、关节畸形等，治以活血舒筋为主，辨证给予行气活血、化瘀止痛、和营生新、续筋接骨、益气养血、补益肝肾等，常用三七、木瓜、延胡索、当归、何首乌、羌活、黄芪、熟地黄等中药。

① 壮筋补血酒
来源:《林如高正骨经验》

【原料】 当归、枸杞子各45克，三七、杜仲、熟地黄、木瓜、五加皮各30克，续断23克，沉香7.5克，黄芪22克，人参、何首乌、羌活、独活各15克，红花4.5克，冰糖250克，高粱酒2.5升。

【制作】 前15味捣碎，置容器中，添加高粱酒，每日振摇1～2次，密封浸泡15日，去渣留液，入冰糖溶解。

【功效】 养血舒筋，益肾壮骨，祛风除湿。

【主治】 骨折，脱位，整复后筋骨虚弱乏力。

【用法】 口服。每日2次，每次30毫升。

【注意】 孕妇忌服。忌食萝卜、莱菔子、生葱、大蒜、藜芦等。忌用铁器浸酒。少数人服用何首乌可出现肝损害、皮肤过敏、眼部色素沉着、腹痛、泄泻等症状，应立即停用。

② 整骨麻酒
来源:《证治准绳》

【原料】 制草乌10克，当归、白芷各7.5克，白酒500毫升。

【制作】 前3味粗碎，研末。

【功效】 麻醉止痛，活血消肿。

【主治】 跌打损伤，骨折，脱臼，红肿疼痛，整骨复位疼痛难忍。

【用法】 温饮。每日1次，每次取药末2克，用白酒冲服。

【注意】 草乌大毒，须炮制。本酒不宜多服、久服，孕妇忌服。

六、颈椎病

颈椎病多由颈部长期劳损导致，常见颈肩背部肌肉酸痛麻木，四肢伸举无力，甚至头痛眩晕、视物模糊、心前区疼痛或晕厥等症，治以活血舒筋为主，辨证给予补益肝肾、祛风散寒、活血止痛等，常用秦艽、制乌头、当归、鹿角、血竭、五加皮、红花、牛膝等中药。

① 龟甲蛤蚧酒

【原料】 龟甲 5 克，蛤蚧 10 克，蕲蛇 30 克，白酒 600 毫升。

【制作】 前 3 味粗碎，置容器中，添加白酒，文火煮沸，去渣留液。

【功效】 补肾活血化瘀。

【主治】 神经根型颈椎病。

【用法】 口服。每日 3 次，每次 10 ~ 20 毫升。

【注意】 蕲蛇有毒。本酒不宜多服、久服，孕妇忌服。

② 茄皮鹿角酒

【原料】 茄皮 120 克，鹿角霜 60 克，烧酒 500 毫升，红砂糖适量。

【制作】 前 2 味粗碎，置容器中，添加烧酒，每日振摇 1 ~ 2 次，密封浸泡 10 日，去渣留液，入红砂糖溶解。

【功效】 补肾活血，祛风通络。

【主治】 颈椎病。

【用法】 口服。每日 3 次，随量饮用。

七、肩周炎

肩周炎主要表现为肩部周围痛无定点、反复发作、牵及上臂及前臂、局部压痛、活动受限等，多由寒凝筋膜、血不荣筋所致，治以益气养血、补益肝肾、温经通络、祛风除湿为主，常用蜈蚣、葛根、威灵仙、制乌头、防风、红花、桂枝、土鳖虫等中药。

① 五虫酒

【原料】 蜈蚣 3 条，全蝎、蜣螂、穿山甲、土鳖虫各 6 克，红花、海风藤、络石藤、桂枝、威灵仙各 15 克，制川乌、制草乌、川芎各 10 克，姜黄、制乳香、制没药各 9 克，白酒 1 升。

【制作】 前 16 味捣碎，置容器中，添加白酒，每日振摇 1 ~ 2 次，密封浸泡 7 ~ 10 日，去渣留液。

【功效】 祛风除湿，温经散寒，活血化瘀。

【主治】 肩周炎后期，坐骨神经痛，风湿性关节炎。

【用法】 温饮。每日 3 次，每次 20 ~ 30 毫升。

【注意】 乌头大毒，须炮制；蜈蚣、全蝎有毒，土鳖虫小毒。本酒不宜多服、久服，孕妇忌服。坐骨神经痛加杜仲、续断。

② 消炎止痛酒

【原料】 丁香、儿茶、红花、生地黄、赤芍、牡丹皮、白芷、川芎、樟脑各 10 克，木香、防风、制乳香、制没药各 9 克，大黄、当归各 12 克，薄荷 6 克，90% 乙醇适量。

【制作】 前16味（樟脑除外）捣碎，置容器中，添加乙醇，密封浸泡1日（乙醇与药材之比为1：2），然后置锅中，用蒸馏法收集蒸馏液200毫升，药渣残抽滤尽，再把樟脑粉加蒸馏液中搅匀，与抽滤液合并，添加乙醇至350毫升。

【功效】 温经散寒，通络止痛。

【主治】 肩周炎，肩关节疼痛难忍、难以入眠，手不能抬举转后，吃饭、抬头困难。

【用法】 外用。每日2次，每次先用特定电磁波谱治疗仪照射患处10分钟后，再每隔1分钟取本液涂擦患处1次。

【注意】 樟脑有毒。本酒不宜内服、多用、久用，孕妇忌用。

③ 漏肩风酒
来源:《药酒汇编》

【原料】 当归、枸杞子、制何首乌、杜仲、山茱萸各15克，制草乌、土鳖虫各9克，全蝎、自然铜、姜黄各6克，蜈蚣2条，红花5克，白酒2升。

【制作】 前12味粗碎，放锅内，隔水文火煮10分钟，候冷，再置容器中，添加白酒，每日振摇1～2次，密封浸泡10日，去渣留液。

【功效】 温经散寒，活血通络。

【主治】 肩周炎。

【用法】 口服。每日1～2次，每次10～30毫升。

【注意】 草乌大毒，须炮制；全蝎、蜈蚣有毒；土鳖虫小毒。本酒不宜多服、久服，孕妇忌服。忌用铁器浸酒。少数人服用何首乌可出现肝损害、皮肤过敏、眼部色素沉着、腹痛、泄泻等症状，应立即停用。

八、骨质增生

骨质增生指增生、肥大的骨质压迫周围组织和韧带，导致局部酸胀样疼痛，触则痛甚，活动受限，多由风寒湿邪瘀阻所致，治以祛风除湿、温经散寒、活血化瘀为主，常用木瓜、辣椒、制乳香、威灵仙、淫羊藿、制乌头、川芎、桑寄生、细辛、蜈蚣、伸筋草等中药。

① 二乌骨刺酒
来源： 民间验方

【原料】 制川乌、制草乌、制附子、桂枝、川芎、白芍、木瓜各50克，当归、红花、透骨草、炮穿山甲各30克，延胡索70克，蜈蚣10条，土鳖虫20克，甘草10克，55度白酒2.5升。

【制作】 前15味粗碎，置容器中，添加白酒，每日振摇1～2次，密封浸泡15日，去渣留液。

【功效】 温经化湿，理气活血，搜风通络，缓急止痛。

【主治】 各部位骨质增生。

【用法】 口服。每日2次，每次5～15毫升。病在下部食前服，病在上部食后服。同时加外用，先取本酒、食醋各50毫升，冲入开水2～2.5升，趁热先熏后洗再浸泡患处，每次30分钟，每日1～2次，洗后再用此酒揉擦患部15分钟。

【注意】 乌头大毒，附子有毒，均须炮制。全蝎有毒，土鳖虫有小毒。本酒不宜多服、久服，孕妇忌服。

② 抗骨刺酒　　来源：《上海中医药杂志》

【原料】 伸筋草、透骨草、杜仲、桑寄生、赤芍、海带、积雪草各 15 克，地枫皮、千年健、木防己、秦艽、茯苓、黄芪、党参、白术、陈皮、佛手、牛膝、红花、川芎、当归各 9 克，枸杞子 6 克，细辛、甘草各 3 克，白酒 1.75 升。

【制作】 前 24 味粗碎，置容器中，添加白酒，每日振摇 1～2 次，密封浸泡 14 日，去渣留液。

【功效】 健脾益肾，行气活血，祛风除湿。

【主治】 颈椎或腰椎骨质增生症。

【用法】 口服。每日 3 次，每次 10～20 毫升。

【注意】 细辛、地枫皮小毒。本酒不宜多服、久服，阴虚火旺者及孕妇忌服。木防己不宜用广防己代替，因后者损害肾脏功能。

③ 苁蓉骨刺酒　　来源：《中药制剂汇编》

【原料】 肉苁蓉 20 克，秦艽、淫羊藿、狗脊、骨碎补、熟地黄各 15 克，桑寄生、三七、威灵仙、制附子各 10 克，白酒 1 升。

【制作】 前 10 味粗碎，置容器中，添加白酒，每日振摇 1～2 次，密封浸泡 14 日，去渣留液。

【功效】 补益肝肾，强筋壮骨，祛风除湿。

【主治】 骨质增生症，局部关节疼痛，转侧不利。

【用法】 口服。每日 2 次，每次 10～20 毫升。

【注意】 附子有毒，须炮制。本酒不宜多服、久服，孕妇、体虚及胃溃疡者忌服。

④ 复方当归酒　　来源：《中药制剂汇编》

【原料】 红花、制何首乌各 55 克，当归、鸡血藤各 80 克，白酒 1 升。

【制作】 前 4 味洗净，置容器中，添加白酒，每日振摇 1～2 次，密封浸泡 10 日，去渣留液。

【功效】 活血化瘀止痛。

【主治】 骨质增生疼痛。

【用法】 口服。每日 2 次，每次 10～20 毫升。

【注意】 忌用铁器浸酒。少数人服用何首乌可出现肝损害、皮肤过敏、眼部色素沉着、腹痛、泄泻等症状，应立即停用。

⑤ 威灵羊藿酒　　来源：《中国中医药信息杂志》

【原料】 威灵仙、淫羊藿、五加皮、狗脊、防风、骨碎补、五味子、白芍、土鳖虫、生地黄、枸杞子、紫石英各 20 克，白酒 2 升。

【制作】 前 12 味粗碎，置容器中，添加白酒，每日振摇 1～2 次，密封浸泡 30 日，去渣留液。

【功效】 祛风散寒，化瘀通经，补益肝肾。

【主治】 骨质增生。

【用法】 口服，每日 3 次，每次 20～30 毫升。

【注意】 土鳖虫小毒。本酒不宜多服、久服，孕妇及阴虚火旺、大便溏泄者忌服。

⑥ 骨质增生酒 来源：《四川中医》

【原料】 威灵仙、透骨草、杜仲、牛膝、穿山甲、丹参、白芥子各 30 克，白酒 2 升。

【制作】 前 7 味研末，置容器中，添加白酒，每日振摇 1～2 次，密封浸泡 20 日，去渣留液。

【功效】 补益肝肾，通经脉，行气血，濡筋骨。

【主治】 骨质增生。

【用法】 口服。每日 3 次，每次 15～20 毫升。

【注意】 腰骶椎骨质增生加淫羊藿 30 克，颈椎骨质增生加葛根 30 克，跟骨骨质增生加木瓜 30 克。孕妇忌用。

⑦ 强骨灵酒 来源：《安徽中医临床杂志》

【原料】 熟地黄、骨碎补各 30 克，淫羊藿、肉苁蓉、鹿衔草、鸡血藤、莱菔子、延胡索各 20 克，白酒 2 升，白砂糖 100 克。

【制作】 前 8 味粗碎，置容器中，添加白酒，每日搅拌 1～2 次，密封浸泡 7 日，去渣留液，入白砂糖溶解，再密封浸泡 14 日，每日振摇 1～2 次。

【功效】 通经活血，益肾补骨，理气止痛。

【主治】 增生性膝关节痛。

【用法】 口服。每日 2 次，每次 10～20 毫升。

九、腰椎间盘突出症

腰椎间盘突出症多由肾虚寒凝、扭伤劳累所致，以腰骶疼痛放射至下肢、腰椎棘突部深压痛等为特征，可因咳嗽、喷嚏加重，卧床休息或屈曲患侧下肢时减轻，行走困难，下肢麻木，皮肤温度降低，肌肉萎缩，常用制乌头、紫荆皮、丹参、全蝎、土鳖虫、白花蛇等中药。

○ 紫荆活血酒 来源：《湖南中医药导报》

【原料】 紫荆皮、四块瓦、草珊瑚、红三七、生川乌、生草乌、樟脑、冰片各 20 克，白酒 600 毫升。

第三章 治病药酒

241

【制作】 前7味粗碎，置容器中，添加白酒，每日振摇1~2次，密封浸泡30日，去渣留液，入冰片溶解。

【功效】 祛风散寒，活血通络。

【主治】 腰椎间盘突出。

【用法】 外用。每日1次，每次患者俯卧，胸上部垫枕，两上肢放于枕侧，全身肌肉放松，术者立于患者床边，手握拳蘸本酒，沿腰到受累一侧肢体的坐骨神经，由轻渐重自上而下用药酒反复推拿15~20分钟，疼痛明显处稍加按压。

【注意】 乌头大毒，须炮制；樟脑有毒。本酒不宜内服、多用、久用，孕妇及体虚者禁用。

十、网球肘

网球肘主要表现为肘关节外侧部疼痛，向前臂外侧放射，劳累、用力握拳及前臂旋转时疼痛加剧，多因反复过度屈伸腕关节、前臂旋前旋后引起气血亏虚所致，治以养血荣筋、舒筋活络为主，常用制乌头、三七、制香附、细辛、海桐皮、伸筋草等中药。

● 药棒酒

【原料】 制川乌、制草乌、三七、细辛、制乳香、制没药各15克，白酒600毫升。

【制作】 前6味粗碎，置容器中，添加白酒，每日振摇1~2次，密封浸泡10日，去渣留液。

【功效】 疏通气血，通利经络。

【主治】 网球肘，类风湿性关节炎，肩周炎。

【用法】 外用。每日1次，每次用消毒棉球蘸本酒叩击曲池穴外加合谷穴，90~120次/分钟，由轻到重。

【注意】 乌头大毒，须炮制；细辛小毒。本酒禁止内服、多用、久用，孕妇忌用。

十一、膝关节滑膜炎

膝关节滑膜炎主要表现为膝关节内有积液、肿胀持续不退、屈伸不利、红肿热痛不明显、过劳加重，多因长期、持续、反复、集中、力量稍大的摩擦和压迫合并风湿热邪侵袭导致局部湿热瘀阻而成，治以清热利湿化瘀为主，辨证给予祛风燥湿、强壮肌筋等，常用桃仁、红花、白芷、三七、羌活等中药。

● 外敷白芷酒
来源：《浙江中医杂志》

【原料】 白芷100克，白酒200毫升。

【制作】 前1味研末，置容器中，添加白酒混匀。

【功效】 祛风燥湿，消肿止痛。

【主治】 膝关节滑膜炎。

【用法】 外用。每日1次，每次用纱布蘸酒外敷患处。

十二、关节疼痛

关节疼痛多由外感风寒湿邪或肝肾虚损导致气血痹阻不通、筋脉关节失于濡养所致，治以祛风温经散寒、行气活血通络为主，常用乌头、松叶、葛根、瓜蒌、秦艽、木防己等中药。其中，疼痛固定喜温者，为寒痹，宜温经散寒；疼痛游走不定者，为风痹，宜祛风除湿；疼痛红肿发热者，为热痹，宜清热利湿；疼痛不明显以关节重着为主者，为湿痹，宜祛风除湿。

① 当归松叶酒
来源：民间验方

【原料】 新鲜松叶 50 克，当归 75 克，白酒 1.5 升。

【制作】 前 2 味捣碎，置容器中，添加白酒，每日振摇 1~2 次，密封浸泡 7 日，去渣留液。

【功效】 祛风散寒，补血活血。

【主治】 感受风寒，关节疼痛，肢体不遂。

【用法】 口服。不拘时候，随量饮用。

② 羊胫骨酒
来源：《药酒验方选》

【原料】 羊胫骨 2 根，白酒 2 升。

【制作】 前 1 味敲碎，置容器中，添加白酒，每日振摇 1~2 次，密封浸泡10~15日，去渣留液。

【功效】 补肾健脾，强筋益精。

【主治】 脾肾虚弱，筋骨挛痛，牙齿动摇。

【用法】 口服。每日 3 次，每次 10 毫升。

【来源】 《药酒验方选》。又，一方用酒曲、糯米代白酒密封，置阴凉干燥处，常规酿酒，余同上。

③ 肉桂黄芪酒
来源：民间验方

【原料】 黄芪、肉桂、巴戟天、石斛、泽泻、茯苓、柏子仁、花椒各 45 克，炮姜 40 克，防风、独活、党参、白芍、制附子、制川乌、茵芋、制半夏、细辛、白术、炙甘草、天花粉、山茱萸各 15 克，白酒 1 升。

【制作】 前 22 味研末，置容器中，添加白酒，每日振摇 1~2 次，密封浸泡 7 日，去渣留液。

【功效】 温中散寒，祛湿止痛。

【主治】 脾虚，倦怠乏力，关节疼痛，不思饮食。

【用法】 口服。每日 3 次，每次 20 毫升。

【注意】 川乌大毒，附子、半夏有毒，均须炮制。茵芋有毒，细辛小毒。本酒不宜多服、久服，孕妇忌服，阴虚而无风湿实邪者禁服。

④ 防风白术酒

来源:《圣济总录》

【原料】 白术、制附子、细辛、独活、秦艽、山药、杏仁各9克，磁石50克，防风、巴戟天、肉桂、麻黄各12克，炮姜30克，薏苡仁18克，生地黄15克，白酒1升。

【制作】 前15味粗碎，置容器中，添加白酒，每日振摇1~2次，密封浸泡7日，去渣留液。

【功效】 调和气血，搜风祛邪。

【主治】 肌肉麻木，身体沉重，关节疼痛。

【用法】 空腹温饮。每日2次，随量饮用。

【注意】 附子有毒，须炮制；细辛小毒。本酒不宜多服、久服，孕妇忌服。

⑤ 防风松叶酒

来源:《太平圣惠方》

【原料】 松叶160克，麻黄、防风、制附子、独活、牛膝、生地黄各30克，秦艽、肉桂各20克，白酒1.5升。

【制作】 前9味捣末，置容器中，添加白酒，每日振摇1~2次，密封浸泡（春秋7日，冬10日，夏5日），去渣留液。

【功效】 祛风除湿。

【主治】 风湿侵袭，关节疼痛，四肢麻木，步履困难。

【用法】 空腹温饮。每日3次，每次10~15毫升。

【注意】 附子有毒，须炮制。本酒不宜多服、久服，孕妇忌服。忌食有毒、滑利、动风的食物。

⑥ 防风茜草酒

来源：民间验方

【原料】 防风、茜草、苍术、老鹳草各25克，白酒1升。

【制作】 前4味切碎，置容器中，添加白酒，每日振摇1~2次，密封浸泡7日，去渣留液。

【功效】 祛风除湿。

【主治】 风湿性关节炎。

【用法】 口服。日服3次，每次15毫升。

⑦ 防风秦艽酒

来源:《长寿补酒》

【原料】 防风、当归、秦艽、肉桂、葛根各20克，麻黄15克，羌活、川芎各10克，白酒250毫升。

【制作】 前8味切碎，置容器中，添加白酒，每日振摇1~2次，密封浸泡7日，去渣留液。

【功效】 祛风通络，散寒除湿。

【主治】 风痹，肢体关节酸痛，游走不定，关节屈伸不利，或见恶风发热。

【用法】 口服。每日 2 次，每次 10 ~ 20 毫升。

【注意】 关节肿大、苔薄黄、邪有化热之象者慎用。

⑧ 伸筋草酒

来源：《生草药性备要》

【原料】 伸筋草 100 克，白酒 1 升。

【制作】 前 1 味切段，置容器中，添加白酒，每日振摇 1 ~ 2 次，密封浸泡 14 日，去渣留液。

【功效】 祛风散寒，舒筋活络，除湿祛风。

【主治】 风寒湿痹，关节酸痛，皮肤麻木，四肢软弱，水肿，跌打损伤。

【用法】 口服。每日 1 次，每次 30 ~ 50 毫升。

⑨ 抗风湿酒

来源：《中药制剂汇编》

【原料】 五加皮、麻黄、制川乌、制草乌、甘草、木瓜、红花、乌梅各 20 克，白酒 1 升。

【制作】 诸药捣碎，置容器中，添加白酒，每日振摇 1 ~ 2 次，密封浸泡 10 日，去渣留液。

【功效】 舒筋活血，祛风除湿。

【主治】 风湿性关节炎。

【用法】 口服。每日 3 次，每次 10 毫升。

【注意】 乌头大毒，须炮制。本酒不宜多服、久服，孕妇忌服。

⑩ 附子白术酒

来源：《圣济总录》

【原料】 制附子、防风、独活、当归、白术各 30 克，五加皮、川芎、肉桂、炮姜各 25 克，白酒 1 升。

【制作】 前 9 味捣碎，置容器中，添加白酒，每日振摇 1 ~ 2 次，密封浸泡 5 ~ 9 日，去渣留液。

【功效】 散寒逐湿，祛风止痛，回阳温中。

【主治】 腰痛阳痿，肌肤麻木不仁、关节疼痛，腹部冷痛，呕吐泄泻。

【用法】 温饮。每日 2 次，每次 15 ~ 20 毫升。

【注意】 附子有毒，须炮制。本酒不宜多服、久服，孕妇慎服。

⑪ 附子细辛酒

来源：《圣济总录》

【原料】 金牙石、牛膝、丹参、山茱萸、陆英、杜仲、石斛各 20 克，防风、炮姜、细辛、独活、秦艽、肉桂各 6 克，川芎、当归、制附子、白术、茵芋、五加皮、薏苡仁、花椒各 12 克，白酒 1.5 升。

【制作】 前 21 味粗碎，置容器中，添加白酒，每日振摇 1 ~ 2 次，密封浸泡 7 日，去渣留液。

【功效】 祛风除湿，温经止痛，强筋壮骨。

【主治】 风湿痹痛，筋脉不利、麻木不仁，腿脚软弱乏力、肿胀挛急；风湿病，关节炎。

【用法】 温饮。每日2次，每次10毫升。

【注意】 附子有毒，须炮制；茵芋有毒；细辛小毒。本酒不宜多服、久服，孕妇、体虚多汗、阴虚阳亢头痛、阴虚肺热、阴虚火旺咳嗽忌服，阴虚而无风湿实邪者禁服。

⑫ 参茸追风酒 来源：民间验方

【原料】 制川乌、制草乌、红花、当归、陈皮、薄荷、淡竹叶、炮姜、甘草各100克，生晒参20克，鹿茸5克，蔗糖2000克，食醋1200克，白酒10升。

【制作】 前11味碎成粗粉，入食醋、白酒，放置2日，以每分钟3毫升的速度收集渗滤液，残渣压榨，入蔗糖溶解。

【功效】 祛风散寒，舒筋活筋，止痛。

【主治】 四肢麻木，屈伸不利，筋骨疼痛，风寒湿痹。

【用法】 口服。每日1~2次，每次15毫升。

【注意】 乌头大毒，须炮制。本酒不宜多服、久服，孕妇忌服。忌食萝卜、莱菔子、生葱、大蒜、藜芦等。

⑬ 国公酒 来源：《药酒汇编》

【原料】 当归、羌活、乌药、五加皮、苍术、防风、青皮、枳壳、独活、白术、佛手、牡丹皮、川芎、白芷、藿香、木瓜、白芍、槟榔、厚朴、红花、陈皮、制天南星、枸杞子、牛膝、紫草、栀子、麦冬、补骨脂、玉竹各5克，酒曲23克，冰糖700克，白酒5.5升。

【制作】 前30味除红花和酒曲外均磨为粗粉，与红花、酒曲和匀，置容器中，添加白酒，每日振摇1~2次，密封浸泡70日，去渣留液，加糖溶解。

【功效】 祛风除湿，活血通络。行气止痛，强筋壮骨。

【主治】 四肢麻木，骨节疼痛，步行乏力，风寒湿痹。

【用法】 口服。每日2次，每次10毫升。

【注意】 天南星有毒，须炮制。本酒不宜多服、久服，孕妇忌服。玉竹大剂量可损害心脏，故不宜过量。

⑭ 夜合枝酒 来源：《圣济总录》

【原料】 羌活70克，黑大豆、糯米各2500克，酒曲3500克，防风180克，合欢皮、桑枝、槐枝、柏枝、石榴枝各500克。

【制作】 羌活、防风、合欢皮捣碎如豆，加水25升，与四枝同煎至12.5升，去渣留液，入糯米、黑大豆浸泡2日，蒸熟，候冷，加酒曲，密封，置阴凉干燥处，常规酿酒，酒熟后去糟留液。

【功效】 祛风除湿，通经活络。

【主治】 风寒湿痹，四肢麻木，手足不遂、挛缩屈伸不便，行走艰难。

中华药酒配方 大全

【用法】 温饮。每日2次，随量饮用。

⑮ 茄根酒
来源：《太平圣惠方》

【原料】 干茄根170克，苍耳子、牛膝、火麻仁、牛蒡根各80克，牛蒡子180克，防风、萆薢、蚕沙、枸杞子、龟甲、虎胫骨、羌活、制附子、秦艽各12克，桔梗10克，白酒2升。

【制作】 前16味碎细，置容器中，添加白酒，每日振摇1~2次，密封浸泡7日，去渣留液。

【功效】 祛风除湿，利关节，补肾壮阳，强腰膝。

【主治】 腰腿沉重，关节疼痛，肢体顽麻，筋脉挛缩。

【用法】 空腹温饮。每日3次，每次10毫升。

【注意】 附子有毒，须炮制；苍耳子有小毒。本酒不宜多服、久服，孕妇忌服。忌鱼肉。

⑯ 虎骨川芎酒
来源：《圣济总录》

【原料】 虎胫骨45克，炮姜、川芎、地骨皮、白术、五加皮各30克，枳壳24克，丹参60克，熟地黄45克，白酒1.5升。

【制作】 虎胫骨炙酥，与其余药共捣末，置容器中，添加白酒，每日振摇1~2次，密封浸泡7日，去渣留液。

【功效】 强筋壮骨，利关节，活血止痛。

【主治】 肝虚劳损，关节疼痛，筋脉挛急，行走乏力。

【用法】 空腹温饮。每日2次，每次10~20毫升。

⑰ 虎骨白芍酒
来源：《普济方》

【原料】 虎胫骨、白芍各30克，羚羊角15克，白酒500毫升。

【制作】 虎胫骨炙酥，与另2味药共捣细末，置容器中，添加白酒，每日振摇1~2次，密封浸泡7日，去渣留液。

【功效】 益肝强筋，活血，利关节。

【主治】 肝虚劳损，口苦，关节疼痛，筋脉挛缩。

【用法】 空腹温饮。每日2次，每次10~20毫升。

⑱ 虎骨追风酒
来源：《中国药酒大全》

【原料】 虎胫骨、川芎、桂枝各20克，萆薢、羌活、独活、续断、肉桂、秦艽、制川乌、制草乌、茯苓、陈皮、牛膝、苍术、白茄根各30克，木瓜、红花、当归、何首乌、茜草、杜仲、补骨脂、威灵仙、五加皮各60克，甘草、麻黄各10克，鹿角霜80克，白酒16升。

【制作】 前28味研粉，置容器中，添加白酒，每日振摇1~2次，密封浸泡5~7日，去渣留液。

【功效】 祛风活血，强筋壮骨。

【主治】 风寒湿痹，筋骨疼痛，四肢麻木，腰膝乏力。

【用法】 口服。每日2次，每次10毫升。

【注意】 乌头大毒，须炮制。本酒不宜多服、久服，孕妇忌服。忌用铁器浸酒。少数人服用何首乌可出现肝损害、皮肤过敏、眼部色素沉着、腹痛、泄泻等症状，应立即停用。

⑲ 复方穿山龙酒　　　　　　来源：《中药制剂汇编》

【原料】 穿山龙、豨莶草各150克，威灵仙120克，老鹳草150克，苍术30克，45度白酒1升。

【制作】 前5味捣末，置容器中，添加白酒，每日振摇1~2次，密封浸泡10~15日，去渣留液，添酒至1升。

【功效】 舒筋活络，祛风止痛。

【主治】 风湿痹阻，关节疼痛。

【用法】 空腹温饮。每日3次，每次10~20毫升。

⑳ 活血舒筋酒　　　　　　来源：民间验方

【原料】 独活、秦艽、续断、桂枝、川芎、生地黄、牛膝各30克，桑寄生50克，防风20克，细辛10克，茯苓、白芍、当归各60克，制川乌15克，甘草20克，白酒1.5升。

【制作】 前15味切碎，置容器中，添加白酒，每日振摇1~2次，密封浸泡7~10日，去渣留液。

【功效】 活血祛风，舒筋通络，祛寒除痹。

【主治】 关节疼痛，酸楚麻木，屈伸不利。

【用法】 口服。每日2次，每次20毫升。

【注意】 川乌大毒，须炮制；细辛小毒。本酒不宜多服、久服，孕妇禁服。

㉑ 独活南藤酒　　　　　　来源：《备急千金要方》

【原料】 独活、石南藤各30克，防风20克，制附子、制川乌15克，米酒1升。

【制作】 前5味洗净，加米酒，每日振摇1~2次，密封浸泡7日，去渣留液。

【功效】 祛风散寒，除湿止痛。

【主治】 风寒湿痹，关节疼痛，屈伸不利。

【用法】 口服。每日2次，每次5毫升。

【注意】 川乌大毒，附子有毒，均须炮制。本酒不宜多服、久服，孕妇及阴虚火旺者慎服。

㉒ 祛风调荣酒　　　　　　来源：《经典药酒保健方选粹》

【原料】 人参30克，细辛10克，花椒、生地黄、防风、制附子、地肤子各60克，羌活 250 克，牛膝 25 克，白酒 1 升。

【制作】 前 9 味研末，置容器中，添加白酒，每日振摇 1～2 次，密封浸泡 14 日，去渣留液。

【功效】 调血养荣，散寒祛湿，舒筋活络。

【主治】 风寒湿痹，骨节酸痛，口不能言。

【用法】 温饮。每日 2 次，每次 20 毫升。

【注意】 附子有毒，须炮制；细辛小毒。本酒不宜多服、久服，孕妇忌服。忌食萝卜、莱菔子、生葱、大蒜、藜芦等。

㉓ 祛风酒 来源：《惠直堂经验方》

【原料】 生地黄、当归、枸杞子、丹参各 30 克，熟地黄 45 克，茯神、地骨皮、牡丹皮、白芍、女贞子各 15 克，薏苡仁、杜仲、秦艽、续断各 23 克，牛膝 12 克，桂枝 8 克，龙眼肉 120 克，黄酒 2 升。

【制作】 前 17 味切碎，置容器中，添加黄酒，隔水加热，密封浸泡 7 日，去渣留液。

【功效】 补益肝肾，强筋壮骨，祛风除湿，凉血清热。

【主治】 腰膝酸软，筋骨、关节酸痛或刺痛，兼头晕、心悸、睡眠不安、面色少华。

【用法】 口服。每日 2 次，每次 10～20 毫升。

㉔ 络石仙茅酒 来源：《长寿补酒》

【原料】 络石藤、骨碎补各 60 克，狗脊、生地黄、当归、薏苡仁各 30 克，仙茅、萆薢、白术、黄芪、枸杞子、玉竹、白芍、木瓜、红花、牛膝、杜仲、山茱萸、续断各 15 克，黄酒 5 升。

【制作】 前 19 味粗碎，置容器中，添加黄酒，隔水加热 30 分钟，取出后密封浸泡 7 日，去渣留液。

【功效】 补益肝肾，益气养血，祛风除湿，舒经络。

【主治】 肝肾亏虚，脾虚血弱，风湿性肢体麻木、疼痛，腰膝酸软，体倦身重。

【用法】 口服。每日 1 次，每次 10 毫升。

【注意】 仙茅有毒。本酒不宜多服、久服，孕妇忌服。玉竹过量可损害心脏，不宜多服。

㉕ 胡蜂酒 来源：《中华人民共和国药典》

【原料】 鲜胡蜂 100 克，白酒 1 升。

【制作】 前 1 味粗碎，置容器中，添加白酒，每日振摇 1～2 次，密封浸泡 21 日，去渣留液。

【功效】 祛风除湿。

【主治】 急性风湿痛，风湿性关节炎。

【用法】 口服。每日 2 次，每次 10～15 毫升。

26 茵芋萆薢酒

【原料】 茵芋、萆薢、花椒、狗脊、肉桂、制附子各30克,牛膝、石斛、生姜各45克,白酒2升。

【制作】 前9味捣碎,置容器中,添加白酒,每日振摇1~2次,密封浸泡5~7日,去渣留液。

【功效】 祛风除湿,强筋壮骨,散寒止痛。

【主治】 风寒湿痹,肌肤麻木不仁,筋骨疼痛。

【用法】 空腹温饮。每日2次,每次10~15毫升。

【注意】 附子有毒,须炮制;茵芋有毒。本酒不宜多服、久服,孕妇忌服,阴虚而无风湿实邪者禁服。

27 草乌威灵酒

【原料】 制草乌50克,威灵仙100克,穿山龙150克,40度白酒1.5升。

【制作】 前3味捣碎,置容器中,添加白酒,每日振摇1~2次,密封浸泡7~10日,去渣留液。

【功效】 祛风除湿,舒筋活络。

【主治】 风湿性关节炎。

【用法】 口服。每日2次,每次20~30毫升。

【注意】 草乌大毒,须炮制。本酒不宜多服、久服,孕妇忌服。

28 首乌地冬酒

【原料】 何首乌、熟地黄、生地黄、当归、天冬、麦冬各60克,牛膝、杜仲各40克,白酒4升。

【制作】 前8味捣碎,置容器中,添加白酒,每日振摇1~2次,密封浸泡7日,去渣留液。

【功效】 补益肝肾,养血填精,强筋壮骨,利关节。

【主治】 腰酸,膝关节肿痛,肌肉萎缩。

【用法】 口服。每日3次,每次20毫升。

【注意】 忌用铁器浸酒。少数人服用何首乌可出现肝损害、皮肤过敏、眼部色素沉着、腹痛、泄泻等症状,应立即停用。

29 桑枝加皮酒

【原料】 桑枝、黑大豆、五加皮、木瓜、金银花、薏苡仁、黄柏、蚕沙、松仁各10克,白酒1升。

【制作】 前9味粗碎,置容器中,添加白酒,每日振摇1~2次,密封浸泡15日,去渣留液。

【功效】 祛风除湿,清热通络。

【主治】 湿热痹痛，口渴心烦，筋脉拘急。
【用法】 口服。每日2次，每次30毫升。

㉚ 海风藤酒
来源：《中药制剂汇编》

【原料】 海风藤、地枫皮各50克，白酒1升。
【制作】 前2味捣碎，置容器中，添加白酒，每日振摇1~2次，密封浸泡14日，去渣留液。
【功效】 祛风除湿，通经络，止痹痛。
【主治】 风湿性关节炎，重着麻痹，筋骨疼痛，支气管哮喘，支气管炎。
【用法】 口服。每日2次，每次10~15毫升。
【注意】 地枫皮小毒。本酒不宜多服、久服，孕妇忌服。

㉛ 海桐皮牛膝酒
来源：《风科集验方》

【原料】 海桐皮、牛膝、枳壳、杜仲、防风、独活、五加皮各30克，生地黄35克，白术20克，薏苡仁15克，白酒1升。
【制作】 前10味粗碎，置容器中，添加白酒，每日振摇1~2次，密封浸泡10日，去渣留液。
【功效】 祛风除湿，活血止痛。
【主治】 风湿痹阻，腰膝软弱，关节疼痛。
【用法】 口服。每日2次，每次10毫升。
【来源】 《风科集验方》。又，《类证活人书》薏仁桐皮酒去枳壳，余同上，能祛风除湿，治疗脚痹痛。

㉜ 秦艽酒
来源：《备急千金要方》

【原料】 秦艽、牛膝、制附子、肉桂、五加皮、天冬各90克，巴戟天、杜仲、石斛、细辛各60克，独活150克，薏苡仁30克，白酒2升。
【制作】 前12味捣碎，置容器中，添加白酒，每日振摇1~2次，密封浸泡15日，去渣留液。
【功效】 补肾壮阳，祛风化湿，强筋壮骨。
【主治】 肾阳不足，风湿侵袭，肢体痹痛，筋骨拘挛。
【用法】 口服。每日2次，每次15~20毫升。
【注意】 附子有毒，须炮制；细辛小毒。本酒不宜多服、久服，孕妇慎服。

㉝ 酒外擦方
来源：《百病中医熏洗熨擦疗法》

【原料】 白花蛇、制川乌、制草乌、羌活、独活、川芎、防风、细辛、麻黄、香附、延胡索、制乳香、制没药各10克，秦艽、梧桐花各12克，鲜生姜10片，白酒1~1.5升。
【制作】 上药捣碎，置容器中，添加白酒，每日振摇1~2次，密封浸泡15日，去渣留液。

【功效】散寒祛湿，通络止痛。

【主治】风寒湿痹，肩、背、腰、腿、膝等关节和肌肉疼痛。

【用法】外用。每日1次，每次先用酒拍打患处10~15分钟，再擦1遍。

【注意】乌头大毒，须炮制；细辛小毒。本酒不宜内服、多用、久用，孕妇及皮肤过敏、局部皮肤破损、皮肤病者忌用。忌食鱼、羊、鹅、面等物。白花蛇取龙头虎口，黑质白花，尾有佛指甲，目光不陷者为佳。病在肩关节加片姜黄10克、伸筋草20克、海桐皮12克，在腰背部加续断10克、狗脊12克、杜仲12克，在膝关节加牛膝、木瓜各10克。

㉞ 寄生骨痛酒
来源：民间验方

【原料】制草乌、桑寄生、七叶莲、花蝴蝶根、牛膝、五加皮、续断各50克，虎杖、松节油、大血藤各37.5克，威灵仙、络石藤、菝葜、何首乌、丹参、木瓜各25克，苍术、伸筋草、川芎、麻黄、红花各12.5克，干姜6.25克，冰糖430克，白酒4.3升。

【制作】前22味碎粉，入冰糖、白酒，密封浸泡2日，以每分钟1~3毫升的速度渗漉，收集渗漉液，去渣留液。

【功效】祛风定湿，舒筋活络。

【主治】慢性风湿性关节炎（关节不利、筋骨酸痛、四肢酸麻）。

【用法】口服。每日2次，每次15~25毫升。

【注意】草乌大毒，须炮制。本酒不宜多服、久服，孕妇禁服。忌用铁器浸酒。少数人服用何首乌可出现肝损害、皮肤过敏、眼部色素沉着、腹痛、泄泻等症状，应立即停用。

㉟ 排风酒
来源：民间验方

【原料】防风、升麻、肉桂、独活、制附子、羌活各30克，白酒1.5升。

【制作】前6味捣细，置容器中，添加白酒，每日振摇1~2次，密封浸泡5日，去渣留液。

【功效】散风祛湿，解痉止痛。

【主治】风寒湿痹，关节疼痛，言语错乱，心膈烦闷，四肢拘急，手足酸痛。

【用法】口服。每日2次，每次20毫升。

【注意】附子有毒，须炮制。本酒不宜多服、久服，孕妇忌服。

㊱ 麻黄骨痛酒
来源：《江苏省药品标准》

【原料】制草乌、桑寄生、汉桃叶各1000克，苍术250克，虎杖、油松节、大血藤各750克，威灵仙、络石藤、菝葜、制何首乌、丹参各500克，花蝴蝶根、五加皮、续断各1000克，麻黄、红花各250克，干姜125克，白酒86升。

【制作】前18味置回流锅内，添加白酒，分2次回流提取，每次2小时，去渣留液。

【功效】 祛风定痛，舒筋活络。

【主治】 筋骨酸痛，关节不利，四肢酸麻。

【用法】 口服。每日2次，每次15～25毫升。

【注意】 草乌大毒，须炮制。本酒不宜多服、久服，孕妇忌服。忌用铁器浸酒。少数人服用何首乌可出现肝损害、皮肤过敏、眼部色素沉着、腹痛、泄泻等症状，应立即停用。

十三、腰腿疼痛

腰腿疼痛主要表现为腰腿部疼痛不适，与感受风寒湿邪、劳力扭伤、久病体虚、房事过度有关，常用祛风除湿、温经通络、缓急止痛、滋补肝肾等法治疗，常用虎胫骨、生地黄、肉桂、制附子、牛膝、茵芋、羌活、防风、丹参、川芎、杜仲、黄芪、肉苁蓉等中药。

① 三黄参归酒
来源：《药酒汇编》

【原料】 黄芪、黄精、熟地黄、党参、杜仲、枸杞子各8克，当归4克，川芎3克，大枣10克，何首乌、菟丝子各5克，白酒500毫升。

【制作】 前11味研末，置容器中，添加白酒，每日振摇1～2次，密封浸泡14日，去渣留液。

【功效】 补气助阳，健脾益肾。

【主治】 乏力，小便淋沥，腰膝背痛，动则气促。

【用法】 口服。每日1次，每次20～30毫升。

【注意】 忌用铁器浸酒。少数人服用何首乌可出现肝损害、皮肤过敏、眼部色素沉着、腹痛、泄泻等症状，应立即停用。

② 三痹酒
来源：民间验方

【原料】 人参、黄芪、茯苓、甘草、当归、川芎、白芍、生地黄、杜仲、牛膝、续断、肉桂、细辛、秦艽、独活、防风各30克，白酒500毫升。

【制作】 前16味切碎，置容器中，添加白酒，每日振摇1～2次，密封浸泡7～14日，去渣留液。

【功效】 益气养血，强筋壮骨，祛风除湿，通经活络。

【主治】 风寒湿痹久治不愈，腰腿疼痛，肢体乏力，关节伸屈不便。

【用法】 口服。每日2次，每次20～30毫升。

【注意】 细辛小毒。本酒不宜多服、久服，孕妇忌服。忌食萝卜、莱菔子、生葱、大蒜、藜芦等。

③ 千年健酒
来源：《临床实用中药学》

【原料】 千年健100克，白酒1升。

【制作】 前 1 味粗碎，置容器中，添加白酒，每日振摇 1~2 次，密封浸泡 7~10 日，去渣留液。

【功效】 祛风除湿，强筋壮骨，祛痹止痛。

【主治】 风湿痹痛，腰膝冷痛，筋骨乏力，下肢拘挛麻木。

【用法】 口服。每日 2 次，每次 15~20 毫升。

④ 千金杜仲酒　　来源:《备急千金要方》

【原料】 杜仲 60 克，石南叶 15 克，羌活 30 克，制附子 5 克，白酒 500 毫升。

【制作】 前 4 味捣碎，置容器中，添加白酒，每日振摇 1~2 次，密封浸泡 7 日，去渣留液。

【功效】 补肾强腰，祛风散寒。

【主治】 腰膝疼痛，步履乏力。

【用法】 口服。每日 2 次，每次 20~30 毫升。

【注意】 附子有毒，须炮制；石南叶小毒。本酒不宜多服、久服，孕妇及阴虚火旺者忌服。

⑤ 川乌杜仲酒　　来源:《药酒汇编》

【原料】 杜仲、羌活、制附子、萆薢、五加皮、续断、防风各 40 克，制川乌、地骨皮、肉桂、川芎、秦艽、石斛、桔梗各 30 克，炮姜、炙甘草、瓜蒌根各 20 克，花椒 15 克，细辛 25 克，白酒 2 升。

【制作】 前 19 味捣碎，置容器中，添加白酒，每日振摇 1~2 次，密封浸泡 5~7 日，去渣留液。

【功效】 补肾壮阳，强腰止痛，祛风除湿。

【主治】 肾虚腰痛，风寒腰痛，久坐湿地所致的腰痛，坠伤腰痛。

【用法】 空腹温饮。每日 3 次，每次 10~15 毫升。

【注意】 川乌大毒，附子有毒，均须炮制。细辛小毒。本酒不宜多服、久服，孕妇忌服。

⑥ 乌藤酒　　来源：民间验方

【原料】 制川乌、制草乌、生杜仲、金银花藤、当归、五加皮、海风藤各 35 克，乌梅 2 个，白酒 1.5 升，冰糖 100 克，红砂糖 100 克。

【制作】 前 8 味粗碎，置容器中，添加清水，文火煎 2 小时，去渣留液，入冰糖、红砂糖溶解，添加白酒混匀。

【功效】 温经散寒，通络止痛。

【主治】 腰痛日久不愈者。

【用法】 口服。每日 2 次，每次 10~20 毫升。

【注意】 乌头大毒，须炮制。本酒不宜多服、久服，孕妇忌服。

⑦ 五加皮酒

来源:《本草纲目》

【原料】 五加皮 50 克，当归 45 克，牛膝 75 克，高粱米酒 1 升。

【制作】 五加皮去骨，与当归、牛膝共入砂锅，文火煎 40 分钟，去渣留液，兑入高粱米酒混匀。

【功效】 散风除湿，强筋壮骨。

【主治】 风湿麻痹，四肢拘挛，腰腿软而乏力，或膝痛不可屈伸；鹤膝风。

【用法】 温饮。每日 2 次，每次 10～30 毫升。

⑧ 五积散酒

来源:《临床验方集》

【原料】 茯苓 20 克，桔梗、当归、白芍、陈皮、苍术、白芷、厚朴、枳壳、麻黄、制半夏、甘草、川芎、干姜各 15 克，蔗糖 200 克，白酒 2 升。

【制作】 前 14 味研粉，置容器中，添加白酒，每日振摇 1～2 次，密封浸渍 15 日，缓缓渗滤，收集渗液。蔗糖制成糖浆，待温，加渗液中溶解，去渣留液。

【功效】 散寒解表，祛风燥湿，消积止痛。

【主治】 风寒湿痹，头痛，身痛，腰膝冷痛；外感风寒，内有积滞。

【用法】 口服。每日 2 次，每次 15～30 毫升。

【注意】 半夏有毒，须炮制。本酒不宜多服、久服，孕妇忌服。

⑨ 巴戟牛膝酒

来源:《圣济总录》

【原料】 巴戟天、牛膝、石斛各 18 克，羌活、当归、生姜各 27 克，花椒 2 克，白酒 1 升。

【制作】 前 7 味捣细，置容器中，添加白酒，每日振摇 1～2 次，密封浸泡 30 分钟，隔水文火煮 1 小时，候冷，去渣留液。

【功效】 补肾壮阳，活血通经，舒利关节。

【主治】 腹部瘀结冷痛，跌伤闪挫，腰膝痹痛，足痿乏力，肢节不利，四肢拘挛，肾虚阳痿。

【用法】 温饮。不拘时候，每次 15～20 毫升。

【注意】 孕妇忌服。

⑩ 牛蒡茵芋酒

来源:《太平圣惠方》

【原料】 牛蒡子、茯苓、枸杞子、牛膝各 30 克，茵芋 15 克，杜仲、石斛、制附子、炮姜、花椒各 20 克，黑大豆、火麻仁各 120 克，白酒 1.5 升。

【制作】 前 12 味捣碎，置容器中，添加白酒，每日振摇 1～2 次，密封浸泡 7 日，去渣留液。

【功效】 祛风除湿，散寒止痛。

【主治】 风湿袭于腰间，疼痛难忍，坐卧不安。

【用法】 空腹温饮。每日 3 次，每次 10～15 毫升。

【注意】附子有毒，须炮制；茵芋有毒。本酒不宜多服、久服，孕妇忌服，阴虚而无风湿实邪者禁服。

⑪ 牛膝石斛酒　　　　　　　　　来源：《太平圣惠方》

【原料】 牛膝 40 克，石斛、杜仲、丹参、生地黄各 20 克，白酒 500 毫升。

【制作】 前 5 味捣碎，置容器中，添加白酒，每日振摇 1~2 次，密封浸泡 7 日，去渣留液。

【功效】 补益肝肾，强筋壮骨，通利关节，通经活络。

【主治】 肾虚风痹，腰膝筋骨冷痛，关节不利，体倦乏力。

【用法】 口服。每日 3 次，每次 10~15 毫升。

⑫ 牛膝参芪酒　　　　　　　　来源：《经典药酒保健方选粹》

【原料】 狗脊、丹参、黄芪、牛膝、独活、萆薢各 25 克，制附子 18 克，川芎 20 克，白酒 1.5 升。

【制作】 前 8 味捣碎，置容器中，添加白酒，每日振摇 1~2 次，密封浸泡 10~15 日，去渣留液。

【功效】 补益肝肾，活血通络，祛风除湿，强筋壮骨。

【主治】 阳气亏虚，风湿内侵，气血不畅，腰脊强痛，俯仰不利，腿软乏力。

【用法】 口服。不拘时候，随量饮用。

【注意】 附子有毒，须炮制。本酒不宜多服、久服，孕妇忌服。

⑬ 牛膝虎骨酒　　　　　　　　　来源：《圣济总录》

【原料】 牛膝、虎胫骨、枳壳各 30 克，羚羊角 10 克，麦麸 30 克，白酒 1.5 升。

【制作】 前 4 味捣细，同麦麸混匀，置容器中，添加白酒，密封，文火煮数十沸，去渣留液。

【功效】 强筋壮骨，除湿祛痛，活血通络。

【主治】 冷风伤腰，筋骨疼痛，不可屈伸。

【用法】 空腹温饮。不拘时候，随量饮用。

⑭ 牛膝独活酒　　　　　　　　　来源：《备急千金要方》

【原料】 牛膝 45 克，独活、秦艽各 25 克，桑寄生 30 克，杜仲 40 克，人参 10 克，当归 35 克，白酒 1.5 升。

【制作】 前 7 味切碎，置容器中，添加白酒，每日振摇 1~2 次，密封浸泡 30 日，去渣留液。

【功效】 益气养血，补益肝肾，祛风除湿。

【主治】 腰腿疼痛、发凉，腿足屈伸不利，痹着不仁，肝肾亏虚，风寒湿痹。

【用法】 正午口服。每日 1 次，每次 10~30 毫升。

【注意】 忌食萝卜、莱菔子、生葱、大蒜、藜芦等。

⑮ 车前葱枣酒

来源:《本草纲目》

【原料】 车前草7棵，葱白7棵，大枣7枚，白酒500毫升。

【制作】 前3味切碎，置容器中，添加白酒，密封，隔水文火煮至250毫升，去渣留液。

【功效】 利水清热，通阳解毒。

【主治】 湿气腰痛。

【用法】 口服。每日3次，每次25～30毫升。

⑯ 长松酒

来源:《普济方》

【原料】 松根1000克，白酒2升。

【制作】 松根切片，上笼蒸后，晒干，如此9次，置容器中，添加白酒，每日振摇1～2次，密封浸泡7日，去渣留液。

【功效】 祛风除湿，壮腰健膝。

【主治】 风寒湿痹，腰痛，膝弱，阳痿。

【用法】 空腹温饮。每日3次，每次10～20毫升。

⑰ 风湿骨痛酒

来源:《中药制剂汇编》

【原料】 老鹳草100克，苍术、透骨草、威灵仙各50克，苍耳子叶、黄柏、防风各25克，制草乌2.5克，穿山龙50克，白砂糖30克，白酒2升。

【制作】 黄柏加清水煎煮1小时，入切碎的其余药物，再加清水超过药面2厘米，文火煎至水剩1/3，滤取药液；药渣再加清水文火煎1次，合并2次药液，浓缩至3～3.5升，添加白酒、白砂糖搅匀，每日振摇1～2次，密封浸泡3日，去渣留液。

【功效】 祛风除湿，消炎止痛。

【主治】 风寒腰腿痛，筋骨麻木。

【用法】 口服。每日2～3次，每次15～20毫升。

【注意】 草乌大毒，须炮制；苍耳子小毒。本酒不宜多服、久服，孕妇忌服。

⑱ 加味地黄酒

来源: 民间验方

【原料】 熟地黄250克，人参50克，黄芪100克，当归、地龙各30克，穿山甲片、三七各20克，白酒2升。

【制作】 前7味研末，置容器中，添加白酒，每日振摇1～2次，密封浸泡15日，去渣留液。

【功效】 益气养血，疏通经络。

【主治】 腰痛，坐骨神经痛。

【用法】 口服。每日2次，每次15～20毫升。

【注意】 忌食萝卜、莱菔子、生葱、大蒜、藜芦等。

⑲ 加味养生酒

来源:《惠直堂经验方》

【原料】 枸杞子、牛膝、山茱萸、生地黄、杜仲、菊花、木瓜、白芍、桂枝、当归各10克，五加皮、桑寄生各20克，龙眼肉40克，白酒1升。

【制作】 前13味捣碎，置容器中，添加白酒，每日振摇1~2次，密封浸泡10日，去渣留液。

【功效】 补益肝肾，养血填精，强筋壮骨，祛风除湿。

【主治】 肝肾亏虚，精血不足，兼感风湿，腰膝疼痛乏力，四肢麻木作痛，头目眩晕，风湿痹痛。

【用法】 口服。每日2次，每次15~25毫升。

【注意】 风湿较重，可酌加独活、秦艽等。

⑳ 生地羌活酒

来源:《圣济总录》

【原料】 生地黄汁250克，羌活60克，独活30克，五加皮45克，黑大豆250克，白酒1升。

【制作】 羌活、独活、五加皮捣末，与黑大豆混匀，置容器中，添加白酒，文火煮沸，再入生地黄汁煮沸，去渣留液。

【功效】 养血祛风除湿。

【主治】 腰痛强直，难以俯仰。

【用法】 口服。不拘时候，随量饮用。

【注意】 阴虚血燥、风湿热痹者慎服。

㉑ 白石英酒

来源:《普济方》

【原料】 白石英、薏苡仁、牛膝各150克，石斛100克，续断、茵芋、防风、制附子、肉桂、羌活、枸杞子、菝葜各60克，山茱萸30克，生地黄250克，白酒3升。

【制作】 前14味捣碎，置容器中，添加白酒，每日振摇1~2次，密封浸泡5日，去渣留液。

【功效】 补虚祛风，散寒止痛。

【主治】 风寒湿痹，筋脉拘挛、疼痛，脚弱不能行走。

【用法】 口服。每日3次，每次20~30毫升。

【注意】 附子有毒，须炮制；茵芋有毒。本酒不宜多服、久服，孕妇忌服，阴虚而无风湿实邪者禁服。

㉒ 白花蛇酒

来源:《濒湖集简方》

【原料】 白花蛇25克，防风30克，羌活、五加皮、当归、秦艽、天麻各60克，糯米甜酒3升。

【制作】 白花蛇以酒洗、润透，去骨刺，取肉。各药切碎，置容器中，添加白酒，每日振摇1~2次，密封浸泡60日，去渣留液。

中华药酒配方大全

【功效】 祛风通络，强筋壮骨。

【主治】 风湿顽痹，筋脉拘挛，骨节疼痛，腰膝酸痛；脑卒中之半身不遂，肢体麻木，口眼㖞斜；年久疥癣恶疮，麻风病；破伤风。

【用法】 口服。每日 2 次，每次以温酒 50 毫升送服药丸 6 克。

【注意】 忌食鱼、羊、鹅、面等物，避风寒，禁房事。白花蛇取龙头虎口，黑质白花，尾有佛指甲，目光不陷者为佳。

㉓ 延年石斛酒 　　　　　　　来源:《外台秘要》

【原料】 石斛 60 克，牛膝 15 克，生地黄 20 克，杜仲、丹参各 10 克，白酒 1 升。

【制作】 前 5 味粗碎，置容器中，添加白酒，每日振摇 1～2 次，密封浸泡 7 日，去渣留液。

【功效】 补肾强筋，除痹。

【主治】 腰腿疼痛，体倦乏力，风湿痹痛。

【用法】 空腹口服。每日 2 次，每次20～30 毫升。

㉔ 伸筋乌头酒 　　　　　　来源:《陕甘宁青中草药选》

【原料】 伸筋草、制川乌、牛膝、鸡血藤各 15 克，制草乌 10 克，白酒 500 毫升。

【制作】 前 5 味切碎，置容器中，添加白酒，每日振摇 1～2 次，密封浸泡 30 日，去渣留液。

【功效】 祛风散寒，除湿消肿，舒筋活血。

【主治】 风湿腰腿痛，腰膝软弱，关节不利，四肢麻木。

【用法】 口服。每日 1～2 次，每次10～15 毫升。

【注意】 乌头大毒，须炮制。本酒不宜多服、久服，孕妇忌服。

㉕ 杜仲加皮酒 　　　　　　来源:《中国民间百病良方》

【原料】 杜仲、五加皮各 50 克，白酒 1 升。

【制作】 前 2 味切碎，置容器中，添加白酒，每日振摇 1～2 次，密封浸泡 10 日，去渣留液。

【功效】 祛风除湿，强筋壮骨。

【主治】 风湿腰痛，风寒湿痹，腰腿酸痛。

【用法】 口服。每日 2 次，每次10～15 毫升。

㉖ 补肾酒 　　　　　　　　来源:《太平圣惠方》

【原料】 黑大豆 120 克，熟地黄 60 克，杜仲、枸杞子各 40 克，石斛、羌活、防风、肉桂、川芎各 20 克，牛膝、淫羊藿、当归、制附子、茵陈、茯苓、花椒、白术、五加皮、酸枣仁各 30 克，白酒 2 升。

【制作】 前 19 味捣碎，置容器中，添加白酒，每日振摇 1～2 次，密封浸泡 10 日，去渣留液。

【功效】 补肾壮阳，祛风除湿。

【主治】 肾虚腰痛，腿脚肿痛，身体虚弱。

【用法】 空腹温饮。每日 3 次，每次 10 ~ 15 毫升。

【注意】 附子有毒，须炮制。本酒不宜多服、久服，孕妇忌服。

㉗ 参桂养荣酒

来源：《新编中成药》

【原料】 党参 320 克，肉桂 50 克，蔗糖 1600 克，白酒 4 升。

【制作】 前 2 味粗碎，置容器中，添加白酒，每日振摇 1 ~ 2 次，密封浸泡 5 ~ 7 日，去渣留液，入蔗糖溶解。

【功效】 补中益气，散寒止痛。

【主治】 气血亏虚，腰膝冷痛。

【用法】 口服。每日 2 次，每次 15 ~ 20 毫升。

㉘ 狗脊马鞭酒

来源：《经典药酒保健方选粹》

【原料】 狗脊 40 克，杜仲、续断、牛膝各 30 克，威灵仙 20 克，马鞭草 15 克，通草 12 克，白酒 1 升。

【制作】 前 7 味捣碎，置容器中，添加白酒，每日振摇 1 ~ 2 次，浸泡 10 ~ 15 日，去渣留液。

【功效】 补益肝肾，强筋壮骨，祛风除湿。

【主治】 肝肾阴血亏虚，风湿内侵，腰脊酸痛，下肢痿软乏力，肌肉、关节疼痛，活动屈伸不利。

【用法】 温饮。每日 2 次，每次 15 ~ 20 毫升。

㉙ 狗脊黑豆酒

来源：民间验方

【原料】 狗脊 150 克，黑大豆 120 克，白酒 1 升。

【制作】 前 2 味轧碎，置容器中，添加白酒，文火煮沸 3 ~ 5 分钟，候冷，每日振摇 1 ~ 2 次，密封浸泡 7 日，去渣留液。

【功效】 补肾强腰，祛风除湿。

【主治】 腰膝乏力，筋骨疼痛，行走不便。

【用法】 温饮。每日 3 次，每次 15 ~ 20 毫升。

㉚ 肾着酒

来源：《金匮要略》

【原料】 肉桂 30 克，白术、茯苓各 50 克，甘草 15 克，白酒适量。

【制作】 前 4 味粗碎，研末。

【功效】 通阳利湿。

【主治】 肾阳虚衰，寒湿凝滞腰部脉络，头身困重，腰部冷痛似肿，如坐水中，不渴，小便正常。

【用法】 温饮。每日 3 次，每次取药末 3 ~ 6 克，用白酒 50 毫升冲服。

【来源】 由《金匮要略》苓桂术甘汤改为酒剂。

㉛ 虎骨当归酒 来源:《太平圣惠方》

【原料】 虎胫骨 60 克,当归 35 克,制附子 15 克,白酒 1 升。

【制作】 虎胫骨炙酥黄,与其余 2 味药共捣为末,置容器中,添加白酒,每日振摇 1～2 次,密封浸泡(春夏 3 日,秋冬 7 日),去渣留液。

【功效】 壮骨,温中,养血。

【主治】 腰脚寒冷痹痛。

【用法】 空腹温饮。每日 2 次,每次 10～20 毫升。

【注意】 附子有毒,须炮制。本酒不宜多服、久服,孕妇忌服。

㉜ 鱼鳔鹿角酒 来源:《中国民间百病良方》

【原料】 黄鱼鳔、鹿角霜各 50 克,黄酒 500 毫升。

【制作】 鹿角霜切成薄片,与黄鱼鳔炒至色黄质脆,研末,置容器中,添加黄酒,每日振摇 1～2 次,密封浸泡 7 日,去渣留液。

【功效】 滋阴补肾,强身壮体。

【主治】 肾虚腰痛,腰膝酸冷。

【用法】 口服。每日 3 次,每次 20～30 毫升。

㉝ 威灵仙酒 来源:《肘后备急方》

【原料】 威灵仙 300 克,白酒 4 升。

【制作】 威灵仙捣末,置容器中,添加白酒,每日振摇 1～2 次,密封浸泡 8～10 日,去渣留液。

【功效】 祛风除湿,通经活络。

【主治】 风湿痹阻,腰脚疼痛,日久不愈;诸骨鲠咽。

【用法】 空腹温饮。每日 1～2 次,每次 10～20 毫升。

【注意】 孕妇、气虚血弱及无风寒湿邪者忌服。

㉞ 独活当归酒 来源:《圣济总录》

【原料】 独活、杜仲、当归、川芎、熟地黄、丹参各 30 克,米酒 1 升。

【制作】 前 6 味粗碎,置容器中,添加米酒,每日振摇 1～2 次,密封浸泡 7 日,去渣留液。

【功效】 祛风散寒除湿。

【主治】 腰脚冷痹、疼痛。

【用法】 温饮。不拘时候,每次 20～30 毫升。

㉟ 独活参附酒 来源:《太平圣惠方》

【原料】 独活、制附子各 35 克,党参 20 克,白酒 1 升。

【制作】 前3味捣碎，置容器中，添加白酒，每日振摇1~2次，密封浸泡7日，去渣留液。

【功效】 散寒逐湿，温中止痛。

【主治】 腰腿疼痛，四肢厥逆，小腹冷痛，身体虚弱。

【用法】 口服。不拘时候，随量饮用。

【注意】 附子有毒，须炮制。本酒不宜多服、久服，孕妇忌服。

㊱ 珍珠腰痛酒　　　　　　　　　　　来源：民间验方

【原料】 珍珠母60克，杜仲50克，红砂糖30克，黄酒750毫升。

【制作】 前2味捣碎，加清水适量，文火煮约30分钟，候冷，置容器中，添加黄酒、红砂糖搅匀，每日振摇1~2次，密封浸泡14日，去渣留液。

【功效】 补肾养血，舒筋壮腰。

【主治】 腰部酸痛，体倦乏力，虚劳羸瘦。

【用法】 口服。每日2~3次，每次10~25毫升。

【注意】 偏肾阳虚，加肉苁蓉50克，改白酒浸药。

㊲ 胡桃全蝎酒　　　　　　　　　　　来源：民间验方

【原料】 胡桃仁9克，全蝎2只，黄酒150毫升。

【制作】 前2味焙黄、研末，置容器中，添加黄酒，文火煎煮1分钟，去渣留液。

【功效】 壮腰补肾，通利水道。

【主治】 腰部困重、疼痛，小便淋沥不禁。

【用法】 口服。每日2次，每次20~30毫升。

【注意】 全蝎有毒。本酒不宜多服、久服，痰火积热、阴虚火旺者及孕妇忌服。

㊳ 茵芋薏苡酒　　　　　　　　　　　来源：《太平圣惠方》

【原料】 茵芋20克，白及、薏苡仁、赤芍、肉桂、牛膝、酸枣仁、制附子各30克，炙甘草、炮姜各15克，白酒1.5升。

【制作】 前10味粗碎，置容器中，添加白酒，每日振摇1~2次，密封浸泡7日，去渣留液。

【功效】 祛风散寒除湿。

【主治】 筋脉拘挛，不可屈伸。

【用法】 空腹温饮。不拘时候，随量饮用。

【注意】 附子有毒、须炮制，茵芋有毒。本酒不宜多服、久服，孕妇忌服，阴虚而无风湿实邪者禁服。

㊴ 草乌薏苡酒　　　　　　　　　　　来源：民间验方

【原料】 制草乌90克，薏苡仁60克，白酒500毫升。

【制作】 制草乌切片，与薏苡仁混匀，置容器中，添加白酒，每日振摇1~2次，密封浸泡 14 日，去渣留液。

【功效】 养血祛风除湿。

【主治】 血虚风湿腰痛，四肢麻木，头晕目眩。

【用法】 口服。每日 2 次，每次 10 ~ 15 毫升。

【注意】 草乌大毒，须炮制。本酒不宜多服、久服，孕妇忌服。

㊵ 追风酒

来源：《临床验方集》

【原料】 制川乌、制草乌、防风、炮姜、陈皮、当归、甘草各 50 克，蔗糖 1000 克，白酒 5 升。

【制作】 前 7 味研粉，置容器中，添加白酒，每日振摇 1 ~ 2 次，密封浸泡 30 ~ 40 日，去渣留液，入蔗糖溶解。

【功效】 活血疏风，散寒和脾。

【主治】 风寒湿痹，筋骨疼痛，四肢麻木，腰膝疼痛，风湿性关节炎。

【用法】 口服。每日 2 次，每次 10 ~ 15 毫升。

【注意】 乌头大毒，须炮制。本酒不宜多服、久服，孕妇忌服。

㊶ 钟乳石酒

来源：民间验方

【原料】 钟乳石 90 克，白酒 1.5 升。

【制作】 前 1 味粗碎，置容器中，添加白酒 1 升，隔水文火煮至减半，再添酒至 1 升，每日振摇 1 ~ 2 次，密封浸泡 7 日，去渣留液。

【功效】 安五脏，通百节，利九窍，益精目。

【主治】 风虚气上，下焦伤竭，脚弱疼痛。

【用法】 空腹温饮。每日 3 次，每次 20 ~ 25 毫升。

【注意】 节饮食，忌房事。

㊷ 首乌薏苡酒

来源：民间验方

【原料】 生薏苡仁 120 克，制何首乌 180 克，白酒 1 升。

【制作】 前 2 味捣碎，置容器中，添加白酒，每日振摇 1 ~ 2 次，密封浸泡 15 日，去渣留液。

【功效】 养血祛风除湿。

【主治】 肾虚风寒型腰痛。

【用法】 口服。每日 2 次，每次 15 ~ 20 毫升。

【注意】 忌用铁器浸酒。少数人服用何首乌可出现肝损害、皮肤过敏、眼部色素沉着、腹痛、泄泻等症状，应立即停用。

㊸ 骨痛酒

来源：《药酒汇编》

【原料】 老鹳草、石南藤、桑枝、豨莶草各 25 克，白酒 500 毫升。

【制作】 前 4 味研末，置容器中，添加白酒，每日振摇 1 ~ 2 次，密封浸泡 14 日，去渣留液。

【功效】 祛风除湿，通经活络。

【主治】 风湿骨痛，腰膝酸痛，四肢麻木，关节炎。

【用法】 口服。每日 3 次，每次 10 毫升。

【注意】 孕妇及阴虚火旺者慎服。

㊹ 桐皮薏苡酒　　　　　　　　来源：《类证活人书》

【原料】 海桐皮、薏苡仁各 60 克，生地黄 100 克，牛膝、川芎、羌活、地骨皮、五加皮各 30 克，甘草 12 克，白酒 1.5 升。

【制作】 前 9 味研末，置容器中，添加白酒，每日振摇 1~2 次，密封浸泡（夏 7 日，冬 14 日），去渣留液。

【功效】 祛风除湿，通经止痛，杀虫。

【主治】 肝肾亏虚，风湿痹阻，腰痛，或腰部酸痛、沉重，血脉顽痹臂痛，腿脚不遂，疥癣。

【用法】 空腹口服。每日 3 次，每次 15~20 毫升。

㊺ 寄生地归酒　　　　　　　来源：《经典药酒保健方选粹》

【原料】 桑寄生、牛膝、熟地黄、秦艽各 60 克，当归、杜仲各 30 克，米酒 2.5 升。

【制作】 前 6 味使碎，置容器中，添加米酒，每日振摇 1~2 次，密封浸泡 14 日，去渣留液。

【功效】 补益肝肾，强筋壮骨，养血祛风。

【主治】 腰膝酸疼，筋骨乏力，风湿痹痛。

【用法】 口服。每日 2 次，每次 10~30 毫升。

㊻ 甜瓜子酒　　　　　　　　　　来源：民间验方

【原料】 甜瓜子 90 克，白酒 300 毫升。

【制作】 前 1 味研末，置容器中，添加白酒，每日振摇 1~2 次，密封浸泡 5 日，去渣留液。

【功效】 祛风除湿，理气止痛。

【主治】 风湿性腰腿疼痛，疝气。

【用法】 口服。每日 2~3 次，每次 20~30 毫升。

㊼ 萆薢除湿酒　　　　　　　　　　来源：民间验方

【原料】 萆薢、杜仲各 100 克，地骨皮 150 克，白酒 1.5 升。

【制作】 前 3 味粗碎，置容器中，添加白酒，密封，隔水蒸煮 2 小时，候冷，每日振摇 1~2 次，密封浸泡 3 日，去渣留液。

【功效】 祛风除湿，壮腰止痛。

【主治】 风湿腰痛，久湿痹阻不散。

【用法】 口服。每日3次，每次20～30毫升。

48 萆薢附子酒

来源：《奇效良方》

【原料】 萆薢、牛膝各45克，羌活、制附子、狗脊、杜仲、肉桂、桑寄生各30克，白酒3升。

【制作】 前8味捣细，置容器中，添加白酒，每日振摇1～2次，密封浸泡7日，去渣留液。

【功效】 祛风除湿，补益肝肾，强筋壮骨。

【主治】 风湿顽痹，腰腿疼痛，四肢筋脉拘急，痿痹。

【用法】 空腹温饮。每日2次，每次10～20毫升。

【注意】 附子有毒，须炮制。本酒不宜多服、久服，孕妇及热性体质者忌服。

49 鹿角杜仲酒

来源：《药酒汇编》

【原料】 鹿角霜、杜仲各30克，补骨脂、薏苡仁、秦艽各20克，白酒1.5升。

【制作】 前5味使碎，置容器中，添加白酒，每日振摇1～2次，密封浸泡15日，去渣留液。

【功效】 温阳补肾，祛风除湿。

【主治】 腰膝酸痛，行走乏力。

【用法】 口服。每日2次，每次20～30毫升。

50 鹿角腰痛酒

来源：《中药制剂汇编》

【原料】 杜仲15克，补骨脂、苍术、鹿角霜各10克，白酒500毫升。

【制作】 前4味研粉，置容器中，添加白酒，每日振摇1～2次，密封浸泡7日，去渣留液。

【功效】 温肾散寒，除风利湿。

【主治】 风湿性腰痛，长年腰腿疼痛。

【用法】 口服。每日2次，每次20～30毫升。

十四、骨质疏松症

骨质疏松症是一种骨组织质量及结构退化的疾病，主要表现为骨骼多孔、脆弱、不能支撑肢体及容易骨折等，多由肝肾亏虚引起骨骼中基质含量减少所致，治以填精益髓为主，辨证给予补益肝肾、益气养血等，常用枸杞子、熟地黄、川芎、人参等中药。

1 人参枸杞酒

来源：《中国药膳学》

【原料】 人参200克，枸杞子35克，熟地黄10克，冰糖40克，白酒1升。

【制作】 人参烘软切片，枸杞子去杂质，熟地黄切碎，同置容器中，添加白酒，每日振摇1～2次，密封浸泡10～15日，去渣留液，入冰糖溶解。

【功效】 益气养血，滋阴明目。

【主治】 诸虚劳损，营养不良，少食倦怠，惊悸健忘，头痛眩晕，失眠，阳痿，腰膝酸痛；肝肾亏虚兼有气虚，骨质疏松症，神经衰弱，糖尿病。

【用法】 口服。每日2~3次，每次10~20毫升。

【注意】 忌食萝卜、莱菔子、生葱、大蒜、藜芦等。

② 当归枸杞酒

来源:《中药制剂汇编》

【原料】 当归、鸡血藤、枸杞子各90克，熟地黄70克，白术60克，川芎45克，白酒1升。

【制作】 前6味粗碎，置容器中，添加白酒，每日振摇1~2次，密封浸泡30日，去渣留液。

【功效】 滋阴养血，补益肝肾。

【主治】 老年人阴血不足，肝肾亏虚，皮肤干燥，毛发脆折，指甲乏华，肢体麻木，腰膝酸软，肌肉、骨骼、韧带萎缩，步履困难，头晕眼花，记忆力减退，骨质疏松。

【用法】 口服。每日2次，每次10~20毫升。

十五、外伤出血

外伤出血指外伤损伤脉络，血液外溢，不循常道，多因外伤导致瘀热互结所致，治以行气活血化瘀、清热凉血解毒为主，常用白背三七、红旱莲、白茅根、云南白药、马勃、百草霜、炮姜炭等中药。

① 白背三七酒

来源:《中国民间百病良方》

【原料】 白背三七30克，白酒500毫升。

【制作】 前1味洗净，经九蒸十晒，置容器中，添加白酒，每日振摇1~2次，密封浸泡15~20日，去渣留液。

【功效】 清热凉血，散瘀消肿。

【主治】 外伤出血，骨折，肺结核，崩漏。

【用法】 温饮。每日2次，每次10毫升。

② 红旱莲酒

来源:《中国民间百病良方》

【原料】 红旱莲30~60克，白酒500毫升。

【制作】 前1味切碎，置容器中，添加白酒，每日振摇1~2次，密封浸泡7日，去渣留液。

【功效】 凉血止血，清热解毒。

【主治】 外伤出血，子宫出血，疮疖痈肿，吐血咯血。

【用法】 口服。每日2次，每次10毫升。

十六、破伤风

破伤风以外伤后全身肌肉强直性痉挛、阵发性抽搐、神志清醒伴发热为主要特征，多因风毒内侵所致，治以息风解毒为主，辨证给予祛风镇痉、清热解毒、补血养阴、疏经通络等，常用穿山甲、蝉蜕、天麻、蜈蚣、全蝎、独头蒜、雀屎等中药。

① 山甲酒
来源：民间验方

【原料】 生穿山甲1片，黄酒适量。

【制作】 前1味炙黄，研末。

【功效】 祛风止痉。

【主治】 破伤风。

【用法】 温饮。每日1次，每次1剂，黄酒冲服。

【注意】 穿山甲如炙黑过火则无效。汗出避风。

② 天麻四虫酒
来源：《正骨经验汇萃》

【原料】 蝉蜕180克，天麻、蚕蛹各9克，蜈蚣2条，全蝎、琥珀各6克，黄酒250毫升。

【制作】 前6味粗碎，置容器中，添加黄酒，文火煎沸，去渣留液。

【功效】 祛风止痉。

【主治】 破伤风。

【用法】 温饮。每日1次，每次1剂。

【注意】 蜈蚣、全蝎有毒。本酒不宜多服、久服，孕妇忌服。汗出避风。

③ 威灵独蒜酒
来源：民间验方

【原料】 独头蒜1个，威灵仙25克，芝麻油5克，米酒50毫升。

【制作】 前3味捣烂，置容器中，添加米酒，文火煎沸，去渣留液。

【功效】 祛风止痉。

【主治】 破伤风。

【用法】 温饮。每日1次，每次1剂。

【注意】 汗出避风。

④ 雀屎酒
来源：《普济方》

【原料】 雀屎50克，白酒350毫升。

【制作】 前1味研末，置容器中，添加白酒，文火煎至250毫升，去渣留液。

【功效】 祛风止痉。

【主治】 破伤风，口闭牙噤，身强欲死。

【用法】 温饮。每日1次，每次1剂。

【注意】 汗出避风。

第三章 治病药酒

⑤ 蜜蜡酒

来源:《瑞竹堂经验方》

【原料】 蜜蜡6~9克，白酒20~30毫升。

【制作】 前1味粗碎，置容器中，添加白酒，搅至蜜蜡溶解。

【功效】 祛风止痉。

【主治】 破伤风。

【用法】 温饮。每日1次，每次1剂。

【注意】 湿热痢初起者忌服。汗出避风。

十七、外伤性截瘫

外伤性截瘫是外力损伤脊髓/马尾神经的一种表现，以四肢或双下肢麻痹、感觉消失、大小便失禁等为主要特征，多因督脉气血瘀滞所致，治以通达督脉气血为主，辨证给予活血化瘀、通经活络、补肾强腰、益气养血等，常用西洋参、麝香、红花、续断、牛膝等中药。

① 山虎洋参酒

来源:《百病中医膏散疗法》

【原料】 爬山虎60克，西洋参120克，麝香1.2克，白酒1.5升。

【制作】 前3味捣碎，置容器中，添加白酒，每日振摇1~2次，密封浸泡15日，去渣留液。

【功效】 益气养阴，活血通络。

【主治】 重型瘫痪。

【用法】 口服。每日2次，每次20~30毫升。

【注意】 爬山虎有毒。本酒不宜多服、久服，孕妇忌服。

② 截瘫药酒

来源:《中国当代中医名人志》

【原料】 人参30克，制川乌、制草乌各45克，红花、牛膝、穿山甲、续断、麻黄各15克，老鹳草30克，白酒500毫升，黄酒1.5升。

【制作】 前9味研末，置容器中，添加白酒和黄酒，每日振摇1~2次，密封浸泡3~5日，去渣留液。

【功效】 益气活血，温经通络。

【主治】 外伤性截瘫。

【用法】 口服。每日3次，每次15毫升。

【注意】 乌头大毒，须炮制。忌食萝卜、莱菔子、生葱、大蒜、藜芦等。

十八、冻伤

冻伤指寒邪对全身或局部造成损伤，以体温下降、四肢僵硬及局部麻木、痒痛、肿胀、水疱溃烂等为特征，多因寒凝血瘀所致，治以散寒活血为主，辨证给予温阳散寒、回阳救逆、清热解毒、理气活血等，常用当归、黄芪、乌头、辣椒、桂枝、干姜、丁香、延胡索等中药。

① 丁香酒

【原料】 丁香 15 克,黄酒 100 毫升。

【制作】 丁香研末,置容器中,添加黄酒,隔水文火加热,呈糊状。

【功效】 温经通络,散寒止痛,降逆止呕。

【主治】 疝气;冻疮未溃;感寒腹痛,少腹拘急,呕吐反胃,腹胀,泄泻,呃逆。

【用法】 治冻疮,外用,每日 1 次,每次取药糊外敷患处。治胃痛、呃逆,每日 2 次,每次10~15毫升。

② 二乌茴香酒

【原料】 制川乌、制草乌、小茴香、樟脑各 30 克,红花 20 克,桂枝 15 克,白酒 500 毫升。

【制作】 前 6 味研末,置容器中,添加白酒,每日振摇 1~2 次,密封浸泡 7 日,去渣留液。

【功效】 活血通络,散寒止痛。

【主治】 冻疮未溃。

【用法】 外用。每日 2~3 次,每次先将患处摩擦至发热,再用消毒棉球蘸本酒揉搓 5~10 分钟。

【注意】 乌头大毒,须炮制;樟脑有毒。本酒不宜内服、多用、久用,孕妇忌用。

③ 二椒樟脑酊

【原料】 花椒 50 克,干辣椒 3 克,樟脑 10 克,甘油 20 毫升,95% 乙醇 100 毫升。

【制作】 前 2 味粗碎,置容器中,添加乙醇,每日振摇 1~2 次,密封浸泡 7 日,去渣留液,入樟脑、甘油溶化拌匀。

【功效】 温经通脉。

【主治】 冻疮,局部皮肤干燥、皲裂。

【用法】 外用。每日 5~7 次,每次先用温开水浸泡患处,拭干,再用消毒棉球蘸本酒涂擦患处。

【注意】 樟脑有毒。本酒不宜内服、多用、久用,孕妇忌用。

④ 当归留行酊

【原料】 当归、红花、王不留行各 50 克,干姜、桂枝各 30 克,细辛、樟脑、冰片各 10 克,95% 乙醇 750 毫升。

【制作】 前 6 味捣碎,置容器中,添加乙醇,入樟脑、冰片混匀,每日振摇 1~2 次,密封浸泡 7 日,去渣留液。

【功效】 温经散寒,活血通络。

【主治】 冻疮（未溃型）。

【用法】 外用。每日 3~5 次,每次先用温水洗净患部,拭干,再用消毒棉球蘸本酒涂擦患处。

【注意】 樟脑有毒，细辛小毒。本酒不宜内服、久用、多用，孕妇禁用。

⑤ 红花干姜酒
来源:《陕甘宁青中草药选》

【原料】 红花、干姜各18克，制附子12克，徐长卿15克，肉桂9克，60度白酒1升。

【制作】 前5味捣碎，置容器中，添加白酒，每日振摇1~2次，密封浸泡7日，去渣留液。

【功效】 温经散寒，活血通络。

【主治】 预防冻疮。

【用法】 口服。每日2~4次，每次10~15毫升。

【注意】 附子有毒，须炮制。本酒不宜多服、久服，孕妇忌服。

⑥ 防冻酊
来源:《验方研究参考资料》

【原料】 新鲜红辣椒5~10克，樟脑10克，甘油20毫升，95%乙醇100毫升。

【制作】 辣椒切碎，置容器中，添加乙醇，入樟脑溶解，每日振摇1~2次，密封浸泡5~7日，去渣留液，加甘油混匀。

【功效】 温经通络，活血散寒。

【主治】 冻疮未成之时，表皮尚未溃破，局部色素沉着，肌肤麻木，遇热作痒。

【用法】 外用。每日3~5次，每次用消毒棉球蘸本酒擦患处。

【注意】 樟脑有毒。本酒不宜内服、多用、久用，孕妇忌用。最好选辣味重、刺激强的红辣椒。

十九、疯狗咬伤

疯狗咬伤如发作则为狂犬病，主要表现为头痛、神疲、恶心、烦躁、伤口痒痛、四肢如有蚁爬、受到光电水等刺激感觉咽喉部发紧，多因狂犬病毒侵袭所致，治以清热解毒、凉血利水为主，常用七星剑草、板蓝根、草兰根、荔枝草等中药。

① 七星剑酒
来源:《中药大辞典》

【原料】 七星剑草15克，米酒50毫升。

【制作】 前1味切碎，置容器中，添加清水100毫升，文火煎微沸，再添加米酒，文火煎微沸，去渣留液。

【功效】 解毒。

【主治】 疯狗、毒蛇、恶物咬伤，皮肤湿疹，疮毒。

【用法】 温饮。每日1次，每次1剂。

② 华山矾酒
来源:民间验方

【原料】 华山矾根二层皮25克，米酒60毫升。

【制作】前 1 味捣烂、浸汁，置容器中，冲入米酒。

【功效】解表退热，解毒除烦。

【主治】狂犬咬伤。

【用法】口服。每次 1 剂。咬伤第 1 日服 1 次，以后每隔 10 日服 1 次，连服 9 次。

③ 板蓝根酒
来源：民间验方

【原料】板蓝根 200 克，黄酒 250 毫升。

【制作】前 1 味切碎，置容器中，添加黄酒，隔水文火炖沸 3～5 分钟，去渣留液。

【功效】清热解毒。

【主治】疯狗咬伤，伤口疼痛，红肿发热，呼吸困难，全身乏力，恐惧。

【用法】口服。每日 3 次，每次 20～30 毫升。

④ 草兰根酒
来源：《中国民间百病良方》

【原料】草兰根 60 克，黄酒 300 毫升。

【制作】前 1 味切碎，置容器中，添加黄酒，文火煮成 150 毫升，去渣留液。

【功效】解毒利水。

【主治】疯狗咬伤，毒气中人。

【用法】口服。每日 3 次，每次 1/3 剂。

⑤ 荔枝草酒
来源：民间验方

【原料】荔枝草 45 克，黄酒 500 毫升。

【制作】前 1 味切碎，置容器中，添加黄酒，文火煎至 250 毫升，去渣留液。

【功效】凉血利水，解毒杀虫。

【主治】疯狗咬伤，蛇咬伤，破伤风。

【用法】口服。每日 3 次，每次 30～35 毫升。

二十、水火烫伤

水火烫伤指热力（火焰、蒸汽、液体、固体）、化学物质、放射性物质及电引起的损伤，多因热毒瘀阻所致，治以清热解毒化瘀为主，辨证给予养阴生津、回阳救逆、清营凉血、益气养血、健脾和胃等，常用大黄、黄柏、薄荷、冰片、制附子、白术等中药。

① 大黄槐角酒
来源：《中药制剂汇编》

【原料】大黄、槐角各等份，80% 乙醇适量。

【制作】前 2 味研末，置容器中，添加乙醇，密封浸泡 2 日，去渣留液。

【功效】收敛消炎，活血生肌。

【主治】烧伤。

【用法】外用。创面先以 0.01% 新洁尔灭液消毒，清除创面（如已涂油质物质，应先以汽油拭除），剪破水疱，排出渗液，浅Ⅰ度创面疱皮可不除，如深Ⅱ度或浅Ⅱ度疱皮已移动污染者，则应剪除疱皮，并拭创面，依具体情况选用下列方法。①暴露疗法：适合不易包扎部位（如面、颈、会阴等处）烧伤。用消毒棉球蘸本酒抹于（或将本酒以80%乙醇稀释后以喷雾器喷于）创面上。最初1~2日，每日3~4次；1~2日后，改每日1~2次。如有渗液，用干棉球拭干再抹（或喷）。不包扎。②半暴露疗法：适合深Ⅱ度或已感染的浅Ⅱ度烧伤。将单层纱布剪成与创面等大，蘸本酒，贴于创面，压迫半分钟。③包扎疗法：适合无暴露条件及门诊患者。

② 鸡蛋清外涂酒　　　　　　　　来源:《中国民间百病良方》

【原料】　鸡蛋清3个，白酒10毫升。

【制作】　前1味打碎，置容器中，添加白酒搅匀，入温水内炖至半熟，搅如糊状，候冷。

【功效】　消肿止痛。

【主治】　烧伤、烫伤轻症。

【用法】　外用。不拘时候，每次取本酒少许涂擦创面。

③ 复方五加皮酒　　　　　　　　来源:《中药制剂汇编》

【原料】　五加皮160克，紫草、薄荷脑各95克，冰片30克，80%乙醇8升。

【制作】　前2味粗碎，置容器中，添加乙醇，密封浸泡1~2日，去渣留液，入冰片、薄荷脑溶解。

【功效】　活血祛风。

【主治】　Ⅰ、Ⅱ度烫伤或烧伤。

【用法】　外用。每日4~5次，每次先清洁创面，再取本酒喷创面1~10余下。

【注意】　孕妇禁用。密封保存，以防有效成分挥发。

④ 复方芩茶酒　　　　　　　　来源:《百病中医熏洗熨擦疗法》

【原料】　儿茶、黄芩、黄柏各100克，冰片30~50克，80%乙醇1升。

【制作】　前3味研细，与冰片混匀，置容器中，添加白酒，每日振摇1~2次，密封浸泡3日，去渣留液。

【功效】　清热解毒，收敛止痛。

【主治】　烧伤。

【用法】　外用。先用0.1%新洁尔灭液清洗创面，去除水疱、污皮及污物，用生理盐水冲洗干净，再用消毒纱布拭干创面水分，创面外涂1%达克罗宁液（总量不超过1克）以减疼痛，2~3分钟后喷酒或涂擦本酒。早期，每隔2~4小时喷涂本酒3次，并用电吹风将创面吹干，促进药痂形成。成痂后，每日喷涂本酒1~2次。

【注意】　孕妇禁用。治疗期间每2~3小时翻身1次，以免创面长期受压。痂下有感染或积液者，需随时清创引流，反复涂药定痂。

❺ 烧伤酒

来源：《北京市中草药制剂选编》

【原料】 榆树皮粉 500 克，黄柏粉 200 克，80% 乙醇适量。

【制作】 前 2 味置容器中，添加乙醇搅拌，密封浸泡 2 日，去渣留液。药渣加乙醇，密封浸泡 1 日，去渣留液。合并 2 次滤液，加乙醇至 1 升。

【功效】 收敛，消炎，止痛。

【主治】 烧伤感染创面。

【用法】 外用。每日 2~3 次，创面用 1% 呋喃西林湿敷，待创面干凉后喷本酒。

❻ 烧伤酒方 1

来源：《北京市中草药制剂选编》

【原料】 酸枣树皮粗末 300 克，80% 乙醇适量。

【制作】 前 1 味置容器中，添加乙醇 1 升搅拌，密封浸泡 2 日，去渣留液。药渣加乙醇 500 毫升，密封浸泡 1 日，去渣留液。合并 2 次滤液，加乙醇至 1 升。

【功效】 收敛，消炎，止痛。

【主治】 烧烫伤。

【用法】 外用。每日 2~3 次，创面用 1% 呋喃西林湿敷，待创面干凉后喷本酒。

❼ 烧伤酒方 2

来源：《北京市中草药制剂选编》

【原料】 酸枣树粉 120 克，地榆粉、防风粉各 90 克，甘草粉 30 份，80% 乙醇适量。

【制作】 前 4 味混匀，高压灭菌，加乙醇。

【功效】 收敛，消炎，止痛。

【主治】 烧伤。

【用法】 外用。每日 2~3 次，创面用 1% 呋喃西林湿敷，待创面干凉后喷本酒。

❽ 莲榆酒

来源：《中药制剂汇编》

【原料】 穿心莲 40 克，榆树皮、地榆各 30 克，冰片少许，80% 乙醇适量。

【制作】 前 3 味晒干、研末，置容器中，添加乙醇，每日振摇 1~2 次，密封浸泡 7 日，去渣留液，入冰片溶解。

【功效】 消炎，收敛，止痛。

【主治】 烧烫伤。

【用法】 外用。每日 2~3 次，创面先以 1% 呋喃西林湿敷，待创面干凉后喷本酒。

【注意】 孕妇禁用。

二十一、毒蛇咬伤

毒蛇咬伤多因风火毒邪侵袭所致，常表现为局部红肿疼痛剧烈，治以疏风泻火解毒为主，辨证给予祛风、清热、解毒、活血、凉血、开窍、利尿、通便等，常用犀角、黄连、半边莲、虎杖、白花蛇舌草、大黄、万年青、入地金牛等中药。

第三章 治病药酒

273

① 九龙吐珠酒

来源：民间验方

【原料】 干九龙吐珠 120 克，白酒 800 毫升。

【制作】 前 1 味切碎，置容器中，添加白酒，每日振摇 1~2 次，密封浸泡 14 日，去渣留液。

【功效】 行气活血，解毒消肿。

【主治】 毒蛇虫兽咬伤。

【用法】 外用。不拘时候，每次用纱布浸本酒湿敷患处，干则换之，同时口服 15 毫升。

② 复方扁豆酒

来源：《全国中草药汇编》

【原料】 山扁豆、金牛草、瓜子金、无患子、乌桕根各 25 克，老君须 250 克，菊三七 9 克，甘草 15 克，白酒 1 升。

【制作】 前 8 味粗碎，置容器中，添加白酒，每日振摇 1~2 次，密封浸泡 7 日，去渣留液。

【功效】 清热解毒，消肿止痛。

【主治】 毒蛇咬伤。

【用法】 口服。每日 4 次，每次 10~15 毫升。

【注意】 孕妇及体虚者忌服。

③ 热酒

来源：民间验方

【原料】 白酒 50 毫升。

【制作】 隔水加热。

【功效】 解毒攻邪。

【主治】 蜂蜇伤，局部肿痛发痒。

【用法】 外用。不拘时候，每次用消毒棉球蘸本酒涂擦患处。

④ 救必应酒

来源：《新中医》

【原料】 救必应、木防己、青蒿、入地金牛、半边莲、七星剑草各 60 克，大黄、制草乌、制雄黄、重楼各 30 克，制半夏、制天南星、制川乌、麻黄、山慈菇各 15 克，细辛 7.5 克，五灵脂 22.5 克，白酒 2.5 升。

【制作】 前 17 味粗碎，置容器中，添加白酒，每日振摇 1~2 次，密封浸泡 7 日，去渣留液。

【功效】 解毒行滞破瘀。

【主治】 毒蛇虫咬伤。

【用法】 口服。每日 3 次，每次 20~30 毫升。

【注意】 乌头大毒，半夏、天南星、雄黄有毒，均须炮制。入地金牛、重楼、山慈菇、细辛小毒。本酒不宜多服、久服，孕妇忌服。木防己不宜用广防己代替，因为后

中华药酒配方大全

者可损害肾脏功能。

⑤ 蛇伤酒

来源：《新医药快讯》

【原料】 入地金牛、三叉苦、鸡骨香各 75 克，田基黄、半边旗、半边莲各 40 克，米酒 1 升。

【制作】 前 6 味粗碎，置容器中，添加米酒，每日振摇 1～2 次，密封浸泡 30 日，去渣留液。

【功效】 清热解毒。

【主治】 毒蛇咬伤。

【用法】 口服。每日 2～4 次，每次 10～20 毫升。

【注意】 入地金牛小毒。本酒不宜多服、久服，孕妇忌服。

第十四节 皮肤科

一、稻田性皮炎

稻田性皮炎指在稻田中劳作后，与水接触部位出现红斑、丘疹、剧烈痒痛，甚至指（趾）缝外皮肤发白、起皱、糜烂、流黄水，多因湿热蕴结所致，治以清热利湿止痒为主，常用九里香、五倍子、白矾、黄芩、麝香、冰片、了哥王、入地金牛等中药。

① 九里香酒

来源：《新医药通讯》

【原料】 九里香、一枝黄花、羊蹄草、半边莲、毛麝香、漆大姑、了哥王、三叉苦、入地金牛、蛇总管各 25 克，60 度白酒 1 升。

【制作】 前 10 味研末，置容器中，添加白酒，每日振摇 1～2 次，密封浸泡 7 日，去渣留液。

【功效】 消炎止痒。

【主治】 稻田性皮炎。

【用法】 外用。以瘙痒、糜烂和渗液为主者，每日 3～4 次，每次用酒外擦患处；以肿痛为主者，每日 1 次，每次用药渣外敷患处。

【注意】 了哥王有毒，九里香、入地金牛小毒。本酒不宜内服，孕妇慎用。

② 五倍白矾酒

来源：《中药制剂汇编》

【原料】 五倍子 250 克，白矾 100～200 克，白酒 1 升。

【制作】 前 2 味粗碎，置容器中，添加白酒，每日振摇 1～2 次，密封浸泡 7 日，去渣留液。

【功效】 收敛止痒。

【主治】 稻田性皮炎。

【用法】 外用。下水田劳动前，取此酒涂擦手足及小腿部皮肤。

③ 樟脑冰片酊
来源:《河北中医》

【原料】 樟脑 3 克，冰片 10 克，95% 乙醇 100 毫升。

【制作】 前 2 味粗碎，置容器中，添加乙醇，密封浸泡 2 日，去渣留液。

【功效】 消炎止痛，止痒。

【主治】 稻田性皮炎。

【用法】 外用。每日 2～3 次，每次用纱布蘸本酒涂擦患部 10～20 分钟。

【注意】 樟脑有毒。本酒不宜内服、多用、久用，孕妇禁用。密封避光保存。

　　二、神经性皮炎

　　神经性皮炎以皮肤间歇性剧烈瘙痒、干燥、肥厚、苔藓样变为主要特征，多因营卫不和、经脉失疏所致，治以调和营卫、疏经通络为主，辨证给予活血化瘀、疏肝理气、清热解毒、祛风止痒、益气活血等，常用生地黄、土槿皮、斑蝥、冰片、桂枝、苦参、细辛等中药。

① 土苯酚
来源:《中药制剂汇编》

【原料】 土槿皮 200 克，升汞 2 克，苯甲酸 120 克，甘油 200 克，水杨酸 60 克，95% 乙醇适量。

【制作】 土槿皮碎粉，置容器中，添加乙醇 80 毫升，每日振摇 1～2 次，密封浸泡 3 日，去渣留液，再入苯甲酸、水杨酸、升汞、甘油溶解，添加乙醇至 1 升。

【功效】 抑菌消炎，解毒利湿。

【主治】 神经性皮炎。

【用法】 外用。每日 1～2 次，每次用消毒棉球蘸本酒涂抹患处。

【注意】 本酒含大毒中药，禁止内服，孕妇禁用。

② 外擦酒
来源:《王渭川临床经验选》

【原料】 斑蝥 10 个，雄黄、硫黄、白及各 15 克，轻粉 6 克，75% 乙醇 200 毫升。

【制作】 前 5 味研末，置容器中，添加乙醇，每日振摇 1～2 次，密封浸泡 7 日，去渣留液。

【功效】 解毒祛风，杀虫止痒。

【主治】 神经性皮炎。

【用法】 外用。每日 2～3 次，每次用消毒棉球蘸本酒涂擦患处。

【注意】 轻粉大毒；雄黄有毒，须炮制；斑蝥有毒。本酒禁止内服、多用、久用，孕妇禁用。普通的天然硫黄含有杂质，有毒性，不宜用来浸酒，宜选经过加工的纯净硫黄或精制硫黄。

③ 红花冰片酒
来源：《浙江中医杂志》

【原料】 红花、冰片、樟脑各 10 克，白酒 500 毫升。

【制作】 前 3 味粗碎，置容器中，添加白酒，每日振摇 1~2 次，密封浸泡 7 日，去渣留液。

【功效】 活血，除湿，止痒。

【主治】 神经性皮炎，皮肤瘙痒症，慢性皮炎，湿疹，结节性痒疹，酒渣鼻。

【用法】 外用。每日 3~4 次，每次用消毒棉球蘸本酒涂擦患处。

【注意】 樟脑有毒。本酒不宜内服、多用、久用，孕妇及皮损流水者禁用。禁饮酒吸烟。生活需规律。

④ 细辛姜桂酒
来源：《疾病验方选编》

【原料】 细辛、高良姜、桂枝各 1.5 克，95% 乙醇 100 毫升，甘油适量。

【制作】 前 3 味研末，置容器中，添加乙醇，每日振摇 1~2 次，密封浸泡 7 日，去渣留液，入甘油拌匀。

【功效】 温经通络，活血止痒。

【主治】 神经性皮炎。

【用法】 外用。每日 2 次，每次用消毒棉球蘸本酒涂搽患处。

【注意】 细辛小毒。本酒不宜内服、多用、久用，孕妇忌用。

⑤ 苦参长卿酒
来源：《河南中医》

【原料】 苦参、徐长卿各 30 克，白降丹 0.5 克，麝香 0.2 克，95% 乙醇 130 毫升。

【制作】 前 2 味粗碎，置容器中，添加清水，文火煎煮 2 次，取汁混合浓缩至 20~25 毫升，候冷，再添加乙醇，静置 2 日，去渣留液，入白降丹、麝香溶解。

【功效】 祛风清热，解毒止痒，活血化瘀，抗菌消炎。

【主治】 神经性皮炎。

【用法】 外用。每日 2~3 次，每次用消毒棉球蘸本酒涂抹患处。

【注意】 孕妇禁用，禁内服。

⑥ 复方斑蝥酒
来源：《河南中医》

【原料】 斑蝥 4 克，制雄黄、铜绿、冰片各 6 克，苦参 30 克，75% 乙醇 500 毫升。

【制作】 前 5 味研末，置容器中，添加乙醇，每日振摇 1~2 次，密封浸泡 7 日，去渣留液。

【功效】 攻毒破积，杀虫止痒。

【主治】 神经性皮炎。

【用法】 外用。每日 2~3 次，用消毒棉球蘸本酒外搽患处。

第三章 治病药酒

【注意】 雄黄有毒，须炮制；斑蝥有毒。本酒不宜内服、多用、久用，孕妇禁用。此酒药性峻烈，涂擦时不要伤及正常皮肤，更不能入口、眼，应妥善保管，以防误服，酿成不幸后果。

❼ 神经性皮炎酒　　　　　　　来源:《中药制剂汇编》

【原料】 羊蹄草、生草乌、生天南星、生半夏、生川乌各100克，蟾酥、闹羊花、荜茇各80克，细辛50克，土槿皮酒320毫升，50%乙醇适量。

【制作】 前9味研末，置容器中，添加50%的土槿皮酒搅匀，再添加50%的乙醇，密封浸泡2日，按渗漉法，以每分钟3毫升的速度进行渗漉，收集渗漉液3.2升，去渣留液。

【功效】 祛风，止痒，杀菌。

【主治】 神经性皮炎，顽癣，厚皮癣，牛皮癣及各种癣疮。

【用法】 外用。每日2~3次，每次用消毒棉球蘸本酒涂擦患处。

【注意】 乌头大毒，天南星、半夏、闹羊花有毒，均须炮制。细辛小毒。本酒禁止内服、多用、久用，孕妇及体虚者禁用，尽量避免涂在皮肤不好和抓破之处。土槿皮酒制作：土槿皮研细粉，用85%乙醇进行渗滤（每分钟3毫升），每100克土槿皮制成320毫升。

　　三、脂溢性皮炎

　　脂溢性皮炎以片状灰白色糠秕状鳞屑、基底稍红、轻度瘙痒等为主要特征，多因风热血燥、胃经湿热所致，治以祛风润燥为主，辨证给予凉血疏风、化湿通腑、滋阴润燥等，常用当归、侧柏叶、生地黄、硫黄、苦参、百部等中药。

❶ 白鲜生地酒　　　　　　　来源：民间验方

【原料】 白鲜皮15克，生地黄30克，白酒120毫升。

【制作】 前2味切碎，置容器中，添加白酒，每日振摇1~2次，密封浸泡7日，去渣留液。

【功效】 祛风清热，滋阴润燥。

【主治】 风热血燥，脂溢性皮炎。

【用法】 外用。每日2~3次，每次用消毒棉球蘸本酒涂擦患处。

❷ 皮炎液　　　　　　　来源：陈鸿宾验方

【原料】 硫黄1.5克，轻粉、白矾各0.5克，冰片0.125克，75%乙醇100毫升。

【制作】 前4味研末，置容器中，添加乙醇，密封浸泡1日，去渣留液。

【功效】 解毒杀虫，除湿止痒。

【主治】 脂溢性皮炎，股癣，夏季皮炎。

【用法】 外用。每日2~3次，每次用毛笔蘸液涂擦患处。

【注意】 轻粉大毒。本酒不宜内服、多用、久用，孕妇禁用。普通的天然硫黄含有杂质，有毒性，不宜用来浸酒，宜选经过加工的纯净硫黄或精制硫黄。治疗股癣，硫黄、轻粉倍量，阴囊部不宜用。头部脂溢性皮炎继发感染者，可再入制雄黄 1.5 克同浸，外涂。

③ 苦参凤眼酒　　　　　　来源:《朱仁康临床经验集》

【原料】 苦参 310 克，百部、野菊花、凤眼草各 90 克，樟脑 125 克，75% 乙醇5 升。

【制作】 前 4 味切碎，置容器中，添加乙醇，每日振摇 1~2 次，密封浸泡 10 日，去渣留液，入樟脑溶解。

【功效】 清热解毒，杀虫止痒。

【主治】 脂溢性皮炎，玫瑰糠疹，皮肤红斑、丘疹、瘙痒、抓痕、血痂、脱屑。

【用法】 外用。每日 2~3 次，每次用消毒棉球蘸本酒涂患处。

【注意】 樟脑有毒。本酒不宜内服、多用、久用，孕妇忌用。百部过量使用，偶见胸部灼热感，口、鼻、咽喉发干，甚至头晕、胸闷、气急，应立即停药。

四、虫咬皮炎

虫咬皮炎指虫类叮咬引起的皮炎，主要表现为皮肤呈丘疹样风团，上有针头大的瘀点、丘疹或水疱，呈散在性分布，多因邪毒气血搏结所致，治以清热解毒为主，常用黄连、薄荷、重楼、青黛、马齿苋等中药。

① 丁香薄荷酊　　　　　来源:《百病中医熏洗熨擦疗法》

【原料】 丁香 30 克，薄荷脑 5 克，75% 乙醇 500 毫升。

【制作】 丁香粗碎，置容器中，添加乙醇，每日振摇 1~2 次，密封浸泡 3 日，去渣留液，入薄荷脑溶解。

【功效】 清热解毒，消炎止痛。

【主治】 毛虫皮炎，局部皮肤红肿，边界清楚，灼热刺痛；灰指甲，皮肤真菌感染。

【用法】 外用。每日 1~2 次，每次用胶布粘去患处刺入皮肤的毒毛，再涂搽药液。

【注意】 个别人用后可能出现过敏、皮肤红肿等，应及时停用。低温储藏，防止有效成分的挥发。

② 重楼酒　　　　　来源:《中医秘单偏验方妙用大典》

【原料】 重楼 200 克，50% 乙醇 250 毫升。

【制作】 重楼研粉，置容器中，添加乙醇，每日振摇 1~2 次，密封浸泡 3 日，去渣留液。

【功效】 清热解毒，消炎止痛。

【主治】 毛虫皮炎，蜂蜇，以及热疖疮痈、无名肿痛、皮肤感染等有红、肿、热、痛诸表现者。

【用法】外用。不拘时候，每次用消毒棉球蘸本酒涂搽患处。

【注意】重楼小毒。本酒不宜内服、多用、久用，孕妇忌用。遇毛虫皮炎或蜂蜇，用本酒前以胶布或膏药反复贴揭患处，拔去毒毛，则效果更佳。

五、毛囊炎

毛囊炎是毛囊口的化脓性皮肤病，主要表现为皮疹散在分布、数目多少不等、顶部形成脓点、中央见毛发穿过、周围绕以红晕、脓头干涸成痂、痂皮脱落后不留瘢痕，多因风湿热郁阻肌肤毛窍所致，治宜清热解毒、活血化瘀、益气养血等，常用金银花、连翘、藤黄、皂角刺、赤芍等中药。

● 藤黄苦参酒
来源：《广西中医药》

【原料】藤黄15克，苦参10克，75%乙醇200毫升。

【制作】前2味切碎，置容器中，添加乙醇，每日振摇1～2次，密封浸泡5～7日，去渣留液。

【功效】解毒消肿，杀虫止痒。

【主治】慢性毛囊炎。

【用法】外用。每日2～3次，每次用消毒棉球蘸本酒涂患处。

【注意】脓栓已成未脱者，需逐个挑破，轻轻挤出再擦药酒。藤黄有毒，多用易致头昏、呕吐、腹痛、泄泻，甚至死亡，体虚者及孕妇忌用。

六、湿疹

湿疹以多形性皮损对称分布、易渗出、自觉瘙痒、反复发作为特征，多因风湿热浸淫肌肤所致，治宜清热、健脾、养血、祛风、润燥等，常用蒲公英、黄柏、龙胆草、土槿皮、青黛、硫黄、苦参、蛇床子等中药。

① 土槿皮酒
来源：民间验方

【原料】土槿皮30克，白酒150毫升。

【制作】前1味切碎，置容器中，添加白酒，每日振摇1～2次，密封浸泡3日，去渣留液。

【功效】止痒杀虫。

【主治】阴囊湿疹，体癣，手足癣，头癣。

【用法】外用。每日2～3次，每次用消毒棉球蘸本酒涂擦患处。

② 止痒酒Ⅰ
来源：《药酒验方》

【原料】苦参、威灵仙各10克，蛇床子30克，冰片0.3克，95%乙醇200毫升。

【制作】前3味粗碎，置容器中，添加乙醇，每日振摇1～2次，密封浸泡10日，去渣留液，入冰片溶解。

【功效】祛风活血,润肤止痒。

【主治】慢性湿疹,脂溢性皮炎,神经性皮炎,皮肤瘙痒症;牛皮癣;银屑病,足癣并发感染,疥疮结节。

【用法】外用。每日1~2次,每次用消毒棉球蘸本酒外搽患处。

【注意】孕妇禁用。个别人对此过敏,出现皮肤灼热或疼痛,应停药,并用清水清洗患处。

③ 蛇床苦参酒
来源:《中药制剂汇编》

【原料】蛇床子、苦参各62克,白矾、防风、白鲜皮各31克,白酒1升。

【制作】前5味研粉,置容器中,添加白酒,每日搅拌1~2次,密封浸泡7日,改每周搅拌1~2次,再密封浸泡30日,去渣留液。

【功效】祛湿止痒。

【主治】慢性湿疹,神经性皮炎,皮肤瘙痒,扁平疣,汗湿疹。

【用法】外用。每日2~3次,每次用消毒棉球蘸本酒涂抹患处5~10分钟。

④ 黄柏地肤酒
来源:民间验方

【原料】黄柏30克,地肤子50克,蛇床子20克,白酒500毫升。

【制作】前3味研末,置容器中,添加白酒,每日振摇1~2次,密封浸泡7~10日,去渣留液。

【功效】清热燥湿,祛风止痒。

【主治】湿疹,阴囊湿疹。

【用法】外用。每日3次,每次用消毒棉球蘸本酒涂患处。

七、荨麻疹

荨麻疹的主要表现为皮肤上出现瘙痒性风团,发无定处,骤起骤退,消退后不留任何痕迹,多因风邪搏结肌肤所致,治以疏风止痒为主,辨证给予祛风、清热、散寒、养血、润燥等,常用秦艽、松叶、石南叶、白茄根、浮萍、苦参、蝉蜕、红花等中药。

① 白茄根酒
来源:《中国民间百病良方》

【原料】白茄根50克(鲜品100克),60度白酒30毫升。

【制作】前1味切碎,置容器中,添加白酒,每日振摇1~2次,密封浸泡7日,去渣留液。

【功效】抗过敏。

【主治】过敏性荨麻疹。

【用法】口服。每日2次,每次10~15毫升。

② 石南肤子酒
来源:《百病中医药酒疗法》

【原料】石南叶、地肤子、当归、独活各50克,白酒500毫升。

【制作】前4味研末，置容器中，添加白酒，文火煎煮数十沸，候冷，去渣留液。

【功效】解毒透疹。

【主治】荨麻疹，过敏性皮疹。

【用法】空腹温饮。每日3次，每次10~15毫升。

【注意】石南叶有小毒。本酒不宜多服、久服，孕妇及阴虚火旺者忌服。

③ 红花乌梅酒　　　　　　　　　来源：《中国名医名方》

【原料】红花、乌梅、山楂各50克，红砂糖20克，白酒1升。

【制作】前3味研末，置容器中，添加白酒，每日振摇1~2次，密封浸泡7~10日，去渣留液，入红砂糖溶解。

【功效】活血通经，生肌安蛔，消积化滞。

【主治】荨麻疹。

【用法】口服。每日2次，每次10~20毫升。

④ 松叶酒　　　　　　　　　来源：《普济方》

【原料】松叶500克，白酒1升。

【制作】松叶切碎，置容器中，添加白酒，文火煮取300毫升，去渣留液，候温。

【功效】祛风，止痒，解毒。

【主治】风湿痹阻，荨麻疹，浮肿失眠，湿疮疥癣。

【用法】温饮。不拘时候，初服20毫升，渐加至30毫升，处温室至头面出汗为度。

⑤ 枳壳秦艽酒　　　　　　　　　来源：《普济方》

【原料】枳壳90克，秦艽、独活、肉苁蓉各120克，丹参、葫藘各150克，松叶250克，白酒2升。

【制作】前7味捣碎，置容器中，添加白酒，每日振摇1~2次，密封浸泡7日，去渣留液。

【功效】活血，祛风，止痒。

【主治】荨麻疹，皮痒如虫行。

【用法】口服。每日3次，每次10~15毫升。

【注意】孕妇禁服。

⑥ 浮萍酒　　　　　　　　　来源：《中国民间百病良方》

【原料】鲜浮萍60克，白酒500毫升。

【制作】前1味捣碎，置容器中，添加白酒，每日振摇1~2次，密封浸泡5日，去渣留液。

【功效】解毒透疹，止痒。

【主治】风热型荨麻疹，皮肤起风团，色红而痒，时起时消；过敏性皮疹。

【用法】外用。不拘时候，每次用消毒棉球蘸本酒涂擦患处。

❼ 蜂房苦参酒
来源:《太平圣惠方》

【原料】 苦参80克，露蜂房15克，酒曲100克，糯米1200克。

【制作】 前2味研末，置容器中，添加清水2升，文火煎至400毫升，去渣留液，入糯米蒸饭，待温，加酒曲末拌匀，密封，置阴凉干燥处，常规酿酒，酒熟后去糟留液。

【功效】 清热解毒，凉血消肿。

【主治】 风痹，瘾疹瘙痒，疔毒，蜂叮肿痛。

【用法】 空腹温饮。每日3次，每次10～20毫升。

【注意】 露蜂房有毒。本酒不宜多服、久服，孕妇忌服。酒后避风。

❽ 蝉蜕糯米甜酒
来源:《中国民间百病良方》

【原料】 蝉蜕30克，糯米甜酒500毫升。

【制作】 糯米甜酒置容器中，添加清水250毫升，文火煮沸，入蝉蜕粉搅匀。

【功效】 疏风散热，透疹解痉。

【主治】 荨麻疹。

【用法】 温饮。每日3次，每次10～15毫升。

八、白癜风

白癜风以皮损局部浅色斑块、边界清楚、表面无鳞屑或其他皮疹为特征，多因肝肾血虚风燥所致，宜辨证给予温肾健脾、清热凉血、疏肝解郁、行气活血、祛风除湿、补益肝肾、益气养血等，常用女贞子、红花、鸡血藤、白芷、补骨脂、乌梅、蛇床子、无花果等中药。

❶ 乌蛇酒
来源:《奇效良方》

【原料】 乌梢蛇180克，防风、白蒺藜、肉桂、五加皮各60克，天麻、羌活、牛膝、枳壳各90克，熟地黄120克，白酒2升，黄酒适量。

【制作】 乌梢蛇用酒浸去头、皮、鳞片，黄酒闷透，趁热去骨刺，切段，文火炒至微黄，与其余9味中药捣为粗末，置容器中，添加白酒，每日振摇1～2次，密封浸泡7～14日，去渣留液。

【功效】 滋阴，祛风，止痒。

【主治】 白癜风。

【用法】 口服。每日3次，每次10～15毫升。

【注意】 忌食毒性、黏滑食物及猪肉、鸡肉。

【来源】 《奇效良方》。又，《太平圣惠方》五加皮用30克，牛膝用60克。余同上。

❷ 无花果酒
来源: 民间验方

【原料】 无花果叶6片，白酒150毫升。

【制作】 前 1 味切碎，置容器中，添加白酒，每日振摇 1 ~ 2 次，密封浸泡 7 日，去渣留液。

【功效】 祛风止痒。

【主治】 白癜风。

【用法】 外用。不拘时候，每次取本酒涂擦患处。

③ 白癜风酒 来源：《中医外科临床手册》

【原料】 蛇床子、苦参各 40 克，土槿皮 20 克，薄荷脑 10 克，75% 乙醇 1 升。

【制作】 前 4 味研末，置容器中，添加乙醇 80 毫升，放置 6 小时，再加乙醇 920 毫升，每日振摇 1 ~ 2 次，密封浸泡 7 日，去渣留液。

【功效】 清热燥湿，祛风止痒。

【主治】 湿热蕴结型白癜风，头面弥漫性红斑，间有小丘疹、小片糜烂渗出、瘙痒，或兼稀疏脱发。

【用法】 外用。每日 2 ~ 5 次，每次用消毒棉球蘸本酒涂擦患处。

④ 补骨前胡酊 来源：民间验方

【原料】 补骨脂 30 克，前胡 20 克，防风 10 克，75% 乙醇 200 毫升，氯仿 50 毫升。

【制作】 前 2 味粗碎，置容器中，添加乙醇；防风粗碎，置容器中，添加氯仿，均每日振摇 1 ~ 2 次，密封浸泡 10 日，去渣留液，混合药液。

【功效】 活血祛风，增色消斑。

【主治】 白癜风。

【用法】 外用。每日 2 ~ 3 次，每次用消毒棉球蘸本酒涂擦患处至该处皮肤发红。

⑤ 补骨密陀酊 来源：民间验方

【原料】 补骨脂、密陀僧各 30 克，前胡 20 克，防风 10 克，制白附子 15 克，制雄黄 6 克，75% 乙醇 200 毫升。

【制作】 前 6 味研末，置容器中，添加乙醇，每日振摇 1 ~ 2 次，密封浸泡 7 日，去渣留液。

【功效】 活血祛风，解毒消斑。

【主治】 白癜风。

【用法】 外用。每日 2 ~ 3 次，每次用消毒棉球蘸本酒涂擦患处至该处皮肤发红。

【注意】 白附子、雄黄有毒，均须炮制。本酊不宜内服、多用、久用。孕妇及体虚者忌用。

⑥ 菟丝子酊 来源：《中药制剂汇编》

【原料】 菟丝子全草（新鲜）180 克，75% 乙醇 360 毫升。

【制作】 前 1 味切碎，置容器中，添加乙醇，每日振摇 1 ~ 2 次，密封浸泡 5 ~ 7 日，去渣留液。

【功效】祛风止痒。

【主治】白癜风。

【用法】外用。不拘时候，每次取本酒涂擦患处。

九、牛皮癣

　　牛皮癣主要表现为患部皮肤状如牛项之皮，厚且坚，剧烈瘙痒，多因营血失和、经脉失疏、气血凝滞所致，宜辨证给予清肝泻火、疏风除湿、养血润燥等，常用龙胆草、斑蝥、百部、制马钱子、土槿皮、雄黄等中药。

① 马钱二黄酒
来源：《龚志贤临床经验集》

【原料】细辛、制马钱子（不去毛）、制草乌、硫黄、冰片各3克，制雄黄、白矾各6克，75%乙醇100毫升。

【制作】前7味研末，置容器中，添加乙醇，每日振摇1~2次，密封浸泡7日，去渣留液。

【功效】除癣杀虫，祛毒止痒。

【主治】各种牛皮癣、顽癣。

【用法】外用。每日1~2次，每次用消毒棉球蘸药汁外涂患处。

【注意】马钱子、草乌大毒，雄黄有毒，均须炮制。细辛小毒。本酒不宜内服、多用、久用，孕妇禁用。普通的天然硫黄含有杂质，有毒性，不宜用来浸酒，宜选经过加工的纯净硫黄或精制硫黄。

② 五蛇酒
来源：《中药制剂汇编》

【原料】蕲蛇、金环蛇、银环蛇各25克，乌梢蛇100克，眼镜蛇、木防己、七叶莲、鸡血藤、豨莶草、钻肾风各50克，闹羊花125克，石南藤25克，白酒2.5升。

【制作】前12味切碎，置容器中，添加白酒，每日振摇1~2次，密封浸泡1年，去渣留液。

【功效】祛风止痒，通络。

【主治】牛皮癣。

【用法】口服，每日2~3次，每次15毫升。或外用，每日2~3次，每次用消毒棉球蘸少量酒敷于最严重处。

【注意】蕲蛇有毒。本酒不宜多用、久用，孕妇、体虚及阴虚火旺者慎用。木防己不宜用广防己代替，因为后者可损害肾脏功能。

③ 牛皮癣酒
来源：《朱仁康临床经验集》

【原料】土槿皮620克，紫荆皮、苦参各310克，大风子、苦楝皮、生地榆各150克，千金子150粒，斑蝥100只，蜈蚣3条，樟脑310克，75%乙醇750毫升。

【制作】前5味粗碎，置容器中，添加乙醇，入其余药物（樟脑除外），每日振摇

1~2次，密封浸泡7~14日，去渣留液，入樟脑溶解。

【功效】 凉血祛风，杀虫止痒。

【主治】 牛皮癣，体癣，神经性皮炎，股癣。

【用法】 外用。每日2次，每次用消毒棉球蘸本酒涂擦患处。

【注意】 大风子、苦楝皮、千金子、斑蝥、蜈蚣、樟脑有毒。本酒不宜内服、多用、久用，孕妇及阴虚血热者慎用。

④ 四虎二黄酒　来源：《辽宁中医杂志》

【原料】 丁香、花椒、生半夏、生南星、生马钱子、生白附子各3克，黄连、雄黄各2克，五倍子、斑蝥各5克，白酒250毫升。

【制作】 前10味研末，置容器中，添加白酒，每日振摇1~2次，密封浸泡7日，去渣留液。

【功效】 解毒杀虫，祛风止痒。

【主治】 牛皮癣，神经性皮炎。

【用法】 外用。每日1次，每次用消毒棉球蘸本酒涂擦患处至皮肤发热、痛痒。

【注意】 马钱子大毒，半夏、天南星、白附子、雄黄有毒，均须炮制。本酒禁止内服、多用、久用，孕妇禁用。

⑤ 复方洋金酒　来源：《中国当代中医名人志》

【原料】 洋金花、紫草、石膏、土槿皮、苦参、黄芩、木槿皮、木防己、白鲜皮、丹参、青黛、半枝莲各2500克，制狼毒、黄连各1500克，僵蚕、天麻、野菊花各1000克，蜈蚣100条，全蝎500克，蟾酥100克，冰片500克，60%~75%乙醇适量。

【制作】 前20味研末，置容器中，添加乙醇（高出药面2~3cm），每日振摇1~2次，密封浸泡3~7日，去渣留液，入蒸馏水调乙醇浓度为20%，入冰片溶解，再次去渣留液。

【功效】 杀虫止痒，凉风疏风，通经活络。

【主治】 牛皮癣，神经性皮炎，湿疹，瘙痒症，外阴白斑，手足癣，疥疮。

【用法】 外用。每日2~3次，每次用消毒棉球蘸本酒涂擦患处。

【注意】 洋金花、狼毒、蜈蚣、全蝎有毒。本酒内服、多用、久用宜慎，孕妇及体虚者禁用。外用不能全身涂抹，以免过量引起兴奋。小儿皮肤细嫩，乙醇浓度调为10%。木防己不宜用广防己代替，因为后者可损害肾脏功能。

⑥ 喜树酚　来源：《中药制剂汇编》

【原料】 喜树根皮100克，二甲基亚砜200克，95%乙醇800毫升。

【制作】 前2味粗碎，置容器中，添加乙醇，每日振摇1~2次，密封浸泡3日，去渣留液。

【功效】 清热杀虫。

【主治】 牛皮癣。

中华药酒配方大全

【用法】 外用。每日2~3次，每次用消毒棉球蘸本酚涂擦患处。
【注意】 本方含有毒中药，不宜内服，孕妇忌用。

❼ 斑蝥青皮酒 来源:《四川中医》

【原料】 斑蝥120只，青皮24克，白酒1升。
【制作】 前2味研粉，置容器中，添加白酒，每日振摇1~2次，密封浸泡5~7日，去渣留液。
【功效】 逐瘀散结。
【主治】 牛皮癣。
【用法】 外用。每日2~3次，每次用消毒棉球蘸本酒涂擦患处。
【注意】 斑蝥有毒。本酒不宜内服、多用、久用，孕妇忌用。

❽ 蜈蚣蛤蟆酒 来源：民间验方

【原料】 何首乌60克，当归50克，穿山甲40克，生地黄30克，蛤蟆25克，侧柏叶15克，大蜈蚣2条，黄酒2升。
【制作】 前7味切碎，置容器中，添加黄酒，每日振摇1~2次，密封浸泡10日，去渣留液。
【功效】 祛风通络，养血止血。
【主治】 牛皮癣。
【用法】 空腹口服。每日3次，每次20~30毫升。
【注意】 蜈蚣有毒。本酒不宜多服、久服，孕妇及体虚者忌服。忌用铁器浸酒。少数人服用何首乌可出现肝损害、皮肤过敏、眼部色素沉着、腹痛、泄泻等症状，应立即停用。

❾ 蝮蛇人参酒 来源:《中医临证备要》

【原料】 蝮蛇25克，人参15克，白酒1升。
【制作】 前2味粗碎，置容器中，添加白酒，文火煮沸，每日振摇1~2次，密封浸泡7日，去渣留液。
【功效】 祛风解毒。
【主治】 牛皮癣。
【用法】 口服。不拘时候，随量饮用。
【注意】 忌食萝卜、莱菔子、生葱、大蒜、藜芦等。

❿ 癣药酒 来源:《张赞臣临床经验选编》

【原料】 百部、槟榔、木鳖子、土槿皮、白芷各9克，斑蝥（去头、足后与糯米同炒）、樟脑各4.5克，羊蹄草15克，白酒2.5升。
【制作】 前8味粗碎，置容器中，添加白酒，每日振摇1~2次，密封浸泡7日，去渣留液。

287

第三章 治病药酒

【功效】 除癣止痒。

【主治】 头癣，牛皮癣。

【用法】 外用。每日 1~2 次，每次取药酒少许搽患处。

【注意】 斑蝥、樟脑有毒，木鳖子小毒。本酒不宜内服、多用、久用，孕妇慎用。皮肤破损者忌服，否则可引起疼痛。本品有刺激性，不能侵及正常皮肤，以免引起红肿。百部过量使用，偶见胸部灼热感，口、鼻、咽喉发干，甚至头晕、胸闷、气急，应立即停药。

十、痱子

痱子是一种夏季多发的急性皮炎，主要表现为皮肤出现密集的红色小粟疹，很快变为小水（脓）疱，周围有红晕，自觉瘙痒刺痛，多因暑湿蕴结肌肤所致，治以利湿解暑为主，辨证给予疏风、清热、凉血、宣肺、通络等，常用苦参、苦瓜、冰片、雄黄、地龙等中药。

① 三黄参冰酊

来源:《四川中医》

【原料】 苦参 20 克，冰片、制雄黄、黄连各 10 克，生大黄 20 克，75% 乙醇 300 毫升。

【制作】 前 5 味（冰片后入）捣碎，置容器中，添加乙醇，每日振摇 1~2 次，密封浸泡 2~3 日，去渣留液，入冰片溶解。

【功效】 消炎，止痒。

【主治】 痱子，暑疖。

【用法】 外用。每日 3~4 次，每次用消毒棉球蘸本酒涂擦患处 2~3 分钟。

【注意】 雄黄有毒，须炮制。本酒不宜内服、多用、久用，孕妇禁用，防止入眼。

② 地龙茶叶酊

来源:《辽宁中医杂志》

【原料】 鲜地龙 30 克，生茶叶 10 克，75% 乙醇 200 毫升。

【制作】 前 2 味粗碎，置容器中，添加乙醇，密封浸泡 3~5 日，去渣留液。

【功效】 消炎解毒，祛风通络。

【主治】 痱子。

【用法】 外用。每日 3~4 次，每次取此酒少许倒入手心，揉擦患处。

十一、疥疮

疥疮主要表现为皮肤皱褶处出现隧道、红色丘疹、水疱、结节，并可看到条状黑线，夜间剧痒，多因湿热内蕴、虫毒侵袭、郁于皮肤所致，治宜祛风利湿、杀虫止痒为主，常用川椒、白鲜皮、地肤子、百部、雄黄等中药。

① 水菖蒲酒

来源: 民间验方

【原料】 水菖蒲 1500 克，米、曲适量。

【制作】 前 1 味粗碎，置容器中，添加清水 3.5 升，文火煮取 500 毫升，去渣留液，入米、曲，密封，置阴凉干燥处，常规酿酒，酒熟后去糟留液。

【功效】 利湿，解毒。

【主治】 恶疮疥癣，痈疽肿毒，风寒湿痹。

【用法】 口服。不拘时候，随量饮用。

【注意】 阴虚阳亢、滑精及多汗者慎用。用药期间，应勤换勤洗，勤晒衣被，忌用碱性药物，忌食辛辣食物和鱼虾等刺激性食物。

② 灭疥灵　　　　　　　　　　　　来源：程功文经验方

【原料】 硫黄、制雄黄各 50 克，百部 100 克，苦参、花椒、樟脑各 30 克，密陀僧 36 克，蛇床子 60 克，冰片 5 克，95% 乙醇 800 毫升。

【制作】 诸药粗碎，置容器中，添加乙醇，每日振摇 1~2 次，密封浸泡 3~7 日，去渣留液。

【功效】 解毒杀虫，祛风止痒。

【主治】 疥疮。

【用法】 外用。每日 2 次，每次先用热水洗净患处，除去痂皮，拭干，再取药液加温后涂擦患处。

【注意】 雄黄有毒，须炮制；樟脑、密陀僧有毒。本酒不宜内服、多用、久用，孕妇禁用。用药期间，应勤换勤洗，勤晒衣被，忌用碱性药物。普通的天然硫黄含有杂质，有毒性，不宜用来浸酒，宜选经过加工的纯净硫黄或精制硫黄。百部过量使用，偶见胸部灼热感、口、鼻、咽喉发干，甚至头晕、胸闷、气急，应立即停药。

③ 白鲜百部酒　　　　　　　　来源：《百病中医熏洗熨擦疗法》

【原料】 白鲜皮 19 克，百部 30 克，苦参、川楝子、　蓄、蛇床子、石榴皮、藜芦各 10 克，皂角刺、羊蹄草各 20 克，白酒 2 升。

【制作】 前 10 味粗碎，置容器中，添加白酒，每日振摇 1~2 次，密封浸泡 7 日，去渣留液。

【功效】 清热利湿，杀虫止痒。

【主治】 疥疮。

【用法】 外用。每日 1 次，每晚临睡前用消毒棉球蘸本酒涂搽全身皮肤。

【注意】 川楝子小毒。本酒不宜内服、多用、久用，孕妇慎用。用药期间，应勤换勤洗，勤晒衣被，忌用碱性药物。百部过量使用，偶见胸部灼热感、口、鼻、咽喉发干，甚至头晕、胸闷、气急，应立即停药。

④ 百部蛇床酊　　　　　　　　　　　来源：民间验方

【原料】 硫黄、制雄黄各 50 克，百部 100 克，密陀僧 36 克，蛇床子 60 克，冰片 5 克，95% 乙醇 800 毫升。

【制作】 前 6 味研末，置容器中，添加乙醇，每日振摇 1~2 次，密封浸泡 3~5 日，去渣留液。

【功效】 活血解毒，祛风止痒。

【主治】 疥疮。

【用法】 外用。每日2次，每次先用热水洗净患处，除去痂皮，拭干，再取药液加温后涂擦患处。

【注意】 雄黄有毒，须炮制；密陀僧有毒。本酒不宜内服、多用、久用，孕妇禁用。用药期间，应勤换勤洗，勤晒衣被，忌用碱性药物。普通的天然硫黄含有杂质，有毒性，不宜用来浸酒，宜选经过加工的纯净硫黄或精制硫黄。百部过量使用，偶见胸部灼热感、口、鼻、咽喉发干，甚至头晕、胸闷、气急，应立即停药。

❺ 龟甲酒

来源：民间验方

【原料】 龟甲50克，白酒750毫升。

【制作】 前1味炒至微黄，置容器中，添加白酒，每振摇1~2次，密封浸泡30日，去渣留液。

【功效】 滋阴补肾，养血止血。

【主治】 疥癣死肌，骨蒸潮热，盗汗。

【用法】 口服。每日2次，每次15~20毫升。

【注意】 用药期间，应勤换勤洗，勤晒衣被，忌用碱性药物，忌食辛辣食物和鱼、虾等刺激性食物。

十二、鹅掌风

鹅掌风主要表现为掌心、指缝水疱，或掌部皮肤角化脱屑，反复发作可致手掌皮肤肥厚、枯槁干裂、疼痛、屈伸不利，宛如鹅掌，多因湿热虫毒瘀结所致，治以清热利湿、杀虫化瘀为主，常用土槿皮、百部、川椒、硫黄、生姜、白鲜皮等中药。

❶ 一号癣药水

来源：《中医外科临床手册》

【原料】 土槿皮、大风子、地肤子、蛇床子各300克，硫黄150克，白矾1250克，白鲜皮、苦参各350克，樟脑150克，50%乙醇20升。

【制作】 前8味研末或捣碎，同置容器中，添加乙醇，第1次加8升，密封浸泡2日，倾取上清液；第2次加6升，第3次加6升，如上法浸泡。混合3次浸液，入樟脑溶解。

【功效】 杀虫止痒。

【主治】 手癣，脚癣，圆癣。

【用法】 外用。每日3~4次，每次用消毒棉球蘸本酒涂擦患处2~3分钟。

【注意】 大风子、樟脑有毒。本酒不宜内服、多用、久用，有糜烂者禁用，孕妇及阴虚血热者慎用。普通的天然硫黄含杂质，有毒，不宜用来浸酒，宜选经过加工的纯净硫黄或精制硫黄。

② 生姜浸酒

【原料】 生姜 250 克，50～60 度白酒 500 毫升。

【制作】 前 1 味捣碎，置容器中，添加白酒，每日振摇 1～2 次，密封浸泡 2 日，去渣留液。

【功效】 解毒杀菌。

【主治】 手癣，甲癣。

【用法】 外用。不拘时候，每次涂擦患处数遍，或每日早晚将患部泡入容器中，添加白酒。

【来源】 《中国民间百病良方》。又，本方口服，能温经通脉，治疗泄泻、腹痛等。

③ 当归百部酒

【原料】 当归、生百部、木槿皮、川黄柏、白鲜皮各 15 克，花椒 10 克，白酒 1 升。

【制作】 前 6 味研末，置容器中，添加白酒，密封浸泡 2 小时，隔水煮沸，去渣留液。

【功效】 清热解毒，杀虫止痒。

【主治】 手癣，甲癣。

【用法】 外用。每日 2～3 次，手癣每次用消毒棉球蘸本酒涂擦患处 2～3 分钟，甲癣每次将患处浸入本酒中 4～5 分钟。

【注意】 忌下冷水。本方含有毒中药，不宜内服，孕妇忌用。百部过量使用，偶见胸部灼热感，口、鼻、咽喉发干，甚至头晕、胸闷、气急，应立即停药。

④ 羊蹄草酒

【原料】 羊蹄草 300 克，75% 乙醇 600 毫升。

【制作】 前 1 味切碎，置容器中，添加乙醇，每日振摇 1～2 次，密封浸泡 7 日，去渣留液。

【功效】 清热解毒，杀虫止痒。

【主治】 手癣，甲癣，落屑性脚癣，体癣，神经性皮炎。

【用法】 外用。每日 2～3 次，每次用消毒棉球蘸本酒涂擦患处 2～3 分钟。

【注意】 孕妇慎用。

⑤ 复方土槿酊

【原料】 10% 土槿皮酊 40 毫升，苯甲酸 12 克，水杨酸 6 克，75% 乙醇适量。

【制作】 苯甲酸、水杨酸、乙醇混合溶解，加土槿皮酊混匀，再加乙醇至 100 毫升。

【功效】 杀虫止痒。

【主治】 手癣，脚癣。

【用法】 外用。每日 3～4 次，每次用消毒棉球蘸此药酒涂擦患处。

【注意】手足部糜烂者禁用。土槿皮酊，即土槿皮粗末 10 克，80% 乙醇 100 毫升，按渗漉法制得。

十三、足癣

足癣俗称脚湿气、香港脚，主要表现为足趾间糜烂发白、瘙痒抓破后露出红润面，多因水湿虫毒搏结所致，治以渗湿利水、清热解毒杀虫为主，常用土槿皮、雄黄、樟脑、硼砂、大蒜、白矾、蒲公英等中药。

● 硝银白矾酊

来源：民间验方

【原料】硝酸银、白矾各 1 克，乙醇 30 毫升。
【制作】前 2 味粗碎，置容器中，添加乙醇混匀。
【功效】杀虫止痒。
【主治】足癣，脚臭。
【用法】外用。每月 1 次，每次用消毒棉球蘸此药酒涂擦患处。

十四、癣类杂病

癣是一种浅部真菌皮肤病，多以局部脱屑、瘙痒为特征，常因水湿虫毒瘀结肌肤所致，治以清热利湿、解毒杀虫为主，常用土槿皮、白及、百部、雄黄、斑蝥、麝香、白鲜皮、千金子、苦参等中药。

① 一号癣药水

来源：《朱仁康临床经验集》

【原料】羊蹄草、土槿皮各 180 克，制川乌、槟榔、百部、海桐皮、白鲜皮、苦参各 30 克，蛇床子、千金子、地肤子、制马钱子、蛇蜕、大风子各 15 克、蜈蚣 9 克、白及、斑蝥各 6 克，高粱酒 2500 毫升。
【制作】前 17 味捣碎，置容器中，添加高粱酒，每日振摇 1～2 次，密封浸泡 15～30 日，去渣留液。
【功效】清热祛湿，杀虫止痒。
【主治】体癣，股癣，神经性皮炎。
【用法】外用。每日 2～3 次，每次用消毒棉球蘸本酒涂擦患处。
【注意】川乌、马钱子大毒，均须炮制。千金子、大风子、蜈蚣、斑蝥有毒。本酒不宜内服、多用、久用，孕妇及阴虚血热者慎用。百部过量使用，偶见胸部灼热感、口、鼻、咽喉发干，甚至头晕、胸闷、气急，应立即停药。

② 二号癣药水

来源：《朱仁康临床经验集》

【原料】土槿皮 1250 克，千金子 6 克，斑蝥 40 只，高粱酒 5 升。
【制作】前 3 味粗碎，置容器中，添加高粱酒，每日振摇 1～2 次，密封浸泡 15～30 日，去渣留液。
【功效】灭菌止痒。
【主治】体癣，汗斑，单纯糠疹。

【用法】 外用。每日2～3次，每次用消毒棉球蘸本酒涂擦患处。

【注意】 千金子、斑蝥有毒。本酒不宜内服、多用、久用，孕妇忌用。

③ 止痒酒
来源:《中药制剂汇编》

【原料】 白鲜皮、土荆芥、苦参各150克，白酒1升。

【制作】 前3味粗碎，置容器中，添加白酒，每日振摇1～2次，密封浸泡14日，去渣留液。

【功效】 祛风除湿，杀虫止血。

【主治】 癣疮，牛皮癣，神经性皮炎。

【用法】 外用。每日2～3次，每次用消毒棉球蘸本酒涂擦患处。

④ 去癣酒
来源:《百病中医熏洗熨擦疗法》

【原料】 海金沙15克，土槿皮10克，制马钱子5粒，大蜈蚣5条，斑蝥、全蝎各5只，75%乙醇300毫升。

【制作】 前6味研末，置容器中，添加乙醇，每日振摇1～2次，密封浸泡7日，去渣留液。

【功效】 解毒利湿，祛风止痒。

【主治】 各种癣。

【用法】 外用。每日1～3次，每次用消毒棉球蘸药涂擦患处。

【注意】 马钱子大毒，须炮制；蜈蚣、全蝎有毒。本酒禁内服、多用、久用，孕妇忌用。

⑤ 甘草升麻酒
来源:《圣济总录》

【原料】 炙甘草、升麻、沉香各20克，麝香0.6克，淡豆豉35克，白酒5升。

【制作】 前5味（除麝香外）捣末，与麝香拌匀，置容器中，添加白酒，文火煎至八分，去渣留液。

【功效】 消肿止痛。

【主治】 头癣，或头上肿毒，刺痛作痒。

【用法】 空腹口服。每日2次，每次10～15毫升。药渣热敷肿处。

【注意】 孕妇忌用。

⑥ 百部大风酒
来源:《陕西中医验方选编》

【原料】 白及、百部、木槿皮、槟榔、花椒、大风子各15克，斑蝥6克，白酒400毫升。

【制作】 前7味捣碎，置容器中，添加白酒，每日振摇1～2次，密封浸泡7～15日，去渣留液。

【功效】 祛风解毒，杀虫止痒。

【主治】 干、湿癣，牛皮癣，脚癣。

【用法】 外用。每日2次，每次用消毒棉球蘸本酒涂擦患处。

【注意】 大风子、斑蝥有毒。本酒不宜内服、多用、久用，孕妇及阴虚血热者慎用。百部过量使用，偶见胸部灼热感、口、鼻、咽喉发干，甚至头晕、胸闷、气急，应立即停药。

⑦ 克癣液 来源:《中国当代中医名人志》

【原料】 苦参、硫黄、白矾各50克，大风子、五倍子、皂角刺、土茯苓、百部、白鲜皮、地肤子、蛇床子、制马钱子、相思子、制雄黄各25克，冰片、樟脑、苯佐卡因粉各10克，蝉蜕25克，蜈蚣10条，食醋精1500克，白酒500毫升。

【制作】 前19味(苯佐卡因粉除外)捣碎，置容器中，添加白酒、食醋精、苯佐卡因粉，密封浸泡1日，去渣留液。

【功效】 祛风清热，燥湿止痒。

【主治】 体癣，手癣，足癣，头癣。

【用法】 外用。每日1次，每次用消毒棉球蘸本酒涂擦患处。

【注意】 马钱子大毒，雄黄有毒，均须炮制。大风子、樟脑、蜈蚣有毒。本酒不宜内服、多用、久用，孕妇及阴虚血热者禁用。普通的天然硫黄含有杂质，有毒性，不宜用来浸酒，宜选经过加工的纯净硫黄或精制硫黄。百部过量使用，偶见胸部灼热感、口、鼻、咽喉发干，甚至头晕、胸闷、气急，应立即停药。

⑧ 参白癣药水 来源:《中药制剂汇编》

【原料】 苦参、白鲜皮、蛇床子、地肤子各150克，茵陈蒿、百部、黄柏、硫黄各100克，75%乙醇适量。

【制作】 前7味捣碎，以乙醇为溶剂，按渗漉法制成配剂，入硫黄溶解，加乙醇至3升。

【功效】 祛风止痒。

【主治】 癣症。

【用法】 外用。每日1~2次，每次用消毒棉球蘸本药水涂擦患处。

【注意】 本酒不宜内服、多用、久用，孕妇忌用。普通的天然硫黄含有杂质，有毒性，不宜用来浸酒，宜选经过加工的纯净硫黄或精制硫黄。百部过量使用，偶见胸部灼热感、口、鼻、咽喉发干，甚至头晕、胸闷、气急，应立即停药。

⑨ 苦参鲜皮酒 来源:《中国民间百病良方》

【原料】 苦参500克，白鲜皮200克，露蜂房75克，天麻80克，糯米5000克，酒曲750克。

【制作】 前4味粗碎，置容器中，添加清水7.5升，文火煎至减半，去渣留液，入酒曲末浸泡3日，炊糯米，密封，置阴凉干燥处，常规酿酒，酒熟后去糟留液。

【功效】 清热祛风，解毒疗疮。

【主治】 银屑病，遍身白屑，搔之则痛。

【用法】 饭后口服。每日 3 次,每次 10～20 毫升。

【注意】 露蜂房有毒。本酒不宜多服、久服,孕妇忌服。

⑩ 复方雪花酒
来源:《福建赤脚医生》

【原料】 鲜白雪花 180 克,干苦楝皮、鲜土荆芥、千里光各 30 克,鲜羊蹄草、鲜辣蓼各 15 克,冰醋酸 100 克,95% 乙醇 1 升。

【制作】 前 6 味切碎,置容器中,添加乙醇、冰醋酸,每日振摇 1～2 次,密封浸泡 7 日,去渣留液,加蒸馏水至 1 升。

【功效】 祛湿止痒。

【主治】 体癣,牛皮癣,湿疹,叠瓦癣,神经性皮炎。

【用法】 外用。每日 2～3 次,每次用消毒棉球蘸本酒涂擦患处。

【注意】 苦楝皮有毒。本酒不宜内服、多用、久用,孕妇慎用。

⑪ 复方蟾蜍酒
来源:《中国当代中医名人志》

【原料】 蟾蜍 1 克,生半夏 10 克,50% 乙醇 100 毫升。

【制作】 前 2 味粗碎,置容器中,添加乙醇,每日振摇 1～2 次,密封浸泡 3～5 日,去渣留液。

【功效】 解毒止痒。

【主治】 体癣,顽癣,局限性神经性皮炎。

【用法】 外用。每日 2～3 次,每次用消毒棉球蘸本酒涂擦患处。

【注意】 继发感染时禁用。半夏有毒,须炮制;蟾蜍有毒。本酒禁止内服、多用、久用,孕妇禁用。

⑫ 鸦胆百部酒
来源:《中医药信息》

【原料】 鸦胆子仁 15 克,生百部 60 克,食醋 500 毫升,60 度白酒 600 毫升。

【制作】 前 2 味打碎,置容器中,添加白酒、食醋,每日振摇 1 次,在 15～30℃ 下密封浸泡 7～10 日,去渣留液。

【功效】 清热解毒,去癣杀虫。

【主治】 手癣、足癣。

【用法】 外用。每日 2 次,每次除去液面的油滴,浸泡患处 30～60 分钟。当泡至 6～7 日时,皮肤变得红嫩而薄,仍需继续浸泡,直至痊愈。

【注意】 鸦胆子小毒。本酒不宜内服、多用、久用,不宜擦健康皮肤,胃肠出血者、孕妇及肝肾功能不全者慎用。百部过量使用,偶见胸部灼热感,口、鼻、咽喉发干,甚至头晕、胸闷、气急,应立即停药。

⑬ 斑黄酒
来源:《河南中医》

【原料】 土槿皮、苦参、生槟榔各 9 克,斑蝥 7 个,生大黄、红花各 6 克,轻粉、樟脑各 3 克,75% 乙醇 200～250 毫升。

【制作】 前6味研末，与轻粉、樟脑混匀，置容器中，添加乙醇，每日振摇1～2次，密封浸泡7～10日，去渣留液。

【功效】 清热燥湿，解毒活血，杀虫止痒。

【主治】 体癣，顽癣。

【用法】 外用。不拘时候，每次用消毒棉球蘸本酒涂擦患处。

【注意】 轻粉大毒，斑蝥、樟脑有毒。本酒不宜内服、多用、久用，孕妇忌用。

十五、痤疮

痤疮俗称青春痘，主要表现为皮肤散在性丘疹、脓疱、结节、囊肿，伴皮脂溢出，多因肺胃痰湿蕴结所致，宜辨证给予清肺、祛风、渗湿、化痰、健脾等，常用枇杷、黄连、大黄、冰片、花椒、百部等中药。

① 大黄冰片酊　　　　　　　　　　　　来源：《药酒验方》

【原料】 生大黄、冰片各30克，黄芩10克，黄连9克，75%乙醇500毫升。

【制作】 前4味(冰片除外)切碎，置容器中，添加乙醇，每日振摇1～2次，密封浸泡10日，去渣留液，入冰片溶解。

【功效】 清热解毒。

【主治】 热毒蕴结，痤疮，痱子，热疖。

【用法】 外用。每日1～2次，每次用消毒棉球蘸本酒外搽患处。

【注意】 孕妇禁用。

② 冬瓜酒　　　　　　　　　　　　　　来源：民间验方

【原料】 冬瓜1只，白酒500毫升。

【制作】 前1味切碎，置容器中，添加白酒、清水等量，文火煎至浓稠，候冷。

【功效】 清热解毒，化痰利水。

【主治】 痤疮。

【用法】 外用。不拘时候，每次用消毒棉球蘸本酒涂擦患处。

③ 苦参百部酊　　　　　　　　　　来源：《中国当代中医名人志》

【原料】 苦参、百部各30克，75%乙醇300毫升。

【制作】 前2味捣碎，置容器中，添加乙醇，每日振摇1～2次，密封浸泡7日，去渣留液。

【功效】 清热，燥湿，杀虫。

【主治】 痤疮。

【用法】 外用。每日3次，每次用消毒棉球蘸本酒涂擦患处。

【注意】 百部过量使用，偶见胸部灼热感，口、鼻、咽喉发干，甚至头晕、胸闷、气急，应立即停药。

④ 重楼酒

来源:《民间验方》

【原料】 重楼 100 克,花椒 50 克,冰片 10 克,白酒 500 毫升。

【制作】 重楼捣碎,与花椒、冰片混匀,置容器中,添加白酒,每日振摇 1~2 次,密封浸泡 15 日,去渣留液。

【功效】 清热解毒,消肿止痛。

【主治】 寻常痤疮,面部或胸背起毛囊性红丘疹,或有脓疱,触之疼痛。

【用法】 外用。每日 3~5 次,每次用消毒棉球蘸本酒外涂患处。

【注意】 孕妇禁用。

十六、带状疱疹

带状疱疹以皮肤上出现成簇水疱,呈带状分布,痛如火燎为特征,多因湿热火毒蕴结肌肤所致,治以清热利湿解毒为主,辨证给予清肝泻火、健脾利湿、理气活血等,常用石膏、五倍子、金银花、重楼、雄黄、延胡索、莪术、龙胆草等中药。

① 三花止痒酊

来源:《中国当代中医名人志》

【原料】 金银花、野菊花、凤仙草各 10 克,白鲜皮 12 克,蛇床子 10 克,水杨酸 5 克,石炭酸 2 克,75% 乙醇 1 升。

【制作】 前 5 味研末,置容器中,添加乙醇,每日振摇 1~2 次,密封浸泡 5~7 日,去渣留液,入水杨酸、石炭酸溶解。

【功效】 清热解毒,消炎止痒。

【主治】 带状疱疹。

【用法】 外用。每日 3~4 次,每次用消毒棉球蘸此酊外搽患处。

② 石膏酒

来源:《江苏中医》

【原料】 石膏 30 克,50% 乙醇 1.1 升。

【制作】 前 1 味粗碎,置容器中,添加乙醇,密封浸泡 1 日,去渣留液。

【功效】 燥湿杀虫,止血定痛。

【主治】 带状疱疹。

【用法】 外用。每日 4~6 次,每次用消毒棉球蘸本酒外搽患处。

【注意】 取生石膏,熟石膏效果不佳。

③ 矾冰酒

来源:《中医秘偏验方妙用大典》

【原料】 白矾 20 克,冰片 3 克,制雄黄、五倍子各 30 克,75% 乙醇 100 毫升。

【制作】 前 4 味研末,置容器中,添加乙醇,调成膏状。

【功效】 解毒止痛,收敛杀虫。

【主治】 带状疱疹,溃破流水,灼热疼痛。

【用法】 外用。每日 1～2 次，每次用消毒棉球蘸本酒外搽患处。

【注意】 雄黄有毒，须炮制。本酒不宜内服、多用、久用，孕妇禁用。

④ 金银花酒
来源:《精选八百外用方》

【原料】 金银花、乌梅肉各 30 克，生地黄、当归各 15 克，黄柏、五倍子各 9 克，45% 乙醇 500 毫升。

【制作】 前 6 味粗碎，置容器中，添加乙醇，密封浸泡 1 日，再加清水 500 毫升，文火煎至 300 毫升，去渣留液。

【功效】 清热解毒，活血消肿，生肌敛疮。

【主治】 各种疮疡溃破后久不收口，脱疽溃破期，带状疱疹，局部皮肤灼热、剧烈疼痛。

【用法】 外用。每日 2～3 次，每次用纱布浸泡此液湿敷患处。

⑤ 南星重楼酒
来源：民间验方

【原料】 制天南星、重楼各 10 克，山慈菇 12 克，白酒 200 毫升。

【制作】 前 3 味粗碎，置容器中，每日振摇 1～2 次，密封浸泡 7 日，去渣留液。

【功效】 清热解毒，燥湿消肿。

【主治】 带状疱疹。

【用法】 外用。每日 3 次，每次用消毒棉球蘸此酒外搽患处。

【注意】 天南星有毒，须炮制；重楼、山慈菇小毒。本酒不宜内服、久用、多用，孕妇忌用。

⑥ 银菊凤床酒
来源:《中国当代中医名人志》

【原料】 金银花、野菊花、凤仙花各 10 克，白鲜皮 12 克，蛇床子 10 克，水杨酸 5 克，石炭酸 2 克，75% 乙醇 1 升。

【制作】 前 5 味粗碎，置容器中，添加乙醇，每日振摇 1～2 次，密封浸泡 5～7 日，去渣留液，入水杨酸、石炭酸溶解。

【功效】 清热解毒，消炎止痒。

【主治】 带状疱疹。

【用法】 外用。每日 3～4 次，每次用消毒棉球蘸本酒涂擦患处。

⑦ 雄黄酒
来源:《新医药学杂志》

【原料】 雄黄 50 克，75% 乙醇 100 毫升。

【制作】 雄黄粗碎，置容器中，添加乙醇，研磨取汁，去渣留液。

【功效】 清热解毒，燥湿杀虫。

【主治】 带状疱疹。

【用法】 外用。每日 2 次，每次用消毒棉球蘸本酒涂擦患处。

【注意】 雄黄有毒，须炮制。本酒不宜内服、多用、久用，孕妇忌用。如疼痛剧烈、疱疹很多者，可在上方中加 20% 普鲁卡因 20 毫升。

十七、皮肤瘙痒

皮肤瘙痒主要表现为自觉皮肤阵发性瘙痒，搔抓后常出现抓痕、血痂、色素沉着和苔藓样变等继发性皮损，多因风、湿搏结所致，治以祛风除湿为主，辨证给予疏风、清热、凉血、养血等，常用百部、苦参、枳实、蝉蜕、蝮蛇、天麻、白鲜皮等中药。

① 百部草酊　　　　　　　来源:《北京中医学院东直门医院协定处方》

【原料】　百部草 180 克，75% 乙醇 360 毫升。
【制作】　前 1 味粗碎，置容器中，添加乙醇，每日振摇 1～2 次，密封浸泡 7 日，去渣留液。
【功效】　杀虫止痒。
【主治】　皮肤瘙痒症，虱病，阴痒。
【用法】　外用。每日 3 次，每次用消毒棉球蘸本酒涂擦患处。
【注意】　百部过量使用，偶见胸部灼热感，口、鼻、咽喉发干，甚至头晕、胸闷、气急，应立即停药。

② 枳实酒　　　　　　　　　来源:《世医得效方》

【原料】　枳实、白酒各适量。
【制作】　前 1 味研成细末。
【功效】　理气散寒，止痒。
【主治】　周身瘙痒不止。
【用法】　口服。每日 2 次，每次取药末6～10 克，用白酒 15～20 毫升送服。

③ 活血止痒酒　　　　　　　　　来源: 民间验方

【原料】　何首乌、丹参各 30 克，蝉蜕 15 克，防风 10 克，黄酒 300 毫升。
【制作】　前 4 味入黄酒，文火煎至减半，去渣留液。
【功效】　养血祛风止痒。
【主治】　皮肤瘙痒（血虚型）。
【用法】　口服。每日 2 次，每次 1/2 剂。
【注意】　忌用铁器浸酒。少数人服用何首乌可出现肝损害、皮肤过敏、眼部色素沉着、腹痛、泄泻等症状，应立即停用。

④ 神蛇酒　　　　　　　　来源:《中医外科临床手册》

【原料】　蝮蛇 25 克，人参 15 克，10 度高粱酒 1 升。
【制作】　前 2 味置容器中，添加高粱酒，置阴凉干燥处，每日振摇 1～2 次，密封浸泡 6 个月，去渣留液。

【功效】 祛风化湿，解毒定痉。

【主治】 肌肉麻痹不仁，筋脉拘急，皮肤瘙痒或破烂。

【用法】 口服。每日1～2次，每次5～6毫升。

【注意】 忌食萝卜、莱菔子、生葱、大蒜、藜芦等。

⑤ 黄芪续断酒 来源:《世医得效方》

【原料】 黄芪、防风、桂枝、天麻、萆薢、白芍、当归、云母、白术、茵芋、木香、淫羊藿、甘草、续断各30克，白酒1升。

【制作】 前14味捣碎，置容器中，添加白酒，每日振摇1～2次，密封浸泡5～10日，去渣留液。

【功效】 益气活血，补肾健身，祛风除湿。

【主治】 皮肤瘙痒，风湿痹痛，身体顽麻，筋脉挛急，言语謇涩，手足不遂。

【用法】 温饮。不拘时候，每次10毫升。

【注意】 茵芋有毒。本酒不宜多服、久服，阴虚而无风湿实邪者禁服。

⑥ 蝉蜕鲜皮酒 来源：民间验方

【原料】 蝉蜕、白鲜皮、蛇床子、百部各30克，白酒500毫升。

【制作】 前4味捣碎，置容器中，添加白酒，每日振摇1～2次，密封浸泡7日，去渣留液。

【功效】 祛风，杀虫，止痒。

【主治】 皮肤、阴部、肛门、腋窝瘙痒。

【用法】 外用。不拘时候，每次用消毒棉球蘸本酒涂擦患处。

【注意】 百部过量使用，偶见胸部灼热感、口、鼻、咽喉发干，甚至头晕、胸闷、气急，应立即停药。

十八、虱

虱子叮咬局部，可出现高出皮面的红色丘疹、瘙痒等症状，治以杀虫止痒为主，常用百部、苦参、蛇床子、硫黄、槟榔等中药。

① 止痒酒 Ⅱ 来源:《常见皮肤病中医治疗简编》

【原料】 蛇床子、百部各25克，50%乙醇100毫升。

【制作】 前2味粉碎，置容器中，添加乙醇，密封浸泡1日，去渣留液。

【功效】 杀虫止痒，抑菌消炎。

【主治】 头虱，衣虱，神经性皮炎，瘙痒症，结节性痒疹体癣。

【用法】 外用。不拘时候，每次用消毒棉球蘸本酒外擦患处。

【注意】 皮肤干燥作痒者忌服。百部过量使用，偶见胸部灼热感、口、鼻、咽喉发干，甚至头晕、胸闷、气急，应立即停药。

② 灭虱酒
来源:《皮肤易览》

【原料】 百部 150 克,苦参 15 克,硫黄、地肤子各 10 克,白酒 500 毫升。

【制作】 诸药粗碎,置容器中,添加白酒,每日振摇 1~2 次,密封浸泡 3 日,去渣留液。

【功效】 杀虫止痒。

【主治】 头虱,阴虱。

【用法】 外用。每日 2~3 次,毛发剃去烧毁,用消毒棉球蘸本酒外涂患处。

【注意】 用酒时,注意周边环境及衣服被褥的消毒杀虫,以免反复发作。普通的天然硫黄含有杂质,有毒性,不宜用来浸酒,宜选经过加工的纯净硫黄或精制硫黄。百部过量使用,偶见胸部灼热感,口、鼻、咽喉发干,甚至头晕、胸闷、气急,应立即停药。

③ 百部槟榔酒
来源: 民间验方

【原料】 百部根 100 克,槟榔 10 克,白酒适量。

【制作】 前 2 味粗碎,置容器中,添加清水,文火煎取汁,再加白酒混匀,文火煮沸。

【功效】 杀虫止痒。

【主治】 头虱。

【用法】 外用。每日 1 次,每次用本酒洗头。

【注意】 百部过量使用,偶见胸部灼热感,口、鼻、咽喉发干,甚至头晕、胸闷、气急,应立即停药。

④ 除虱酒
来源:《皮肤易览》

【原料】 百部 250 克,烟叶 6 克,白果仁 10 克,芦荟 6 克,白酒 500 毫升。

【制作】 前 4 味捣碎,置容器中,添加白酒,每日振摇 1~2 次,密封浸泡 3 日,去渣留液。

【功效】 杀虫止痒。

【主治】 阴虱。

【用法】 外用。每日 2 次,每次先剃阴毛,用肥皂、热水洗涤,再用消毒棉球蘸本酒外涂患处。

【注意】 白果仁有毒。本酒不宜内服、多用、久用,孕妇忌用。夫妻双方同时治疗,以免复发或重复感染。内衣、内裤等贴身衣物应煮沸灭虱。百部过量使用,偶见胸部灼热感,口、鼻、咽喉发干,甚至头晕、胸闷、气急,应立即停药。

十九、疣

疣指皮肤有赘生物,多无自觉症状,常因风热毒邪搏结肌肤所致,治以祛风清热解毒为主,辨证给予养血活血、疏肝理气、化痰软坚、疏风清热等,常用雄黄、斑蝥、乌梅、鸡内金、苍耳子、骨碎补、地肤子、千金子等中药。

① 了哥王酒

来源：《新医药学杂志》

【原料】了哥王果 50 克，95% 乙醇 50 毫升。

【制作】前 1 味捣碎，置容器中，添加乙醇，每日振摇 1~2 次，密封浸泡 14 日，去渣留液。

【功效】解毒散结。

【主治】寻常疣。

【用法】外用。每日 1 次，用前先取 0.1% 新洁尔灭液消毒疣部，再用消毒三棱针挑破疣体（多发损害者可选其最早的"母疣"挑破），然后取此酒涂擦患处 4~5 分钟。

【注意】了哥王有毒，孕妇慎用。

② 复方乌梅酒

来源：《药酒验方》

【原料】乌梅、藜芦、千金子、急性子各 30 克，75% 乙醇 500 毫升。

【制作】前 4 味粗碎，置容器中，添加乙醇，每日振摇 1~2 次，密封浸泡 10 日，去渣留液。

【功效】蚀疣解毒。

【主治】单发或多发的寻常疣，疣目大如黄豆，粗糙坚硬，表面呈刺状。

【用法】外用。每日 2~3 次，每次先拔除疣体表面粗糙刺状物，再用消毒棉球蘸药涂于患处。

【注意】千金子、急性子有毒。本酒不宜内服、多用、久用，内无瘀积者及孕妇忌用，切勿入口、眼。

③ 洗瘊酒

来源：《浙江中医杂志》

【原料】苍耳子 30 克，75% 乙醇 40~100 毫升。

【制作】前 1 味捣碎，置容器中，添加乙醇，每日振摇 1~2 次，密封浸泡 7 日，去渣留液。

【功效】软化瘊子。

【主治】瘊子，以手足背多者尤宜。

【用法】外用。每日 2~3 次，每次用消毒棉球蘸本酒外擦患处。

【注意】苍耳子小毒。本酒不宜内服、多用、久用，孕妇忌用。

④ 骨碎补酒

来源：《陕西中医》

【原料】骨碎补 20 克，70% 乙醇 100 毫升。

【制作】前 1 味捣碎，置容器中，添加乙醇，密封浸泡 2 日，去渣留液。

【功效】腐蚀软疣。

【主治】寻常疣，传染性软疣。

【用法】 外用。每日 2 次，用前先取 0.1% 新洁尔灭液消毒疣部，再用消毒三棱针挑破疣体（多发损害者可选其最早的"母疣"挑破），然后取此酒涂擦患处 1~2 分钟。

⑤ 消疣酒
来源：《浙江中医杂志》

【原料】 鲜羊蹄草 500 克，土槿皮 360 克，地肤子、海桐皮、蛇床子各 120 克，胡桃青皮 12 克，高粱酒 5 升。

【制作】 前 6 味捣碎，置容器中，添加高粱酒，每日振摇 1~2 次，密封浸泡 30 日，去渣留液。

【功效】 消炎，散结，去疣。

【主治】 寻常疣。

【用法】 外用。每日 3 次，用前先取 0.1% 新洁尔灭液消毒疣部，再用消毒三棱针挑破疣体（多发损害者可选其最早的"母疣"挑破），然后取此酒涂擦患处 2~3 分钟。

【注意】 孕妇慎服。

⑥ 蝉蜕地肤酒
来源：《新中医》

【原料】 蝉蜕 3 克，地肤子、白鲜皮、白矾各 6 克，红花 5 克，75% 乙醇 50 毫升。

【制作】 前 5 味捣碎，置容器中，添加乙醇，每日振摇 1~2 次，密封浸泡 3 日，去渣留液。

【功效】 活血祛风，抑菌去疣。

【主治】 扁平疣。

【用法】 外用。每日 5~6 次，每次取此酒涂擦患处。

【注意】 不宜吃刺激性食物，禁用化妆品，药后如出现皮疹、肿胀、瘙痒等仍应坚持治疗。

二十、酒渣鼻

酒渣鼻主要表现为颜面中央持续性红斑、毛细血管扩张，伴丘疹、脓疱、鼻赘等，多因肺胃热瘀所致，治宜清肺泄胃、清热凉血、行气活血等，常用枇杷、黄连、麻黄、大黄、百部、硫黄等中药。

① 轻硫酊
来源：《陕西中医》

【原料】 轻粉、硫黄各 15 克，生大黄、百部各 50 克，95% 乙醇 300 毫升。

【制作】 前 4 味研末，置容器中，添加乙醇，每日摇荡 1~2 次，密封浸泡 6~10 日，去渣留液。

【功效】 清热解毒，凉血杀虫。

【主治】 酒渣鼻。

【用法】 外用。每日 2 次，每次用温开水洗脸，擦干，棉球蘸药液少许在皮损处涂抹 3~5 分钟。

【注意】 轻粉大毒。普通的天然硫黄含有杂质，有毒性，不宜用来浸酒，宜选经过加工的纯净硫黄或精制硫黄。百部过量使用，偶见胸部灼热感，口、鼻、咽喉发干，甚至头晕、胸闷、气急，应立即停药。

② 麻黄宣肺酒 来源：《湖北中医杂志》

【原料】 生麻黄节、生麻黄根各 80 克，白酒 1.5 升。

【制作】 前 2 味切碎，置容器中，添加白酒，密封，武火煎 30 分钟，置阴凉处 3 小时，去渣留液。

【功效】 宣肺开郁。

【主治】 酒渣鼻。

【用法】 口服。每日 2 次，每次 20～25 毫升。

二十一、梅毒

梅毒主要表现为早期可见皮肤黏膜损害，晚期常有多器官组织病变，多因疫毒（梅毒螺旋体）与湿热、风邪杂至所致，治以清热利湿解毒为主，辨证给予清肝解毒、利湿化浊、祛瘀化痰、健脾益气、补肾填精等，常用龙胆草、大虾蟆、土茯苓、地骨皮、薏苡仁等中药。

① 十味生地酒 来源：民间验方

【原料】 牛膝、土茯苓、羌活、五加皮、杜仲、甘草、地骨皮、薏苡仁各 30 克，海桐皮 60 克，生地黄 200 克，白酒 2 升。

【制作】 前 10 味粗碎，置容器中，添加白酒，每日振摇 1～2 次，密封浸泡 7～10 天，去渣留液。

【功效】 祛风解毒。

【主治】 杨梅疮，风毒腰痛。

【用法】 口服。每日 3 次，每次 10～15 毫升。

【注意】 忌房事。

② 金蝉脱壳酒 来源：《中国医学大辞典》

【原料】 大虾蟆（去内脏）1 个，土茯苓 150 克，白酒 2.5 升。

【制作】 前 2 味粗碎，置容器中，添加白酒，密封，文火煮 40 分钟，出香气时取出，去渣留液。

【功效】 清热解毒利湿。

【主治】 杨梅疮，结毒筋骨疼痛。

【用法】 口服。每日 1 次，每次饮至醉，盖被使微微出汗，余酒次日随量饮用。

【注意】 忌房事。

③ 解毒消疮酒 来源：《景岳全书》

【原料】 牛蒡根、川芎、羌活、五加皮、杜仲、甘草、地骨皮、薏苡仁各 30 克，海桐皮 60 克，生地黄 200 克，白酒 2 升。

【制作】 前 10 味粗碎，置容器中，添加白酒，每日振摇 1 ~ 2 次，密封浸泡 10 日，去渣留液。

【功效】 祛风解毒。

【主治】 杨梅疮，风毒腰痛。

【用法】 口服。每日 3 次，每次 10 ~ 15 毫升。

【注意】 忌房事。

二十二、褥疮

褥疮指身体局部长期受压后皮肤及皮下组织发生水疱、溃疡、坏疽等，多因瘀血阻滞所致，治以活血化瘀为主，辨证给予健脾益气、滋阴补肾等，常用当归、红花、川椒、乳香、黄芪、紫草、黄连等中药。

● 当归红花酊
来源：《山东医药》

【原料】 红花 15 克，当归、赤芍各 12 克，紫草 9 克，60% 乙醇 500 毫升。

【制作】 前 4 味切碎，置容器中，添加乙醇，每日振摇 1 ~ 2 次，密封浸泡 4 ~ 5 日，去渣留液。

【功效】 活血凉血。

【主治】 预防褥疮。

【用法】 外用。每日 2 ~ 3 次，每次用消毒棉球蘸本酒涂擦患处。

二十三、赤游风

赤游风以局部皮肤突然鲜红成片、色如涂丹、灼热肿胀、游走不定为特征，多因火毒蕴结肌肤所致，治以清热解毒宣肺为主，辨证给予疏风、清热、利湿、凉血、解毒等，常用犀角、牛黄、石膏、黄连、金银花等中药。

① 枳壳酒
来源：《圣济总录》

【原料】 枳壳、柏白皮各 250 克，五叶草 500 克，白酒 1.5 升。

【制作】 前 3 味切碎，置容器中，添加白酒，每日振摇 1 ~ 2 次，密封浸泡 7 日，去渣留液。

【功效】 清热燥湿，祛风理气，活血通络。

【主治】 刺风游风（赤游风）。

【用法】 温饮。不拘时候，随量饮用。

② 恶实根酒
来源：《圣济总录》

【原料】 恶实根、生荫蓣根各 500 克，白酒 1.5 升。

【制作】 前 2 味切碎，置容器中，添加白酒，每日振摇 1 ~ 2 次，密封浸泡 7 日，去渣留液。

【功效】 祛风解毒。

【主治】 刺风游风（赤游风）。

【用法】 温饮。每日3~4次，每次10~15毫升。

【注意】 孕妇禁服。

二十四、硬皮病

硬皮病以局限性或弥漫性的皮肤增厚、纤维化为特征，多因营卫失和、气血凝滞、闭塞不通所致，治以调和营卫、行气活血为主，辨证给予温经散寒、清热利湿、祛风通络等，常用苍术、桂枝、桑叶、紫苏叶、冰片、当归、黄芪等中药。

① 红花桂枝酒
来源：民间验方

【原料】 红花、桂枝各10克，50%乙醇20~30毫升。

【制作】 前2味粗碎，置容器中，添加乙醇，每日振摇1~2次，密闭浸泡7日，去渣留液。

【功效】 温经通络。

【主治】 硬皮病。

【用法】 外用。隔日1次，每次取5~10毫升酒乘热温熨、按摩患处15~30分钟，至局部皮肤发红并有灼热感。

② 芪归黄鳝酒
来源：民间验方

【原料】 黄芪、当归各15克，黄鳝1条，黄酒适量。

【制作】 前3味粗碎，置容器中，添加黄酒，文火炖至肉熟。

【功效】 益气养血，活血通络。

【主治】 硬皮病。

【用法】 晨起空腹口服。每日1次，每次1剂，食肉饮汤。

③ 附子羊肉酒
来源：民间验方

【原料】 制附子60克，羊肉1000克，生姜100克，花椒、黄酒适量。

【制作】 前3味粗碎，置容器中，添加清水、黄酒、花椒，文火煮至肉熟。

【功效】 补肾壮阳，祛风通络。

【主治】 硬皮病。

【用法】 晨起空腹口服。每日1次，每次1剂，食肉饮汤。

【注意】 附子有毒，须炮制。本酒不宜多服、久服，孕妇忌服。

④ 参芪鹿蓉酒
来源：民间验方

【原料】 党参、黄芪、肉苁蓉各30克，鹿角霜60克，黄酒1升。

【制作】前4味粗碎，置容器中，添加黄酒，每日振摇1~2次，密封浸泡10日，去渣留液。

【功效】益气养血，温通经络。

【主治】硬皮病。

【用法】睡前口服。每日1次，每次10~20毫升。

二十五、手脱皮

手脱皮多因湿热内蕴、血虚血燥所致，治以清热利湿、养血滋燥为主，辨证给予温经通阳、健脾除湿、疏风止痒等，常用苍术、黄柏、薏苡仁、当归、白芍、何首乌、地肤子、秦艽、防风、生姜、大枣等中药。

● 老姜酒
来源:《食物疗法》

【原料】老姜1块，白酒100毫升。

【制作】老姜捣烂，置容器中，添加白酒，密封浸泡6小时，去渣留液。

【功效】暖丹田，止遗尿。

【主治】手脱皮，冻疮，遗尿，斑秃。

【用法】外用。治遗尿，每日1次，睡前用姜酒擦肚脐以下正中线皮肤至稍红，连用5~7日。治冻疮、斑秃，每日4~5次，每次用棉花蘸本酒揉擦患处至皮肤发热。

【注意】擦拭不宜过重，以免损伤皮肤。口干口苦、大便秘结者忌用。

二十六、狐臭

狐臭指腋下散发出特殊的刺激臭味，多因湿热毒邪蕴结肌肤所致，治以芳香化湿为主，辨证给予清热解毒、温经通络、益气敛汗等，常用丁香、辣椒、白矾、生姜、密陀僧、冰片、樟脑、藁本、辛夷等中药。

① 丁香白芷酊
来源：民间验方

【原料】丁香、小辣椒各15克，白芷20克，冰片3克，50%乙醇300毫升。

【制作】前4味研末，置容器中，添加乙醇，每日振摇1~2次，密封浸泡10日，去渣留液。

【功效】芳香祛湿，疏通经络。

【主治】狐臭。

【用法】外用。每日2~4次，每次先用温开水洗净患处，再用消毒棉球蘸本酒涂擦患处。

【注意】孕妇禁用。忌烟、酒及辛辣物。

② 狐臭酒
来源:《百病中医熏洗熨擦疗法》

【原料】白矾20克，密陀僧、滑石各15克，樟脑、冰片各5克，95%乙醇250毫升。

【制作】前5味研末，置容器中，添加乙醇，每日振摇1~2次，密封浸泡7日，去渣留液。

【功效】 解毒敛汗，杀虫止痒。

【主治】 狐臭。

【用法】 外用。每日 3~5 次，每次先用温开水洗净患处，再用消毒棉球蘸本酒涂擦患处。

【注意】 樟脑、密陀僧有毒。本酒不宜内服、多用、久用，孕妇及体虚者禁用。密陀僧为白方铅矿提炼银、铅时沉积于炉底的副产品，又叫蜜陀僧、没多僧、炉底、银池、淡银、金炉底、银炉底、金陀僧等，能消肿杀虫、收敛防腐、坠痰镇惊，用治痔疮、肿毒、溃疡、湿疹、狐臭、创伤、久痢、惊痫等。

③ 洗必泰酊　　　　　　　　　　　　　　来源：民间验方

【原料】 洗必泰 4 克，95% 乙醇 100 毫升，香水适量。

【制作】 前 1 味置容器中，添加乙醇溶解，加香水混匀。

【功效】 解毒敛汗。

【主治】 狐臭。

【用法】 外用。10 日 1 次，每次用消毒棉球蘸此酊涂擦患处。

④ 藁本苦酒　　　　　　　　　　　　　　来源：《外台秘要》

【原料】 藁本、川芎、细辛、杜蘅、辛夷各 3 克，白酒 100 毫升。

【制作】 前 5 味研末，置容器中，添加白酒，密封浸泡 1 日，文火煎 10 分钟，去渣留液。

【功效】 芳香避臭。

【主治】 狐臭。

【用法】 外用。不拘时候，每次用消毒棉球蘸本酒涂擦患处。

【注意】 细辛小毒。本酒不宜内服、多用、久用，体虚多汗、咳嗽咯血者及孕妇忌服。

　　二十七、鸡眼

　　鸡眼是由长期摩擦和受压引起的圆锥形角质层增厚，有角质中心核，尖端深入皮内，可压迫神经引起局部剧痛，多因肾虚血瘀所致，治以温肾活血为主，常用乌梅、红花、补骨脂、独头蒜等中药。其尖端可深达乳头层。

① 补骨脂酊　　　　　　　　　　　　来源：《赵炳南临床经验集》

【原料】 补骨脂 300 克，75% 乙醇 600 毫升。

【制作】 补骨脂捣碎，置容器中，添加乙醇，每日振摇 1~2 次，密封浸泡 7 日，去渣留液。

【功效】 补肾通阳，温通血脉，祛风止痒。

【主治】 鸡眼，白癜风，扁平疣。

【用法】 外用。治鸡眼，每日1次，先用温水浸洗后，再用小刀刮去厚皮（以不出血为度），然后用消毒棉球蘸本酒涂擦患处，待其自干，每日如上法用药，至其自行软化、脱落；治白癜风，每日1次，每次用消毒棉球蘸本酒外涂患处5～10分钟；治扁平疣，每日2次，每次用消毒棉球蘸本酒外涂患处5～15分钟。

【注意】 密封保存，以免有效物质挥发。

② 鸡眼酒膏　来源：《中药制剂汇编》

【原料】 水杨酸85克，苯甲酸10克，磺胺结晶、普鲁卡因各2～3克，樟脑0.2克，白砂糖适量，高粱酒适量。

【制作】 前5味研细，置容器中，添加高粱酒、白砂糖调成膏状。

【功效】 腐蚀恶肉，消炎止痛。

【主治】 鸡眼，胼胝。

【用法】 外用。先用温水浸泡患处，揩干，再取打孔胶布（孔比鸡眼略大）贴于患处，然后取少许鸡眼膏敷在鸡眼体上。1周后，除胶布，见鸡眼呈灰白色，用钝器（如木棒、竹片）剥离鸡眼。

【注意】 樟脑有毒。本酒不宜内服、多用、久用，孕妇忌用。鸡眼若在足底，尚需用棉线搓小绳，围在膏药周围（防行走时药膏外溢），并在鸡眼膏上贴胶布固定。若病损较大，1次未除根，可重复用药。

二十八、皮肤皲裂

皮肤皲裂指皮肤出现干燥的小裂口，多因肌肤骤受寒冷或风燥引起血脉阻滞，肌肤失去濡养所致，治以养血润燥为主，辨证给予祛风止痒、温经通络、行气活血等，常用荆芥、防风、当归、白芍、蜂蜜等中药。

○ 当归荆芥酒　来源：《本草纲目》

【原料】 当归、荆芥、防风、羌活各60克，蜂蜜250克，烧酒1.5升。

【制作】 前4味粗碎，置容器中，添加烧酒，文火煎沸，去渣留液，入蜂蜜溶解。

【功效】 活血，祛风，润肤。

【主治】 海水伤裂皮肤及风吹裂皮肤，痛不可忍。

【用法】 外用。每日2～3次，每次取药水趁温度适宜时洗患处10～15分钟。

二十九、脚气病

脚气病以足胫麻木、酸痛、软弱无力为主要特征，与"脚气（香港脚）"完全不同，多由湿热流注足胫，经筋失于濡养所致，治以宣壅逐湿为主，辨证给予疏风、清热、散寒、除湿、化痰、调血、行气等，常用苍术、黄芩、白芍、木瓜、槟榔、羌活、川木通、川牛膝等中药。

① 丹参石斛酒

来源:《圣济总录》

【原料】 石斛 60 克，丹参、当归、川芎、杜仲、防风、白术、党参、肉桂、五味子、茯苓、陈皮、黄芪、山药各 30 克，干姜、牛膝各 45 克，炙甘草 15 克，白酒 2 升。

【制作】 前 17 味研末，置容器中，添加白酒，每日振摇 1～2 次，密封浸泡 7 日，去渣留液。

【功效】 益气活血，祛风散寒，舒筋通络。

【主治】 脚气痹弱，筋骨疼痛。

【用法】 空腹温饮。每日 2 次，初服 10～20 毫升，渐加至 30 毫升。

【注意】 阴虚火旺、大便溏泄者忌服。

② 乌药酒

来源:《世医得效方》

【原料】 乌药 30 克，白酒 100 毫升。入生麝香少许尤妙。

【制作】 乌药用瓷片刮为屑，置瓷瓶中，添加白酒，密封浸泡 1 日，去渣留液。

【功效】 理气散寒。

【主治】 脚气。

【用法】 空腹温饮。每日 2 次，每次 20～30 毫升。

【注意】 无麝香，可多服；有麝香，孕妇忌用。服后溏泄病去，一服即安。

③ 牛蒡断桑酒

来源:《医部全录》

【原料】 牛蒡根、牛膝、续断各 150 克，桑白皮、白术、生姜各 200 克，五加皮、丹参各 180 克，细辛、肉桂各 120 克，白酒 5 升。

【制作】 前 10 味细锉，置容器中，添加白酒，每日振摇 1～2 次，密封浸泡 7 日，去渣留液。

【功效】 温经散寒，舒筋活络。

【主治】 脚气，脚弱不能屈，足上不仁，手指不得屈伸。

【用法】 口服。每日 2 次，每次 15～30 毫升。

【注意】 细辛有小毒。本酒不宜多服、久服，孕妇忌服。慎食生冷、猪肉、蒜，忌食海藻、菠菜、桃、李、雀肉、生葱、生菜等。

④ 牛膝丹参酒

来源:《圣济总录》

【原料】 牛膝、丹参、薏苡仁、生地黄各 250 克，五加皮、白术各 150 克，牛蒡根、萆薢、茯苓、防风各 120 克，独活、石斛各 180 克，茵芋、肉桂、制天雄、人参、川芎、石南叶各 90 克，细辛、升麻各 60 克，磁石 500 克，生姜 150 克，白酒 5 升。

【制作】 前 22 味细锉，置容器中，添加白酒，每日振摇 1～2 次，密封浸泡 7 日，去渣留液。

【功效】 益气养血，祛风除湿，温经散寒，舒筋通络。

【主治】 脚气，入冬即苦脚痹弱，或筋骨不能屈伸，皮肤麻痹不仁，手脚趾节肿，或四肢肿、腰胫直。

【用法】 空腹口服。每日5次，每次10~20毫升。

【注意】 天雄大毒，须炮制；茵芋有毒；细辛、石南叶有小毒。本酒不宜多服、久服，孕妇、阴虚阳盛及阴虚而无风湿实邪者禁服。忌食萝卜、莱菔子、生葱、大蒜、藜芦等。

⑤ 生地牛蒡酒

来源：《普济方》

【原料】 生地黄、牛蒡子各500克，杉木节、牛膝各150克，丹参60克，火麻仁250克，防风、独活、地骨皮各90克，白酒4.5升。

【制作】 前9味捣碎，置容器中，添加白酒，每日振摇1~2次，密封浸泡6~7日，去渣留液。

【功效】 凉血活血，祛风除湿，温经通脉。

【主治】 脚气肿满，烦疼少力，行走困难。

【用法】 空腹温饮。每日3次，每次15~30毫升。

⑥ 松节地黄酒

来源：《太平圣惠方》

【原料】 松节500克，生地黄、秦艽、牛膝各150克，肉桂、防风各60克，牛蒡根500克，丹参、萆薢、苍耳子、独活各90克，火麻仁100克，白酒3升。

【制作】 前12味捣碎，置容器中，添加白酒，每日振摇1~2次，密封浸泡6~7日，去渣留液。

【功效】 祛风除湿，温经散寒，活血通络。

【主治】 脚气，筋挛拘急，四肢挛痛，或至脚软，关节不利。

【用法】 空腹温饮。每日3次，每次20~30毫升。

【注意】 苍耳子小毒。本酒不宜多服、久服，孕妇忌服。

第十五节 | 眼科

一、流泪症

流泪症指泪液经常溢出睑弦外流，根据泪水温度有冷、热之分，常用菊花、枸杞子、麦冬等中药。其中，冷泪泪水清冷稀薄，迎风而下者，多由肝血不足引起，重在补养肝血；无风也下者，多因气血不足或肝肾亏虚导致，重在益气养血、补益肝肾等。

① 杞菊地冬酒

来源:《补肾益寿药酒方》

【原料】 枸杞子、菊花各 40 克，生地黄、麦冬各 30 克，冰糖 60 克，白酒 1.2 升。

【制作】 生地黄、麦冬捣碎，枸杞子拍烂，菊花撕碎，置容器中，添加白酒，加冰糖溶解，再加凉开水 800 毫升拌匀，每日振摇 1~2 次，密封浸泡 14 日，去渣留液。

【功效】 补益肝肾。

【主治】 肝肾亏虚，腰膝酸软，头目晕眩，视物模糊，迎风流泪。

【用法】 空腹温饮。每日 2 次，每次 10~20 毫升。

② 杞菊麦冬酒

来源:《饮食与保健》

【原料】 枸杞子 125 克，甘菊花 10 克，麦冬 25 克，糯米 2000 克，酒曲适量。

【制作】 前 3 味粗碎，加水煮烂取汁；糯米加水蒸熟，候温，与药汁、酒曲末拌匀，密封，置阴凉干燥处，常规酿酒，酒熟后去糟留液。

【功效】 补肾益精，养肝明目，润肺止咳。

【主治】 肾虚消渴，足膝酸软，腰背疼痛，虚劳羸瘦，头晕目眩，视物模糊，迎风流泪，阳痿遗精，肺燥咳嗽。

【用法】 空腹口服。每日 2 次，每次 20 毫升。

③ 菊花地骨酒

来源:《太平圣惠方》

【原料】 地骨皮、生地黄、菊花各 50 克，糯米 1500 克，酒曲适量。

【制作】 前 3 味粗碎，加水，文火煎取汁，与糯米煮成饭，候冷，入酒曲末拌匀，密封，置阴凉干燥处，常规酿酒，酒熟后去糟留液。

【功效】 滋阴益血，补身延年。

【主治】 中年人身体虚弱，目暗多泪，视物不明，筋骨软弱乏力；高血压眩晕；夏季身热不适、消渴。

【用法】 口服。每日 3 次，每次 10 毫升。

【注意】 阳虚者慎服。

二、急性结膜炎

急性结膜炎指白睛突然红肿热痛，多因外感风热或内热阳盛所致，治以疏风清热为主，根据风、热的轻重辨证给予疏风解表、清热泻火、疏风清热等，常用蔓荆子、桑螵蛸、芜蔚子、赤芍、菊花等中药。

① 五参酒

来源:《圣济总录》

【原料】 苦参、北沙参、丹参、玄参、紫参、枳壳各 30 克，蒺藜子 60 克，黄酒适量。

【制作】 前 7 味捣末。

【功效】 祛风清热，解毒明目。

【主治】 风毒眼赤痛，久不愈。

【用法】 口服。每日 3 次，每次用黄酒冲服药末 6 克。

【来源】 《圣济总录》五参散改为酒剂。

② 桑螵蛸酒
来源：《中医眼科学》

【原料】 当归、麻黄、苍术、赤芍、菊花、甘草、羌活、大黄、茺蔚子、桑螵蛸各 15 克，黄酒适量。

【制作】 前 10 味捣末。

【功效】 祛风清热明目。

【主治】 暴风客热，眼睑红肿，羞明流泪，头痛鼻塞。

【用法】 温饮。每日 3 次，每次用黄酒加热冲服药末 6 克。

【注意】 肝血不足、瞳孔散大者及孕妇忌服。热重加朴硝 15 克。

③ 蔓荆子酒
来源：《外台秘要》

【原料】 蔓荆子 200 克，白酒 500 毫升。

【制作】 前 1 味捣碎，置容器中，添加白酒，每日振摇 1~2 次，密封浸泡 7 日，去渣留液。

【功效】 疏散风热，清利头目。

【主治】 外感风热，头昏头痛，偏头痛，耳聋，脑鸣，目泪。

【用法】 口服。每日 3 次，每次 10~15 毫升。

三、眼睛干涩

　　眼睛干涩指眼内干涩但赤肿不明显，白睛不红不肿或隐见淡红血络，多因热毒未清、肺阴不足、脾胃积热、肝肾亏损、目失濡养所致，宜辨证给予清热利肺、滋阴润肺、清热利湿、补益肝肾等，常用何首乌、枸杞子、菊花等中药。

① 枸杞麻仁酒
来源：《太平圣惠方》

【原料】 枸杞子、火麻仁各 750 克，生地黄 450 克，白酒 4 升。

【制作】 前 3 味捣碎，蒸熟，待温，置容器中，添加白酒，每日振摇 1~2 次，密封浸泡 7 日，去渣留液。

【功效】 滋阴养血，润肠通便。

【主治】 素体虚弱或大病后，精血亏虚，身体羸弱，食欲不振，肠燥便秘，面色萎黄，倦怠乏力，头晕目眩，眼目干涩，口干食少。

【用法】 口服。不拘时候，随量饮用。

② 枸杞地术酒
来源：《经典药酒保健方选粹》

【原料】 生地黄 100 克，枸杞子 60 克，白术 75 克，五加皮 50 克，菊花 40 克，甘草

30 克，糯米 1500 克，酒曲 125 克。

【制作】 前 6 味粗碎，加水，文火煮至 2 升，去渣留液，候冷。糯米煮熟、候冷，入酒曲末、药液搅匀，密封，置阴凉干燥处，常规酿酒，酒熟后去糟留液。

【功效】 养肝明目，滋阴补肾，健脾和胃。

【主治】 肝肾亏虚，腰膝酸软，两足乏力，筋骨酸痛，肢体不仁，头晕眼花，两目干涩，视物模糊，迎风流泪，须发早白；脾胃气虚，食欲不振，胸腹胀满，便溏泄泻。

【用法】 口服。不拘时候，随量饮用。

【注意】 感冒及面红目赤肿痛之实热所致视物模糊、畏光流泪者均不宜服用本酒。五加皮以南五加为宜，菊花以安徽滁县者良。

【来源】 《经典药酒保健方选粹》。又，一方以白酒代糯米、酒曲，余同上。

四、病毒性角膜炎

病毒性角膜炎指黑睛骤生多个细小星翳，其色灰白或微黄，或散漫分布，或连缀排列，或先后发生，或顿起，治以祛风清热为主，辨证给予清热除湿、清热祛风、散寒解表、疏风清热、清肝泻火、滋阴散邪等，常用羌活、金银花、栀子、荆芥、连翘等中药。

● 加味修肝酒　　　　　　　　　来源:《中医大辞典》

【原料】 栀子、薄荷、羌活、荆芥、防风、麻黄、大黄、连翘、黄芩、当归、赤芍、菊花、木贼、桑螵蛸、白蒺藜、川芎、甘草各 30 克，黄酒适量。

【制作】 前 17 味捣末。

【功效】 疏风清热。

【主治】 黑睛星翳尚未走窜，头痛鼻塞，目赤痛流泪。

【用法】 口服。每日 3 次，每次用黄酒冲服药末 9 克。

五、白内障

白内障指瞳神出现圆形银白色翳障、晴珠浑浊、视力缓降、渐至失明，多因年老体衰、肝肾亏虚、脾虚失运、精血不足、肝经郁热、阴虚挟湿所致，分别给予补益肝肾、健脾益气、清热平肝、滋阴清热等，常用枸杞子、薄荷、草决明、青葙子等中药。

① 四味平补酒　　　　　　　　　来源:《遵生八笺》

【原料】 肉苁蓉 125 克，枸杞子、巴戟天、菊花各 65 克，糯米 1250 克，酒曲适量。

【制作】 前 4 味粗碎，加清水，文火煎至 3 升，候冷。糯米蒸煮，沥干，候冷，入药汁、酒曲末搅匀，密封，置阴凉保温处，常规酿酒，酒熟后去糟留液。

【功效】 补肾壮阳，养血填精，强筋壮骨，养肝明目。

【主治】 肝肾亏虚，精血不足，视物模糊，头晕目眩，腰背酸痛，足膝乏力。

【用法】 空腹温饮。每日 2 次，每次 10 ~ 20 毫升。

② 驻景酒

【原料】 熟地黄、菟丝子各 60 克，枸杞子 30 克，车前子 45 克，白酒 1.5 升。

【制作】 前 4 味粗碎，置容器中，添加白酒，每日振摇 1 ~ 2 次，密封浸泡 14 日，去渣留液。

【功效】 补益肝肾，增目力。

【主治】 肝肾亏虚，眼目昏暗，多见黑花，或生翳障，迎风流泪，视物不明。

【用法】 口服。每日 2 次，每次 10 ~ 20 毫升。

③ 神效退翳酒

【原料】 当归、川芎、大黄、草决明、龙胆草、薄荷、黄连、黄芩、荆芥、防风、栀子各 9 克，黄酒 800 毫升。

【制作】 前 11 味粗碎，置容器中，添加黄酒，文火煎至 300 毫升，去渣留液。

【功效】 祛风清热，活血退翳。

【主治】 眼生翳膜，视物模糊。

【用法】 口服。每日 3 次，每次 20 ~ 30 毫升。

【来源】 《普济方》神效退翳散改为酒剂。

④ 草决明目酒

【原料】 天冬、茯苓、麦冬、菊花、枸杞子、牛膝、肉苁蓉各 40 克，熟地黄、生地黄、青葙子各 35 克，菟丝子、草决明各 25 克，人参、杏仁、五味子、甘草、枳壳、黄连各 15 克，山药、川芎各 20 克，蒺藜花 24 克，石斛 50 克，防风 30 克，犀牛角、羚羊角各 3 克，白酒 3 升。

【制作】 犀牛角、羚羊角研粉，其余各药切碎，同置容器中，添加白酒，每日振摇 1 ~ 2 次，密封浸泡 15 日，去渣留液。

【功效】 滋阴明目，平肝息风。

【主治】 白内障，晶体呈淡绿色或淡白色；肝肾亏虚，瞳神散大，视物昏花，复视。

【用法】 口服。每日 2 次，每次 10 ~ 20 毫升。

【注意】 阴虚火旺、大便溏泄者忌服。忌食萝卜、莱菔子、生葱、大蒜、藜芦等。

六、视力减退

视力减退指视物逐渐模糊不清，与神劳、血少、元虚、精亏、湿热、痰浊、血瘀等有关，治宜补虚培本，辨证给予清热利湿化痰、清热疏肝化瘀、补益肝肾、养心健脾等，常用石菖蒲、枸杞子、黄精、菊花、生地黄等中药。

① 枸杞生地酒

来源:《增补万病回春》

【原料】 枸杞子200克，生地黄汁300毫升，白酒1.5升。

【制作】 每年冬季壬癸日采红肥枸杞子，捣破，置容器中，添加白酒，每日振摇1~2次，密封浸泡7日，去渣留液，加生地黄汁搅匀，再每日振摇1~2次，密封浸泡至立春。

【功效】 补益肝肾，乌须明目。

【主治】 肝肾亏虚，精血不足，视物模糊，腰膝酸软，须发早白，体倦乏力。

【用法】 空腹温饮。每日2次，每次20~30毫升。

【注意】 忌食芫荽、葱、蒜等。加何首乌100~200克，乌发效果更佳。

② 健阳酒

来源:《圣济总录》

【原料】 枸杞子、当归、补骨脂各9克，白酒1升。

【制作】 前3味粗碎，置容器中，添加白酒，文火隔水煮30分钟，再密封浸泡1日，去渣留液。

【功效】 补血养肝，壮阳明目。

【主治】 肾阳虚损，精血不足，视力衰退，腰膝酸痛，遗精，头晕。

【用法】 口服。每日2次，每次10毫升。

③ 菖蒲白术酒

来源:《太平圣惠方》

【原料】 石菖蒲、白术各250克，白酒1.25升。

【制作】 前2味研末，置容器中，添加白酒，每日振摇1~2次，密封浸泡14日，去渣留液。

【功效】 补益脾胃，和中理血，润泽肌肤。

【主治】 脾胃虚弱，食欲不振，神疲乏力，视力减退，早衰健忘，耳鸣耳聋，便溏腹胀，心悸；风寒湿痹。

【用法】 口服。每日3次，每次20~30毫升。

【注意】 阴虚火旺者忌服。

④ 黄精枸杞酒

来源：民间验方

【原料】 黄精、枸杞子各20克，何首乌15克，白酒500毫升。

【制作】 前3味捣碎，置容器中，添加白酒，每日振摇1~2次，密封浸泡30日，去渣留液。

【功效】 补益肝肾，明目。

【主治】 腰膝酸软，头晕眼花，顶秃发白，目暗不明。

【用法】 睡前口服。每日1次，每次25~30毫升。

【注意】 忌用铁器浸酒。少数人服用何首乌可出现肝损害、皮肤过敏、眼部色素沉着、腹痛、泄泻等症状，应立即停用。

第十六节 耳鼻喉科及口腔科

一、脓耳

脓耳以耳膜穿孔、耳内流脓为主要表现，多由脏腑功能失调、风热湿邪侵袭所致，治以清热化浊为主，常用黄连、黄柏、冰片等中药。其中，黄脓重在清热利湿，红脓重在清肝泻火，白脓或青脓重在健脾燥湿，黑脓重在补肾培元。

① 马钱冰片酒　　　　来源:《浙江中医杂志》

【原料】 制马钱子5个，冰片0.3克，50度白酒100毫升。

【制作】 制马钱子温水浸软，剥去表皮，切薄片，置容器中，添加白酒，每日振摇1~2次，密封浸泡15~20日，去渣留液，入冰片溶解。

【功效】 清热解毒，消肿止痛，防腐生肌。

【主治】 急、慢性化脓性中耳炎。

【用法】 外用。每日2次，每次先将患耳洗净，滴入酒2~4滴。

【注意】 马钱子大毒，须炮制。本酒不宜内服、多用、久用，孕妇禁用。

② 黄连冰片酒　　　　来源:《云南中医杂志》

【原料】 黄连9克，冰片0.5克，高粱酒100毫升。

【制作】 黄连粗碎，置容器中，添加高粱酒，每日振摇1~2次，密封浸泡7日，去渣留液，入冰片溶解。

【功效】 消炎通窍。

【主治】 化脓性中耳炎。

【用法】 外用。每日2次，每次先将患耳洗净，滴入酒1~2滴。

【注意】 孕妇慎用。

二、耳鸣

耳鸣指自觉耳内或头部出现特殊的鸣响，如闻蝉声，或如潮响，环境安静时加剧，多由肾阴不足、肝胆火盛、痰火上逆所致，治以滋阴补肾、清肝泻火、清热化痰为主，常用女贞子、桑椹、金樱子、磁石、枸杞子等中药。

① 木香怡神酒

来源：《中国民间百病良方》

【原料】 木香 3 克，糯米糖、绿豆各 500 克，白酒 500 毫升。

【制作】 前 3 味粗碎，置容器中，添加白酒，每日振摇 1～2 次，密封浸泡 21 日，去渣留液。

【功效】 补精益神。

【主治】 精血不足，头晕耳鸣，视物昏花，精神不振，饮食减少，全身乏力。

【用法】 口服。每日 2 次，每次 15～30 毫升。

② 穿破菖蒲酒

来源：《太平圣惠方》

【原料】 铁 1 块，石菖蒲、磁石各 20 克，穿破石 50 克，粳米 200 克，酒曲适量。

【制作】 前 4 味粗碎，加水煎取汁，入米煮熟，密封，置阴凉干燥处，常规酿酒，酒熟后去糟留液。

【功效】 补肾开窍。

【主治】 肾虚耳聋、耳鸣。

【用法】 口服。不拘时候，随量饮用。

【注意】 孕妇忌服。铁用陈旧者佳。

③ 桑椹柠檬酒

来源：民间验方

【原料】 桑椹 1000 克，柠檬 5 个，白砂糖 100 克，米酒 1.8 升。

【制作】 前 2 味粗碎，置容器中，添加米酒，每日振摇 1～2 次，密封浸泡 20 日，去渣留液，入白砂糖溶解。

【功效】 滋阴养心。

【主治】 心肾亏虚，头晕，眼花，耳鸣，腰膝酸软。

【用法】 口服。每日 2 次，每次 50～60 毫升。

【注意】 寒湿者忌服。

④ 磁石熟地酒

来源：《普济方》

【原料】 磁石 30 克，熟地黄 9 克，山茱萸、制附子、苍耳子各 6 克，肉桂、羌活、川木通、防风、山药、石菖蒲、远志、蔓荆子、川芎、细辛、茯苓、干姜、菊花各 3 克，米酒 1 升。

【制作】 前 18 味（磁石捣碎，用清水淘去赤汁）研末，置容器中，添加米酒，每日振摇 1～2 次，密封浸泡 15 日，去渣留液。

【功效】 补益肝肾，祛风通窍。

【主治】 肝肾亏虚，风热窍闭，耳鸣，耳聋。

【用法】 口服。每日 2 次，每次 15～30 毫升。

【注意】 附子有毒，须炮制；细辛、苍耳子小毒。本酒不宜多服、久服，孕妇忌服。

⑤ 聪耳磁石酒 来源:《圣济总录》

【原料】 川木通、石菖蒲各 250 克，磁石 15 克，白酒 1.7 升。

【制作】 前 3 味细锉，置容器中，添加白酒，每日振摇 1~2 次，密封浸泡 3~7 日，去渣留液。

【功效】 平肝潜阳，化湿开窍。

【主治】 肝肾亏虚，耳聋，耳鸣，常如风水声。

【用法】 饭后口服。每日 2 次，每次 20~30 毫升。

三、耳聋

耳聋以听力障碍、减退、消失为主要表现，多由心肾不足、肝郁脾虚所致，治以滋肾疏肝开窍为主，辨证给予养心、补肾、祛风、平肝、利窍等，常用石菖蒲、天花粉、苍耳子、山茱萸、川木通等中药。

① 天花粉酒 来源:《普济方》

【原料】 天花粉 100 克，白酒 1 升。

【制作】 前 1 味粗碎，置容器中，添加白酒，文火煮 2~3 沸，候温，去渣留液。

【功效】 生津止渴，降火消肿。

【主治】 耳聋；产后缺乳。

【用法】 口服。不拘时候，随量饮用。

【注意】 脾胃虚寒、大便滑泄者忌服。

② 百岁长寿酒 来源:《中国当代中医名人志》

【原料】 麦冬、枸杞子、白术、党参、茯苓各 50 克，陈皮、当归、川芎、生地黄、熟地黄、枣树皮各 30 克，羌活、五味子各 20 克，肉桂 10 克，大枣 500 克，冰糖 1000 克，白酒 5 升。

【制作】 前 15 味捣碎或研末，置容器中，添加白酒，密封，文火隔水加热 1.5 小时，待温，入冰糖溶解，埋入土中 7 日后取出，去渣留液。

【功效】 补养五脏，益气养血，聪耳明目。

【主治】 耳聋目昏，容颜憔悴，形体消瘦，须发早白。

【用法】 口服。每日 3 次，每次 10 毫升。

【注意】 阴虚火旺及大便溏泄者忌服。

③ 苍耳愈聋酒 来源:《圣济总录》

【原料】 苍耳子、防风、黄芪、茯苓、独活、牛蒡子、生地黄各 30 克，薏苡仁、川木通各 20 克，人参 15 克，肉桂 12 克，白酒 1 升。

【制作】 前 11 味捣碎，置容器中，添加白酒，每日振摇 1~2 次，密封浸泡 7 日，去渣留液。

【功效】 除热，补虚。

【主治】 骨痛，耳聋。

【用法】 空腹口服。每日1次，每次10毫升。

【注意】 苍耳子小毒。本酒不宜多服、久服，孕妇忌服。忌食萝卜、莱菔子、生葱、大蒜、藜芦等。

④ 磁石山萸酒　　　　来源:《太平圣惠方》

【原料】 磁石150克，山茱萸60克，熟地黄90克，川木通、防风、山药、石菖蒲、远志、制天雄、蔓荆子、菊花、川芎、细辛、肉桂、干姜、茯苓各30克，白酒30升。

【制作】 前16味粗碎，置容器中，添加白酒，每日振摇1~2次，密封浸泡7日，去渣留液。

【功效】 补益肝肾，祛风通窍。

【主治】 风邪外袭，耳聋，眩晕。

【用法】 口服。不拘时候，随量饮用。

【注意】 天雄大毒，须炮制；细辛小毒。本酒不宜多服、久服，孕妇及阴虚阳盛者禁服。

四、鼻出血

鼻出血即鼻中出血，由外伤、鼻腔异物、鼻中隔偏曲、维生素缺乏、血液病等多种原因导致鼻部阳络损伤引起，治以止血为主，辨证给予疏风清热、清泄胃火、清肝泻火、补养肝肾、健脾益气等，常用白茅根、鸡冠花、栀子、墨旱莲等中药。

① 莱菔酒　　　　来源:《普济方》

【原料】 莱菔子100克，白酒150毫升。

【制作】 前1味研末，置容器中，添加白酒，文火煎1~2沸，去渣留液。

【功效】 止血。

【主治】 口、鼻、耳均出血，或单纯鼻出血。

【用法】 睡前口服。每日1次，每次10~20毫升。

【注意】 忌食辛辣、油炸食物。

② 黑栀子酒　　　　来源：民间验方

【原料】 栀子50克，三七末3克，百草霜15克，黄酒300毫升。

【制作】 前3味粗碎，置容器中，添加黄酒，煎至减半，去渣留液。

【功效】 消炎，活血，止血。

【主治】 鼻出血。

【用法】 口服。每日3次，每次1/3剂。

【注意】 阴虚火旺、咳嗽肺损者禁用。忌食辛辣、油炸食物。

五、鼻炎

鼻炎以间歇性鼻塞、流涕为主要特征，遇鼻腔刺激或精神紧张则加重，早期多由肺脾气虚、寒湿侵袭所致，治以温肺健脾、祛邪通窍为主，病久多邪瘀化热、痰火结聚，治以理气活血、宣通肺气为主，常用黄芩、芫花根、辛夷等中药。

① 芫花根酊　　　　　　　　　　　　　　来源:《中药制剂汇编》

【原料】 芫花根 30 克，75% 乙醇 100 毫升。

【制作】 前 1 味研末，置容器中，添加乙醇，每日振摇 1~2 次，密封浸泡 14 日，去渣留液。

【功效】 消肿解毒，活血止痛。

【主治】 鼻炎。

【用法】 外用。每日 1 次，每次用消毒棉球蘸本酒塞入鼻腔 1~2 小时。

【注意】 芫花有毒。本酒不宜内服、多用、久用，孕妇忌用。棉球深塞为宜，过浅达不到治疗目的。对慢性鼻炎患者，可塞鼻中隔与下甲之间。对副鼻窦炎患者，塞中鼻道。觉鼻黏膜有灼热感后5~10分钟取出，用温热生理盐水冲洗鼻腔。

② 辛夷白芷酒　　　　　　　　　　　　　　来源:《圣济总录》

【原料】 辛夷、白芷各 9 克，藁本、甘草、当归各 18 克，羊脊髓 250 克，黄酒 3 升。

【制作】 羊脊髓粗碎，置容器中，添加少许清水，文火煮沸，与捣碎的前 5 味中药同置容器中，添加黄酒，每日振摇 1~2 次，密封浸泡 3~5 日，去渣留液。

【功效】 宣肺通窍。

【主治】 肺热鼻塞多涕。

【用法】 温饮。每日 2 次，每次10~20 毫升。

【注意】 孕妇忌用。

③ 滴鼻液　　　　　　　　　　　　　　　　来源:《中药制剂汇编》

【原料】 黄芩、紫花地丁、生甘草各 7.5 克，麻黄素 15 克，尼泊金 1.5 克，95% 乙醇 2 升。

【制作】 前 3 味粗碎，置容器中，添加蒸馏水（每次 3 升），文火煮沸 1 小时，去渣留液，再加清水，文火煮沸半小时，去渣留液。2 次滤液合并混合约 4 升，静置 1 日，调 pH6~7，文火煮沸浓缩至 1 升，待冷，添加乙醇，再静置1日，去渣留液，减压回收乙醇至无醇味，加蒸馏水至 3 升，去渣留液，加尼泊金及麻黄素（如有浑浊现象，可用滤纸过滤）。

【功效】 通气消肿。

【主治】 鼻塞，头闷，涕多不利。

【用法】 外用。每日3次，每次取酒1~2滴滴鼻。

六、鼻窦炎

鼻窦炎以鼻流浊涕，量多不止，眉间或颧部压痛为主要特征，多由肺脾虚弱或兼热所致，治以健脾宣肺、化热开窍为主，辨证给予疏风清热、清胆泄热、清脾泄热、健脾益肺等，常用蜂蛹、苍耳子、黄柏、辛夷等中药。

① 苍耳子酒

来源：民间验方

【原料】 苍耳子50克，细辛10克，白酒500毫升。
【制作】 前2味捣碎，置容器中，添加白酒，每日振摇1~2次，密封浸泡5~7日，去渣留液。
【功效】 祛风散寒，通窍止痛。
【主治】 风寒头痛，急慢性鼻炎、鼻窦炎所致头痛、鼻塞、流清涕。
【用法】 口服。每日2次，每次50毫升。
【注意】 细辛、苍耳子小毒。本酒不宜多服、久服，孕妇忌服。
【来源】 民间验方。《本草拾遗》中的苍耳子酒，即本方去细辛。

② 蜂蛹酒

来源：《单方验方治百病》

【原料】蜂蛹40只，白酒100毫升。
【制作】 前1味捣碎，置容器中，添加白酒，每日振摇1~2次，密封浸泡30日，去渣留液。
【功效】 解毒通窍。
【主治】 慢性鼻窦炎。
【用法】 口服。每日3次，每次20毫升。

七、扁桃体炎

扁桃体炎以咽痛、发热及咽部不适感等为特点，多因风热邪毒或胃火炽盛上攻咽喉所致，治以疏风清热利咽为主，辨证给予清热解毒、活血化瘀、滋阴降火、清胃泻火等，常用板蓝根、金银花、蒲公英、青黛、百合、鱼腥草等中药。

① 蛇胆酒

来源：民间验方

【原料】 蛇胆2枚，白酒50毫升。
【制作】 前1味刺破，入酒调匀。
【功效】 滋阴清热，活血解毒。
【主治】 火热内盛，口燥咽痛，结膜充血，眼干涩痛。
【用法】 口服。不拘时候，随量饮用。

② 橄榄青黛酒

来源:《中国药膳》

【原料】 橄榄 50 克,青黛 5 克,白酒 1 升。

【制作】 前 2 味粗碎,置容器中,添加白酒,每日振摇 1~2 次,密封浸泡 15 日,去渣留液。

【功效】 清热利咽,凉血解毒。

【主治】 咽喉肿痛,口渴,烦热。

【用法】 口服。不拘时候,随量饮用。

八、慢性咽炎

慢性咽炎主要表现为咽部有异物感、发痒、灼热、干燥、微痛、痰多不易咳净等不适,或刷牙漱口时恶心欲呕,多因肺肾阴虚、痰火互结咽喉所致,治以滋阴润肺、清热化痰为主,常用金银花、鱼腥草、野菊花、胖大海、甘草、桔梗等中药。

① 人乳酒

来源:《普济方》

【原料】 人乳 50 毫升,白酒 50 毫升。

【制作】 前 2 味混匀。

【功效】 滋阴开音。

【主治】 喉痹,猝不得语。

【用法】 口服。每日 2 次,每次 1/2 剂。

② 朱砂桂枝酒

来源:《圣济总录》

【原料】 朱砂、桂枝、胆矾各 3 克,白酒 50 毫升。

【制作】 前 3 味粗碎,置容器中,添加白酒,每日振摇 1~2 次,密封浸泡 3 日,去渣留液。

【功效】 清热解毒,燥湿化痰。

【主治】 喉中结塞。

【用法】 含漱。不拘时候,随量饮用。

【注意】 朱砂有毒。本酒不宜下咽、多用、久用,孕妇忌服。

九、声音嘶哑

声音嘶哑多由风热痰火壅结咽喉所致,治以疏风清热、化痰开音为主,辨证给予补肾、润肺、养阴、清热、化痰、利湿等,常用百合、桑椹、白芥子、西洋参、槐白皮、蜂蜜、大枣、杏仁、陈皮等中药。

① 西洋参酒

来源:《药酒汇编》

【原料】 西洋参 60 克,白酒 1 升。

【制作】 前1味粗碎，置容器中，添加白酒，每日振摇1~2次，密封浸泡14日。

【功效】 益气养阴，生津止渴。

【主治】 肺虚久咳，阴虚火旺，咽喉发炎，声音嘶哑，咳喘痰血；热病后气阴两伤，烦倦口渴，口干舌燥；肺痨咯血，痰中带血。

【用法】 口服。每日2次，每次10~15毫升。

【注意】 体质虚寒者忌服。忌食萝卜、莱菔子、生葱、大蒜、藜芦等。

② 芥子酒　　　　　　　　　　　来源:《本草纲目》

【原料】 白芥子250克，白酒1升，米酒2升。

【制作】 前1味粗碎，置容器中，添加白酒和米酒，煮至半熟，去渣留液。

【功效】 温肺散寒，利气豁痰。

【主治】 痰饮咳喘，寒热往来，胸胁胀满疼痛，反胃呕吐，中风不语，腰腿沉重，肢体痹痛、麻木；感冒失音；肺结核；闭经；多囊卵巢综合征，气滞痰阻，肥胖，多毛。

【用法】 温饮。每日3次，每次10~15毫升。

③ 槐白皮酒　　　　　　　　　　　来源：民间验方

【原料】 槐白皮30克，白酒500毫升。

【制作】 前1味切碎，置容器中，添加白酒，加水500毫升，文火煮至500毫升，去渣留液。

【功效】 祛风除湿，消肿止痛。

【主治】 失音，风邪外中，身体强直，肌肤不仁，热病口疮，牙疳，肠风下血，阳痿。

【用法】 温饮。每日3次，每次20毫升。

④ 蜜膏酒　　　　　　　　　　　来源:《备急千金要方》

【原料】 蜂蜜、饴糖各250克，生姜汁、生百部汁各125克，大枣泥、杏仁泥各75克，陈皮末60克，黄酒适量。

【制作】 杏仁泥、生百部汁加清水1升，煮成500毫升，去渣留液，入蜂蜜、生姜汁、饴糖、大枣泥、陈皮末等，文火熬取1升。

【功效】 疏风散寒，止咳平喘。

【主治】 肺气虚寒，声音嘶哑，咳唾上气，喘嗽，寒邪郁内；喘息性支气管炎。

【用法】 温饮。每日3次，每次用黄酒调服上膏1~2汤匙。

【注意】 百部过量使用，偶见胸部灼热感，口、鼻、咽喉发干，甚至头晕、胸闷、气急，应停药。

十、咽喉异物梗阻

咽喉异物梗阻常表现为咽喉疼痛、吞咽不利，或呛咳咯血，甚则窒息，多因气血凝滞所致，治以行气活血为主，辨证给予行气活血、化痰利湿、清热解毒、养阴润燥等，常用威灵仙、急性子、白芥子、艾叶等中药。

① 艾叶酒　来源：《中国民间百病良方》

【原料】　艾叶 1 把，白酒 15 毫升。

【制作】　艾叶切碎，置容器中，添加白酒，加水 15 毫升，文火煎至八分，去渣留液。

【功效】　理气血，逐寒湿，利咽喉，安胎元。

【主治】　鱼骨卡在咽喉；心腹冷痛，泄泻转筋，痢疾，吐血；痈疡；疥癣；月经先后无定期，崩漏，带下；胎动不安，或妊娠腰痛，或阴道下血。

【用法】　温饮。每日 2 次，每次 1/2 剂。

【注意】　阴虚血热者慎用。

【来源】　《中国民间百病良方》。又，一方以艾叶 30～60 克，用白酒 50 毫升炒热，入布包，乘热敷于脐部，治疗慢性胃炎、胃脘冷痛。

② 威灵仙酒　来源：《实用中医外科学》

【原料】　威灵仙 15 克，陈酒 30 毫升，白砂糖 6 克。

【制作】　前 1 味置容器中，水煎数沸，去渣留液，入陈酒、白砂糖溶解，待温。

【功效】　利咽除哽。

【主治】　咽喉及食管异物梗阻。

【用法】　温饮。异物未除再饮。

十一、牙痛

牙痛以牙齿及牙龈红肿、遇冷热刺激作痛、面颊肿胀等为主要特征，多因风火侵袭、胃火上冲、肾虚火旺所致，宜辨证给予疏风清热、清胃凉血、滋阴益肾、解毒消肿等治疗，常用露蜂房、细辛、川乌、花椒、菝葜、松香、莽草等中药。

① 川乌蜂房酒　来源：《中医函授通讯》

【原料】　制川乌、露蜂房、细辛各 3 克，白芷 6 克，白酒 100 毫升。

【制作】　前 4 味粗碎，置容器中，添加白酒，密封浸泡 30 分钟，去渣留液。

【功效】　祛风散寒，消肿止痛。

【主治】　龋齿牙痛。

【用法】　含漱。痛起始用，温酒漱口，酒冷方吐，痛止停漱。

【注意】　川乌大毒，须炮制；露蜂房有毒；细辛小毒。本酒不宜下咽、多用、久用，孕妇禁用。

② 乌头独活酒

【原料】 制草乌、独活、郁李根白皮各 30 克,白酒 2 升。

【制作】 前 3 味粗碎,置容器中,添加白酒,每日振摇 1~2 次,密封浸泡 2 日,再文火煮至 1 升,去渣留液。

【功效】 祛风活血,温经通络。

【主治】 牙痛。

【用法】 含漱。痛起始用,温酒漱口,酒冷方吐,痛止停漱。

【注意】 草乌大毒,须炮制。本酒不宜内服、多用、久用,孕妇忌用。

③ 止痛酒

【原料】 制川乌、制草乌、菝葜、白芷各 10 克,细辛 5 克,冰片 3 克,白酒 250 毫升。

【制作】 前 5 味捣碎,置容器中,添加白酒,每日振摇 1~2 次,密封浸泡10~14 日,去渣留液,入冰片溶解。

【功效】 消肿止痛。

【主治】 牙痛。

【用法】 外用。用消毒棉球蘸本酒少许,外涂痛牙根部,痛则再涂。

【注意】 乌头大毒,须炮制;细辛小毒。本酒不宜下咽、多用、久用,孕妇禁用。

④ 四味茶叶酒

【原料】 生石膏 45 克,细辛、川芎各 3 克,花椒、茶叶各 5 克,75% 乙醇 300 毫升。

【制作】 前 5 味研末,加乙醇,每日振摇 1~2 次,密封浸泡 7 日,文火隔水煮沸 30 分钟,去渣留液。

【功效】 消炎止痛。

【主治】 各类牙痛。

【用法】 外用。用消毒棉球蘸本酒咬在痛牙处,再取 1 个棉球塞入患牙对侧鼻孔,双侧牙痛则任塞一鼻孔。痛止后5~10 分钟去除药球。

【注意】 细辛小毒。本酒不宜内服、多用、久用,孕妇忌用。

⑤ 白矾藜芦酒

【原料】 白矾、藜芦、防风、细辛、干姜、白术、花椒、甘草、蛇床子、制附子各 10 克,白酒 1 升。

【制作】 前 10 味粗碎,置容器中,添加白酒,文火煮沸,去渣留液。

【功效】 祛风散寒,通络止痛。

【主治】 牙齿疼痛,龋齿,齿根宣露。

【用法】 含漱。痛起始用,温酒漱口,酒冷方吐,痛止停漱。

【注意】 附子有毒，须炮制；细辛小毒。本酒不宜下咽、多用、久用，孕妇忌用。

⑥ 松叶辛芎酒

来源:《外台秘要》

【原料】 松叶90克，川芎、细辛各60克，白酒4升。
【制作】 前3味粗碎，置容器中，添加白酒，文火煮至2升，去渣留液。
【功效】 祛风活血，通络止痛。
【主治】 牙齿肿痛。
【用法】 含漱。痛起始用，温酒漱口，酒冷方吐，痛止停漱。
【注意】 细辛小毒。本酒不宜下咽、多用、久用，孕妇忌用。

⑦ 松节细辛酒

来源:《外台秘要》

【原料】 松节、胡桐泪各8克，细辛、花椒各4克，白酒4升。
【制作】 前4味粗碎，置容器中，添加白酒，文火煮10~20沸，去渣留液。
【功效】 祛风散寒，通络止痛。
【主治】 牙齿疼痛，牙断肿痒，齿根宣露。
【用法】 含漱。痛起始用，温酒漱口，酒冷方吐，痛止停漱。
【注意】 细辛小毒。本酒不宜下咽、多用、久用，孕妇忌用。

⑧ 细辛柳皮酒

来源:《普济方》

【原料】 细辛60克，柳白皮120克，黑大豆30克，白酒5升。
【制作】 前2味粗碎，与黑大豆同炒至爆裂声绝，置容器中，添加白酒，密封浸泡1日，去渣留液。
【功效】 祛风通络止痛。
【主治】 龋齿肿痛。
【用法】 含漱。痛起始用，温酒漱口，酒冷方吐，痛止停漱。
【注意】 细辛小毒。本酒不宜下咽、多用、久用，孕妇忌用。

⑨ 郁李根酒

来源:《普济方》

【原料】 郁李根、细辛、花椒各15克，槐白皮、柳白皮各30克，白酒适量。
【制作】 前5味研末。每取药末30克，白酒250毫升，文火煎百沸，去渣留液。
【功效】 消肿止痛。
【主治】 牙龈肿痛，呼吸冷风其痛愈甚。
【用法】 含漱。痛起始用，温酒漱口，酒冷方吐，痛止停漱。
【注意】 细辛小毒。本酒不宜下咽、多用、久用，孕妇忌用。

⑩ 齿痛酒

来源:《药酒汇编》

【原料】 生地黄、独活各80克，细辛30克，白酒500毫升。

第三章 治病药酒

【制作】前3味切碎，置容器中，添加白酒，每日振摇1~2次，密封浸泡7日，去渣留液。

【功效】通络止痛。

【主治】齿根松动疼痛。

【用法】含漱。痛起始用，温酒漱口，酒冷方吐，痛止停漱。

【注意】细辛小毒。本酒不宜下咽、多用、久用，孕妇忌用。

⑪ 枳壳根酒
来源:《普济方》

【原料】枳壳根1根，白酒500毫升。

【制作】前1味粗碎，置容器中，添加白酒，每日振摇1~2次，密封浸泡7日，去渣留液。

【功效】理气活血止痛。

【主治】牙痛痰多。

【用法】含漱。痛起始用，温酒漱口，酒冷方吐，痛止停漱。

十二、牙齿松动

肾主骨，齿为骨之余。脾主肌肉，齿赖肌固。因此，牙齿松动多因脾肾亏虚所致，治以健脾补肾固齿为主，辨证给予补中益气、清热利湿、养血填精等，常用乌头、独活、生地黄、槐白皮、黄芪等中药。

① 三皮酒
来源：民间验方

【原料】桃白皮、槐白皮、柳白皮各60克，酒1升。

【制作】前3味锉如麻豆，为六贴，每贴以酒浸1宿，文火煎三五沸，去渣留液。

【功效】固齿。

【主治】牙齿动摇。

【用法】外用。热漱冷吐。

② 乌头郁李酒
来源：民间验方

【原料】制乌头、独活、郁李仁各15克，白酒600毫升。

【制作】上药锉如麻豆，每用15克，以酒绵裹药，于酒中浸1宿，煎十余沸。

【功效】健齿固齿。

【主治】牙齿动摇。

【用法】外用。热漱冷吐。

【注意】乌头大毒，须炮制。本酒禁止内服，不宜多用、久用，孕妇禁用。

十三、拔牙麻醉

牙髓是富含血管、神经的结缔组织，因此拔牙时会刺激神经，出现剧烈疼痛。中医认为拔牙疼痛与外力引起局部气滞血瘀有关，治以行气活血、化瘀通络为主，常用乌头、荜茇、菝葜、洋金花等中药。

中华药酒配方大全

① 乌头羊金酒
来源:《武汉新医药》

【原料】 制川乌、制草乌、当归、荜茇、制半夏、洋金花、制天南星各7.5克，花椒、细辛各15克，蟾酥6克，鲜蘑菇皮150克，75%乙醇适量。

【制作】 前10味研粉，与蘑菇皮混匀，置容器中，添加乙醇，每日振摇1~2次，密封浸泡4日，去渣留液。

【功效】 麻醉止痛。

【主治】 拔牙麻醉。

【用法】 外用。用消毒棉球蘸本酒少许，涂抹于要拔除牙齿的周围，3~5分钟后可施术拔牙。

【注意】 乌头大毒，半夏、天南星有毒，均须炮制。洋金花、蟾酥有毒，细辛小毒。本酒内服、多用、久用宜慎，孕妇及体虚者禁用。

② 细辛菝葜酒
来源:《北京市中草药制剂选编》

【原料】 细辛3克，菝葜9克，白芷6克，75%乙醇100毫升。

【制作】 前3味研末，置容器中，添加乙醇，充分振摇，密封浸泡1日，去渣留液。

【功效】 麻醉止痛。

【主治】 拔除松动牙齿时的表面麻醉。

【用法】 外用。用消毒棉球蘸本酒少许，涂抹于要拔除牙齿的周围，3~5分钟后可施术拔牙。

【注意】 细辛小毒。本酒不宜下咽、多用、久用，孕妇忌用。

③ 复方白茄根酒
来源:《中药制剂汇编》

【原料】 白茄根30克，制川乌、制草乌、制天南星、制半夏、白花椒各15克，95%乙醇250毫升。

【制作】 前6味切碎，置容器中，添加乙醇，每日振摇1~2次，密封浸泡14日，去渣留液。

【功效】 局麻止痛。

【主治】 拔牙麻醉。

【用法】 外用。用消毒棉球蘸本酒少许，涂抹于要拔除牙齿的周围，3~5分钟后可施术拔牙。

【注意】 乌头大毒，天南星、半夏有毒，均须炮制。本酒不宜内服、多用、久用，孕妇禁用。

十四、口舌生疮

口舌生疮主要表现为口颊或唇舌边发生白色溃烂小泡，红肿疼痛，多因火热所致，治以清热泻火为主，辨证给予清热、解毒、泻胃、温肾、健脾、益胃、滋阴、养血等，常用半夏、黄柏、栀子、黄连等中药。

❶ 半夏酒

来源:《普济方》

【原料】 制半夏 20 枚，白酒 1 升。

【制作】 前 1 味洗净，置容器中，添加清水 200 毫升，文火煎煮 30 分钟，乘热添加白酒，每日振摇 1～2 次，密封浸泡 30 日，去渣留液。

【功效】 健脾燥湿，消肿止痛。

【主治】 舌下黏膜炎症（口腔炎），舌下腺囊肿（舌肿），重舌。

【用法】 含漱。痛起始用，温酒漱口，酒冷方吐，痛止停漱。或口服，每日 2 次，每次 10 毫升。

【注意】 半夏有毒，须炮制。本酒不宜多用、久用，孕妇忌用。

❷ 连柏栀子酒

来源:《景岳全书》

【原料】 黄柏 90 克，黄连 15 克，栀子 30 克，米酒 500 毫升。

【制作】 前 3 味粗碎，置容器中，添加米酒，文火煎数百沸，去渣留液，候凉。

【功效】 清热利湿，解毒杀虫。

【主治】 虚烦不眠，目赤肿痛，口舌生疮，牙龈出血，吐血，尿血，便血，热毒疮疡。

【用法】 空腹口服。不拘时候，每次 20 毫升。

第十七节 | 肿瘤科

一、鼻咽癌

鼻咽癌指发生在鼻咽部的恶性肿瘤，早期主要表现为回吸性血涕、耳鸣、听力减退、耳内闭塞感、头痛、颈淋巴结肿大、面部皮肤麻木感、复视等，多因毒热蕴结所致，治以清热解毒为主，常用天葵子、大青叶、青天葵等中药。

○ 天葵子酒

来源：民间验方

【原料】 天葵子 200 克，低度米酒 500 毫升。

【制作】 天葵子洗净，置容器中，添加米酒，每日振摇 1～2 次，密封浸泡 7 日，去渣留液。

【功效】 清热解毒，疏肝泻火，散结抗癌。

【主治】 肝郁化火型鼻咽癌、乳腺癌、食管癌等多种癌症。

【用法】 空腹口服。每日2次，每次20～30毫升。

【注意】 脾虚便溏和小便清利者忌服。

二、肺癌

肺癌指发生在肺部的恶性肿瘤，早期主要表现为刺激性干咳、血痰、胸痛、发热等，多由吸烟、工业废气、大气污染等因素导致，治以清热解毒化瘀为主，常用白芥子、石蝉草、一枝香、石南叶等中药。

① 石蝉草酒
来源：《中国民间百病良方》

【原料】 石蝉草250～500克，白酒1升。

【制作】 前1味切碎，置容器中，添加白酒，每日振摇1～2次，密封浸泡10～15日，去渣留液。

【功效】 祛瘀散结抗癌。

【主治】 肺癌，胃癌，食管癌，肝癌，乳腺癌。

【用法】 口服。每日3次，每次10～15毫升。

② 一枝香酒
来源：《药酒汇编》

【原料】 一枝香60克，石南叶30克，米酒100毫升。

【制作】 前2味捣碎，置容器中，添加米酒，文火煎煮30分钟，去渣留液。

【功效】 抗癌。

【主治】 早期肺癌。

【用法】 温饮。每日2次，每次1剂。

【注意】 石南叶小毒。本酒不宜多服、久服，孕妇及阴虚火旺者忌服，癌症晚期慎服。

三、乳腺癌

乳腺癌是发生在乳腺的恶性肿瘤，早期常表现为乳房无痛性肿块、轻微不适或疼痛，以及乳头溢液、凹陷、压痛等，多由肝经热毒蕴结所致，治以清肝泄热化瘀为主，常用八角莲、南瓜蒂、橘络、胡桃枝、闹羊花等中药。

① 三橘酒
来源：《药酒汇编》

【原料】 青橘皮、青橘叶、橘核各15克，白酒250毫升。

【制作】 前3味切碎，置容器中，添加白酒，加水250毫升，煎至200毫升，去渣留液。

【功效】 开郁散结，通络消肿。

【主治】 气滞血瘀，腺癌初起，乳房结核。

【用法】 温饮。每日2次，每次1/2剂。

② 角莲闹羊酒

【原料】 八角莲、闹羊花各 25 克，红天葵 50 克，白酒 500 毫升。

【制作】 前 3 味切碎，置容器中，添加白酒，每日振摇 1～2 次，密封浸泡 7 日，去渣留液。

【功效】 清热解毒，活血化瘀。

【主治】 乳腺癌。

【用法】 口服。每日 2～3 次，每次 10～15 毫升。

【注意】 八角莲、闹羊花有毒。本酒不宜多服、久服，孕妇及体虚者忌服。可用此酒外擦患部。

③ 南瓜蒂酒

【原料】 南瓜蒂 200 克，黄酒 250 毫升。

【制作】 南瓜蒂烧灰存性，研末。

【功效】 疏肝解郁，养血散结。

【主治】 乳腺癌初期，乳房胀痛有块，两胁胀痛，遇精神刺激症状加重。

【用法】 口服。每日 2 次，每次用黄酒冲服药末 10 克。

④ 胡桃枝酒

【原料】 胡桃枝 60 克，南瓜蒂 2 个，益母草 9 克，黄酒 300 毫升。

【制作】 前 3 味粗碎，文火煎汁，入黄酒混匀。

【功效】 解毒散结。

【主治】 妇科癌症，尤其是乳房有硬块以至翻花、溃烂，或头痛、发热、全身不适等症（冲任失调型乳腺癌）。

【用法】 口服。每日 1 次，每次 1 剂。

⑤ 浙贝胡桃酒

【原料】 浙贝母、胡桃仁、连翘、金银花各 9 克，黄酒 100 毫升。

【制作】 前 4 味捣碎，置容器中，添加黄酒及清水 100 毫升，文火煎至减半，去渣留液。

【功效】 清热解毒，消瘀散结。

【主治】 乳腺癌。

【用法】 口服。每日 2 次，每次 1 剂

⑥ 荷叶蒂酒

【原料】 荷叶蒂 7 个，黄酒 200 毫升。

【制作】 前 1 味煅烧存性，研末，入黄酒调匀。

【功效】 清热，行气，去恶血。

【主治】 乳腺癌已破。

【用法】 口服。每日1次，每次10～15毫升。

⑦ 鹿茸草酒 来源:《中国民间百病良方》

【原料】 鹿茸草15克，糯米甜酒60毫升。

【制作】 鹿茸草捣烂取汁，或入锅煎煮30分钟，去渣留液，与糯米甜酒混匀。

【功效】 清热解毒，祛风凉血。

【主治】 热毒蕴结型乳腺癌、乳痈。

【用法】 口服。每日3次，每次1/3剂。

⑧ 槐花酒 来源:《串雅内编选注》

【原料】 槐花90克，黄酒500毫升。

【制作】 槐花炒黄为末，置容器中，添加黄酒，文火煮30～40沸，去渣留液。

【功效】 清热解毒，祛风凉血，止血调经。

【主治】 疮毒已成、未成，红肿热痛；各种出血证，如便血、痔血、肠风下血、崩漏、赤白痢、咯血、鼻出血；高血压；乳癌，硬如石。

【用法】 口服。每日1～2次，每次10～15毫升。

⑨ 鲜柚酒 来源:《滇南本草》

【原料】 鲜柚8个，米酒20毫升。

【制作】 鲜柚去皮、绞汁，置容器中，入米酒混匀。

【功效】 疏肝行气，通络止痛。

【主治】 乳腺癌，胃癌；急性乳腺炎早期，哺乳期乳汁排出不畅，乳房红肿、硬结、疼痛；脾胃气滞，脘腹胀满疼痛，食欲不振；高血压，冠心病，支气管炎，支气管哮喘。

【用法】 口服。每日2次，每次1剂。

⑩ 蟹壳酒 来源:《中国民间百病良方》

【原料】 生蟹壳数十枚，白酒适量。

【制作】 蟹壳烧灰存性，研末。

【功效】 散血结，消积聚。

【主治】 产后败血不散、结聚成块，子宫复旧不全，血崩腹痛；乳腺癌，乳中硬块，乳腺小叶增生。

【用法】 温饮。每日2次，每次用酒冲服药末6克。

【注意】 蟹壳有毒。本酒不宜多服、久服，孕妇忌服。

四、膀胱癌

膀胱癌是泌尿系统最常见的恶性肿瘤，主要表现为肉眼无痛性血尿间歇发作、尿中有腐肉样物质等，多因湿热毒邪蕴结膀胱所致，治以清热利湿解毒为主，常用淫羊藿、车前草、黄芪、肉桂、莪术、牛膝等中药。

○ 淫羊藿酒

来源：《本草纲目》

【原料】淫羊藿 500 克，白酒 5 升。

【制作】淫羊藿细碎，置容器中，添加白酒，每日振摇 1~2 次，密封浸泡 10 日，去渣留液。

【功效】祛风除湿，温肾强筋。

【主治】膀胱癌等癌症术后治疗；风湿痹阻，关节疼痛，肢体不仁，手足不遂，筋骨冷痛，腰膝乏力，阳痿，遗精。

【用法】口服。每日 2 次，每次 40~50 毫升。

【注意】阴虚火旺者不宜。

五、子宫颈癌

子宫颈癌指发生在子宫阴道部及宫颈管的恶性肿瘤，主要表现为阴道流血、白带增多等，多因正虚兼湿热瘀阻所致，治以补虚清热、利湿化瘀为主，辨证给予疏肝理气、补益肝肾、温肾健脾等，常用秤砣梨、黄药子、鳖甲、黄芪、香附等中药。

① 秤砣梨酒

来源：《中国民间百病良方》

【原料】秤砣梨 30~60 克，白酒 500 毫升。

【制作】前 1 味切细，置容器中，添加白酒，每日振摇 1~2 次，密封浸泡 15~20 日，去渣留液。

【功效】清热解毒，祛风活血。

【主治】子宫颈癌，子宫肿瘤。

【用法】口服。每日 2 次，每次 10~15 毫升。

② 黄药子酒

来源：《本草纲目》

【原料】黄药子 500 克，白酒 1.5 升。

【制作】前 1 味捣碎，置容器中，添加白酒，密封，糠火煨 2 小时，候冷，每日振摇 1~2 次，密封浸泡 7 日，去渣留液。

【功效】软坚散结，清热解毒，凉血止血。

【主治】瘿瘤，瘰疬，咳嗽，气喘，咯血，百日咳；子宫颈癌，食管癌，胃癌，甲状腺肿瘤。

【用法】口服。每日 2 次，每次 20~30 毫升。

【注意】黄药子有毒。本酒不宜多服、久服，脾胃虚弱者、孕妇及肝功能损害者慎服。

❸ 鳖甲蟾蜍酒

来源:《中国妇科食疗大全》

【原料】 炙鳖甲 15 克, 党参、黄芪、香附各 9 克, 蟾皮粉 1 克, 黄酒 50 毫升。

【制作】 前 4 味粗碎, 置容器中, 文火煎取汁, 入蟾皮粉、黄酒拌匀。

【功效】 疏肝健脾, 软坚散结。

【主治】 子宫颈癌及其他妇科癌症初期; 肝癌所致之食欲不振、腹胀便溏、黄疸厌油、肝区肿痛。

【用法】 温饮。每日 1 次, 每次 1 剂。

【注意】 蟾皮小毒。本酒不宜多服、久服, 孕妇忌服。

六、子宫内膜癌

子宫内膜癌是原发于妇女停经后的一种恶性肿瘤, 主要表现为围绝经期月经紊乱或绝经后出现不规则阴道流血, 多因湿热瘀毒互结胞宫所致, 治以清热利湿、解毒化瘀为主, 常用海马、蜈蚣、穿山甲、一枝香、白花蛇舌草等中药。

⃝ 海马蜈蚣酒

来源:《药酒汇编》

【原料】 海马、炙穿山甲各 10 克, 蜈蚣 6 克, 黄酒适量。

【制作】 前 3 味粗碎, 研末。

【功效】 抗癌。

【主治】 妇科癌症, 子宫内膜癌, 乳腺癌。

【用法】 口服。每日 3 次, 每次用黄酒冲服药末 3 克。

【注意】 蜈蚣有毒。本酒不宜多服、久服, 孕妇及阴虚火旺者忌服, 癌症晚期慎服。

七、卵巢癌

卵巢癌指发生在卵巢的恶性肿瘤, 主要表现为下腹和盆腔坠胀不适、疼痛, 附件囊性包块逐渐扩大, 月经紊乱, 多因少腹湿热痰瘀所致, 治以清热利湿、化痰祛瘀为主, 辨证给予疏肝、健脾、补肾、行气等, 常用水蛭、穿山甲、王不留行、莪术、三棱等中药。

⃝ 水蛭酒

来源:《中医妇科学》

【原料】 水蛭 100 克, 黄酒 500 毫升。

【制作】 水蛭粗碎, 置容器中, 添加黄酒, 文火蒸沸 20～30 分钟, 弃水蛭, 去渣留液。

【功效】 活血破血, 逐瘀消瘤。

【主治】 瘀毒互结, 输卵管、卵巢恶性肿瘤。

【用法】 口服。每日 2 次, 每次 10～15 毫升。

【注意】 水蛭小毒。本酒不宜多服、久服, 孕妇忌服。

八、阴茎癌

阴茎癌是发生在阴茎头及包皮内的恶性肿瘤，主要表现为病变部位呈乳头状或扁平状突起，溃疡周边隆起，分泌恶臭液体，并可穿破包皮露出癌肿，多因肝肾亏虚、湿火侵袭所致，治以补益肝肾、利湿泻火为主，常用蟾蜍、车前草、龙胆草、天竺黄、莪术等中药。

● 蟾蜍酒

来源：《中国民间百病良方》

【原料】 活蟾蜍 3 只，黄酒 500 毫升。

【制作】 蟾蜍粗碎，置容器中，添加黄酒，文火蒸沸 30 分钟，弃蟾蜍，去渣留液。

【功效】 理气解郁，解毒消肿。

【主治】 热毒炽盛型阴茎癌，肿痛明显；各型白血病；痰迷心窍，狂言乱语，苦笑无常。

【用法】 口服。每日 3 次，每次 10～15 毫升，连服 30 日，休息 3 日后再服，90 日为 1 个疗程。

【注意】 蟾蜍有毒。本酒不宜多服、久服，孕妇忌服。

九、甲状腺癌

甲状腺癌指发生在甲状腺的恶性肿瘤，主要表现为甲状腺结节坚硬、不平整，伴颈淋巴结肿大、喉返神经麻痹或以往有颈部反射史，多因痰毒瘀结所致，治以清热解毒、祛痰化瘀为主，常用海藻、昆布、浙贝母、白芥子、黄药子等中药。

● 消瘿抗癌酒

来源：《药酒汇编》

【原料】 黄药子、海藻、昆布各 250 克，浙贝母 200 克，米酒 1 升。

【制作】 前 4 味捣碎，置容器中，添加米酒，密封，灰火煨 1 日，取出，候冷，去渣留液。

【功效】 解毒消肿，软坚散结。

【主治】 甲状腺癌，各种恶疮、癌肿。

【用法】 口服。不拘时候，随量饮用。

【注意】 黄药子有毒。本酒不宜多服、久服，脾胃虚弱者、孕妇及肝功能损害者慎服。

十、恶性淋巴瘤

恶性淋巴瘤是发生在人体淋巴系统的恶性肿瘤的总称，主要表现为淋巴结肿大、质硬、有弹性等，多因痰毒瘀结所致，治以清热解毒、豁痰祛瘀为主，常用半角莲、海藻、昆布、白芥子、槐角、桃仁、黄连、夏枯草等中药。

● 八角莲酒

【原料】 八角莲 30～60 克，黄酒 60 毫升。

【制作】 前 1 味晾干，置容器中，添加黄酒，文火煎煮 30 分钟，去渣留液。

【功效】 抗癌。

【主治】 恶性淋巴瘤。

【用法】 口服。每日 1 次，每次 1 剂。

【注意】 八角莲有毒。本酒不宜多服、久服，孕妇忌服。

十一、白血病

白血病俗称血癌，指造血系统的恶性肿瘤，主要表现为贫血、出血、肝脾肿大、骨骼疼痛等，多因正虚、温热毒邪瘀结所致，治以补虚泻火、解毒化瘀为主，辨证给予益气养血、温肾健脾、行气活血等，常用黄连、青黛、丹参、太子参、砒霜等中药。

① 紫杉酒

来源：《中国民间百病良方》

【原料】 紫杉茎皮 1000 克，黄酒 2.5 升。

【制作】 前 1 味切碎，置容器中，添加黄酒，每日振摇 1～2 次，密封浸泡 7 日，去渣留液。

【功效】 抗癌。

【主治】 白血病，以及卵巢癌、乳腺癌、肺癌、淋巴癌、脑瘤。

【用法】 口服。每日 2 次，每次 10～15 毫升。

【注意】 不宜多服、久服。本酒抗癌谱比较广，适合于大多数恶性肿瘤。

② 鳗鲡鱼酒

来源：《中国民间百病良方》

【原料】 鳗鲡鱼 500 克，黄酒 500 毫升，食盐少许。

【制作】 鳗鲡鱼去内脏，洗净，置砂锅中，添加黄酒及清水 500 毫升，文火炖至熟烂，加食盐。

【功效】 补虚损，活血络。

【主治】 白血病之便血，兼消瘦、低热。

【用法】 口服。不拘时候，随量饮用。

【注意】 脾肾虚弱、痰多泄泻者忌服。

十二、癌症疼痛

剧烈疼痛是癌症患者的主要症状，多因热毒瘀结所致，治以凉血解毒、化瘀散结为主，辨证给予益气养血、行气活血、通经活络等，常用延胡索、香附、麝香、冰片、牛黄、硼砂、阿魏、全蝎等中药。

① 止痛擦剂
来源:《千家妙方下》

【原料】 硼砂 10 克，白矾 15 克，冰片 45 克，95% 乙醇 500 毫升。

【制作】 冰片粗碎，置容器中，添加乙醇，搅至冰片溶解，再投硼砂、白矾溶解，去渣留液。

【功效】 疏肝理气，化瘀止痛。

【主治】 晚期癌瘤疼痛。

【用法】 外用。在癌瘤引起之疼痛部位擦用，每日应用次数视病情而定。

【注意】 孕妇慎用。食管癌、胃癌、胰腺癌等癌瘤的止痛效果较满意，一般擦用一次可止痛 6~8 小时，晚期病人则可止痛 2~3 小时。肺癌、肝癌等癌瘤引起的疼痛，止痛效果较差。

② 水红花子酒
来源:《癌瘤中医防治研究》

【原料】 水红花子 20 克，木香 1.5 克，阿魏、急性子、大黄各 15 克，甘遂 9 克，巴豆 10 粒，白酒 500 毫升。

【制作】 前 7 味捣碎，与白酒同纳猪膀胱内，扎口，每日振摇 1~2 次，密封浸泡 7 日。

【功效】 活血化瘀，散结止痛。

【主治】 癌瘤疼痛剧烈。

【用法】 外用。外敷痛处，痛止停药。

【注意】 巴豆大毒，甘遂有毒。本酒不宜内服、多用、久用，孕妇禁用，内无瘀滞及脾胃虚寒者忌用。

③ 黄药毒虫酒
来源：民间验方

【原料】 黄药子 300 克，虻虫、全蝎、蜈蚣各 30 克，白酒（60 度）或北京二锅头酒（56 度）1.5 升。

【制作】 前 4 味粗碎，置容器中，添加白酒，密封，埋在地下 7~10 日后取出，静置 1 日，去渣留液。

【功效】 活血散结，消肿止痛。

【主治】 胃癌疼痛明显者。

【用法】 口服。每日 3 次，每次 20~30 毫升。

【注意】 黄药子、全蝎、蜈蚣有毒，虻虫小毒。本酒不宜多服、久服，脾胃虚弱者、孕妇及肝功能损害者慎服。

④ 麝香冰片酒
来源：民间验方

【原料】 麝香 0.2 克，冰片 50 克，白酒 400 毫升。

【制作】 前 2 味置容器中，添加白酒使其溶解，每日振摇 1~2 次，密封浸泡 7 日，去渣留液。

【功效】 化瘀通经止痛。

【主治】 肝癌等癌症疼痛。

【用法】 外用。用棉花签蘸本酒擦疼痛明显部位或痛处周围的穴位。

【注意】 孕妇及表皮溃破者慎用。

⑤ 麝香夜牛酒

来源:《湖北科技》

【原料】 麝香 9 克,夜明砂 60 克,牛黄 3 克,白酒 150 毫升。

【制作】 前 3 味粗碎,置容器中,添加白酒,每日振摇 1～2 次,密封浸泡 7 日,去渣留液。

【功效】 消炎散结,芳香止痛。

【主治】 食管癌疼痛。

【用法】 口服。不拘时候,随量饮用。

【注意】 孕妇忌服,产妇禁服。

第十八节 其他科

一、汗证

汗证指出汗过多或出汗部位、时间、颜色异常,多因阴阳失调、营卫不和、腠理开阖不利所致,治以调阴阳、和营卫为主,阳虚自汗宜益气健脾固表,阴虚盗汗宜滋阴泻火敛汗,常用黄芪、五味子、山茱萸、乌梅、浮小麦等中药。

① 黄芪五味酒

来源: 民间验方

【原料】 当归、熟地黄、黄芪各 50 克,五味子 30 克,黄酒 500 毫升。

【制作】 前 4 味粗碎,置容器中,添加黄酒,密封,放温灰中煨热,候冷,每日振摇 1～2 次,密封浸泡 5 日,去渣留液。

【功效】 滋阴益气固表。

【主治】 盗汗。

【用法】 口服。每日 3 次,每次 30～40 毫升。

② 黄芪党参酒

来源: 民间验方

【原料】 党参、黄芪各 35 克,白酒 600 毫升。

【制作】 前 2 味粗碎,置容器中,添加白酒,每日振摇 1～2 次,密封浸泡 15 日,去渣留液。

【功效】健脾益气，益肺固表。

【主治】身体虚弱，食欲不振，自汗畏风，疲劳过度，失眠及一切气血津液不足证。

【用法】空腹口服。每日2次，每次15毫升。

二、中暑

中暑指感受暑热邪气，以致津伤气耗，轻者表现为发热烦渴、胸闷汗出、头痛眩晕、恶心呕吐等，重者可突然昏倒、面色苍白、呼吸不匀、血压降低、高热昏迷等，治以清热解暑、益气生津为主，兼以开窍、利湿，常用西瓜翠衣、绿豆、杨梅、龙脑叶、红砂糖等中药。

① 芝麻酒 　　　　　　　　　　来源:《中国民间百病良方》

【原料】黑芝麻200克，生姜60克，生龙脑叶20克，黄酒500毫升。

【制作】黑芝麻煎熟，加生姜、生龙脑叶同炒至干，研末，置容器中，添加黄酒，每日振摇1～2次，密封浸泡7日，去渣留液。

【功效】清热解暑。

【主治】预防中暑。

【用法】盛夏正午口服。每日1次，每次50～100毫升。

【注意】脾虚便溏者忌服。

② 杨梅浸酒 　　　　　　　　　　　　　来源：民间验方

【原料】鲜杨梅300克，高粱酒500毫升。

【制作】鲜杨梅洗净，置容器中，添加高粱酒，每日振摇1～2次，密封浸泡30日，去渣留液。

【功效】生津，和中，止痛。

【主治】预防中暑，夏季腹痛、痢疾、呕吐、烦渴、食欲不振。

【用法】口服。不拘时候，随量饮用。

③ 苹果酒 　　　　　　　　　　　　　　来源：民间验方

【原料】苹果250克，白酒500毫升。

【制作】前1味去皮、核，切碎，置容器中，添加白酒，每日振摇1～2次，密封浸泡7日，去渣留液。

【功效】生津润肺，解暑除烦。

【主治】脾虚火盛，中焦诸气不足，烦热中暑，醉酒。

【用法】口服。不拘时候，随量饮用。

三、食物中毒

食物中毒是进食有毒物质而引起的疾病，常表现为恶心、呕吐、腹痛等，治以促使毒物排出和减少吸收为主，常用黑大豆、生姜、苦参、鸡蛋清等中药。

① 芦苇根酒

【原料】 芦苇根 250 克，黄酒 180 毫升。

【制作】 前 1 味切碎，置容器中，添加黄酒 180 毫升、水 60 毫升，煎至 60 毫升，去渣留液。

【功效】 解毒杀虫，利小便。

【主治】 食用鱼鳖中毒者。

【用法】 温饮。每日 1 次，每次 1 剂。

② 苦参甘草酒

【原料】 苦参 45 克，生甘草 15 克，白酒 500 毫升。

【制作】 前 2 味粗碎，置容器中，添加白酒，煎至减半，去渣留液。

【功效】 引吐解毒。

【主治】 食物中毒。

【用法】 口服。不拘时候，随量饮用，不吐再饮或探喉引吐。

③ 盐酒

【原料】 食用盐 30 克，白酒 50 毫升。

【制作】 盐用布裹，烧赤，入酒和匀。

【功效】 引吐解毒。

【主治】 中恶心痛，或连腰脐。

【用法】 口服。每日 1 次，每次 1 剂，令其吐恶物。

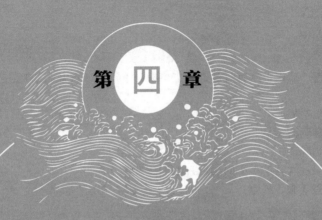

第四章

家用解酒便方

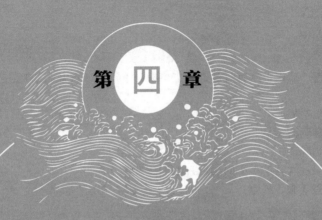
药酒配方

酒性味辛甘而热，过量饮用可酿湿化痰生热，损伤心、肝、肾三脏，导致头痛头昏、口干烦渴、恶心呕吐、胸闷心悸、神疲乏力等症状，宜辨证给予清热解毒、行气利水、渗湿化痰、养阴生津、健脾和胃等，常用葛花、乌梅、荸荠、生姜、绿豆、竹茹、白茅根、白豆蔻、丁香、砂仁、山楂等中药。

① 丁香砂仁散　　　　　来源：民间验方

【原料】　丁香、砂仁、白豆蔻各9克，葛根、木瓜、炒食盐各30克，百药煎、甘草各7.5克。

【制作】　8味研末。

【功效】　健脾利湿解酒。

【主治】　预防醉酒。

【用法】　口服。饮酒前1小时用温开水冲服药末3克。

【注意】　不宜多服、久服。

② 二葛二花丹　　　　　来源：民间验方

【原料】　葛花、白豆蔻各15克，赤小豆花、绿豆花各60克，葛根240克，真柿霜120克。

【制作】　前5味研末，与真柿霜同置容器中，用生藕汁捣和作丸，如弹子大。

【功效】　健脾燥湿，清热化痰。

【主治】　饮酒过量。

【用法】　口服。饮酒前或饮酒后用温开水冲服1丸。

③ 山楂砂糖汁　　　　　来源：民间验方

【原料】　鲜山楂1000克，白砂糖750克。

【制作】　鲜山楂切碎，置容器中，添加清水，文火煮烂，去渣留液，再加白砂糖和清水，制成糖浆。

【功效】　消食生津醒酒。

【主治】　饮酒过量。

【用法】　口服。饮酒后服用100～150毫升。

【注意】　放冰箱中保存。

④ 干良双姜散　　　　　来源：民间验方

【原料】　干姜、高良姜各600克，炒糯米750克，石菖蒲660克，巴豆15克，斑蝥100个。

【制作】　干姜与巴豆同炒至黑（去巴豆），高良姜与斑蝥同烧至干（去斑蝥），与糯米、石菖蒲研末。

【功效】 温胃健脾。

【主治】 酒精中毒，脾胃积冷，中焦不和，心下虚痞，腹中疼痛，胁肋逆满，噎塞不通，呕吐冷痰，饮食不下，噫气吞酸，口苦无味，血气刺痛。

【用法】 空腹口服。酒后用盐水冲服药末6克。

⑤ 乌梅砂糖汁

来源：民间验方

【原料】 干乌梅、白砂糖各250克。

【制作】 乌梅粗碎，置容器中，添加清水、白砂糖，煮软后留肉去核，文火熬成糖浆。

【功效】 生津解渴醒酒。

【主治】 饮酒过量。

【用法】 口服。饮酒后服用100~150毫升。

【注意】 放冰箱中保存。

⑥ 五鲜汁

来源：民间验方

【原料】 鲜梨300克，生荸荠、鲜藕、鲜甘蔗各200克，鲜生地黄100克。

【制作】 上5味去皮（或节、核），切碎，置容器中，压榨取汁，去渣留液。

【功效】 清热解毒醒酒。

【主治】 饮酒过量。

【用法】 口服。饮酒后服用100~150毫升。

【注意】 放冰箱中保存。

⑦ 火腿椒姜汤

来源：民间验方

【原料】 火腿肉120克，花椒、生姜各4克，葱白3克，食盐适量。

【制作】 火腿肉切片，与花椒同置容器中，添加清水，武火煮沸，入生姜、葱白，改文火煨烂，加食盐溶解，候冷。

【功效】 健脾益胃。

【主治】 饮酒过量。

【用法】 口服。饮酒后服用100~150毫升。

【注意】 放冰箱中保存。

⑧ 四鲜赤豆汤

来源：民间验方

【原料】 鲜冬瓜皮125克，鲜西瓜皮、鲜玉米须各75克，鲜白茅根、赤小豆100各克。

【制作】 上5味粗碎，置容器中，添加清水，浸泡30分钟，文火煮沸20分钟，候冷。

【功效】 清热凉血，利水消肿。

【主治】 饮酒过量。

【用法】 口服。饮酒后服用100~150毫升。

【注意】 放冰箱中保存。

⑨ 甘草茶

【原料】 生甘草100克，食盐少许。

【制作】 前1味粗碎，置容器中，添加清水、食盐，文火煮沸，候冷。

【功效】 清热解毒醒酒。

【主治】 饮酒过量。

【用法】 口服。饮酒后服用100~150毫升。

【注意】 放冰箱中保存。

⑩ 生姜乌梅茶

来源：民间验方

【原料】 鲜生姜5克，乌梅肉15克，绿茶叶3克，红砂糖10克。

【制作】 前3味粗碎，置容器中，添加清水、红砂糖，文火煮沸，密封浸泡30分钟。

【功效】 生津解毒。

【主治】 饮酒过量。

【用法】 口服。饮酒后服用100~150毫升。

【注意】 放冰箱中保存。

⑪ 生姜食醋茶

来源：民间验方

【原料】 生姜15克，食醋6毫升。

【制作】 前1味切片，置容器中，添加清水、食醋，文火煮沸5分钟。

【功效】 清热解毒醒酒。

【主治】 饮酒过量。

【用法】 口服。饮酒后服用100~150毫升。

【注意】 放冰箱中保存。

⑫ 白砂糖汤

来源：民间验方

【原料】 白砂糖30~50克。

【制作】 置容器中，添加清水，文火煮至白砂糖溶解。

【功效】 润肺生津，解酒醒醉。

【主治】 饮酒过量。

【用法】 口服。不拘时候，频繁饮用。

【注意】 放冰箱中保存。

⑬ 白果解酒丹

来源：民间验方

【原料】 白果、葡萄各240克，薄荷叶、侧柏叶、砂仁、甘松各34克，细茶120克，当归15克，丁香、肉桂、细辛各1.5克。

【制作】 上 11 味研末，置容器中，炼蜜为丸，如芡实大。

【功效】 健脾益气，温中化湿。

【主治】 饮酒过量。

【用法】 口服。饮酒前或饮酒后用清茶送服 1 丸。

【注意】 白果有毒，细辛小毒。本丹不宜多服、久服，孕妇及体虚者忌服。

⑭ 白蔻丁香散 来源：民间验方

【原料】 白豆蔻仁 10 克，丁香 2 克。

【制作】 上 2 味研末。

【功效】 健脾益胃，芳香化湿。

【主治】 预防醉酒，酒后恶心、呕吐及胃脘不适。

【用法】 口服。饮酒前 1 小时用温开水送服药末 3 克。

⑮ 石膏葛根汤 来源：《普济方》

【原料】 石膏 15 克，葛根、生姜各 90 克。

【制作】 上 3 味粗碎，置容器中，添加清水，文火煎沸，去渣留液，候温。

【功效】 清热凉血。

【主治】 饮酒太过，沉醉不醒。

【用法】 口服。不拘时候，徐徐灌服。

⑯ 龙眼大枣汤 来源：民间验方

【原料】 大枣 300 克，龙眼肉 200 克，白砂糖适量。

【制作】 前 2 味粗碎，置容器中，添加清水，浸泡 2 小时，武火煮沸，入白砂糖溶解，候冷。

【功效】 健脾开胃，增进食欲。

【主治】 饮酒过量。

【用法】 口服。饮酒后服用 100～150 毫升。

【注意】 放冰箱中保存。

⑰ 冰糖银耳汤 来源：民间验方

【原料】 银耳 50 克，青梅、山楂糕各 15 克，冰糖 200 克。

【制作】 前 3 味粗碎，置容器中，添加清水，武火煮沸，改文火煨汤至浓稠，入冰糖溶解。

【功效】 健脾开胃，生津解酒。

【主治】 饮酒过量。

【用法】 口服。饮酒后服用 100～150 毫升。

【注意】 放冰箱中保存。

⑱ 红枣绿豆汤

来源：民间验方

【原料】 绿豆 300 克，大枣、白砂糖各 100 克。

【制作】 前 2 味粗碎，置容器中，添加清水 1.5 升，武火煮沸，改文火焖酥，入白砂糖，候冷。

【功效】 健脾益胃，理气和中。

【主治】 饮酒过量。

【用法】 口服。饮酒后加冰块服用 100 ~ 150 毫升。

【注意】 放冰箱中保存。

⑲ 老菱角汤

来源：民间验方

【原料】 老菱角、新鲜菱角草茎各 50 克。

【制作】 上 2 味粗碎，置容器中，添加清水，文火煎沸，去渣留液，候温。

【功效】 清热凉血。

【主治】 急性酒精中毒。

【用法】 口服。每次顿服 1 剂。

⑳ 西瓜牛奶汁

来源：民间验方

【原料】 鲜西瓜汁 150 毫升，牛奶 1 瓶，白砂糖适量。

【制作】 西瓜汁置容器中，添加白砂糖、牛奶搅匀。

【功效】 解暑生津醒酒。

【主治】 饮酒过量。

【用法】 口服。饮酒后服用 100 ~ 150 毫升。

【注意】 放冰箱中保存。

㉑ 西瓜番茄汁

来源：民间验方

【原料】 大西瓜 1 个，番茄 5 个。

【制作】 上 2 味捣汁，置容器中，添加清水，文火煮沸，候冷。

【功效】 清热利湿解暑。

【主治】 饮酒过量。

【用法】 口服。饮酒后服用 100 ~ 150 毫升。

【注意】 放冰箱中保存。

㉒ 西瓜翠衣汤

来源：民间验方

【原料】 鲜西瓜翠衣 1 个，白砂糖适量。

【制作】 西瓜外层绿皮切下，洗净后切成碎块，置容器中，添加清水，文火煮 30 分钟，去渣留液，入白砂糖搅匀，候冷。

【功效】 清热解暑利湿。

【主治】 饮酒过量。

【用法】 口服。饮酒后代茶频饮。

【注意】 隔夜汤忌服。

㉓ 杏仁砂糖茶 来源：民间验方

【原料】 杏仁 60 克，白砂糖 200 克。

【制作】 杏仁捣烂或磨成浆，去渣留液，置容器中，添加白砂糖、清水混匀，文火煮沸。

【功效】 解毒醒酒。

【主治】 饮酒过量。

【用法】 口服。饮酒后服用 100～150 毫升。

【注意】 放冰箱中保存。

㉔ 杨梅砂糖汁 来源：民间验方

【原料】 鲜杨梅 500 克，白砂糖 250 克。

【制作】 鲜杨梅洗净，置容器中，添加白砂糖，腌制 2 日，取汁，武火煮沸，候冷，加水或冰块。

【功效】 健脾益气生津。

【主治】 饮酒过量。

【用法】 口服。饮酒后服用 100～150 毫升。

【注意】 放冰箱中保存。

㉕ 良姜茴麻汤 来源：民间验方

【原料】 高良姜 450 克，炒茴香 225 克，甘草 353 克，麻油 12 克，食盐 500 克。

【制作】 前 3 味粗碎，与麻油、食盐同置容器中，文火炒干，研末。

【功效】 健脾和胃，消食导滞。

【主治】 饮酒后出现腹部胀痛，不思饮食，呕吐酸水，伤冷泄泻。

【用法】 口服。每日 3 次，每次用温开水冲服药末 3 克。

㉖ 芜菁根散 来源：民间验方

【原料】 干芜菁根 27 枚。

【制作】 上味隔水文火蒸熟，晒干研末。

【功效】 温中下气，利湿解毒。

【主治】 饮酒过量。

【用法】 口服。饮酒后用冷开水冲服3～6 克。

㉗ 芹菜砂糖汁

来源：民间验方

【原料】 鲜芹菜 2000 克，白砂糖适量。

【制作】 芹菜置容器中，切碎捣烂，去渣留液，添加白砂糖搅匀。

【功效】 解毒醒酒。

【主治】 饮酒过量。

【用法】 口服。饮酒后服用 100~150 毫升。

【注意】 放冰箱中保存。

㉘ 陈皮砂糖茶

来源：民间验方

【原料】 陈皮 30 克，白砂糖 50 克。

【制作】 前 1 味粗碎，置容器中，添加清水，文火煮沸，候冷，去渣留液，入白砂糖溶解。

【功效】 行气和中。

【主治】 饮酒过量。

【用法】 口服。饮酒后服用 100~150 毫升。

【注意】 放冰箱中保存。

㉙ 咖啡茶

来源：民间验方

【原料】 咖啡适量。

【制作】 上味粗碎，置容器中，添加清水，文火煮沸，去渣留液。

【功效】 醒脑提神。

【主治】 饮酒过量。

【用法】 口服。饮酒后服用 100~150 毫升。

【注意】 放冰箱中保存。

㉚ 枇杷竹叶茶

来源：民间验方

【原料】 鲜枇杷叶、鲜竹叶、鲜芦根各 30 克，白砂糖、食盐各适量。

【制作】 前 3 味撕成小块，置容器中，添加清水 750 毫升，文火煮 10 分钟，去渣留液，入白砂糖、食盐搅匀，候冷。

【功效】 清热生津解酒。

【主治】 饮酒过量。

【用法】 口服。饮酒后服用 100~150 毫升。

【注意】 放冰箱中保存。

㉛ 茅桑二根汤

来源：民间验方

【原料】 鲜白茅根、鲜桑根各 45 克，冰糖 10 克。

【制作】 前2味粗碎，置容器中，添加清水750毫升，文火煮至400毫升，入冰糖溶解。

【功效】 清热凉血，利水解毒。

【主治】 饮酒过量。

【用法】 口服。饮酒后服用100~150毫升。

【注意】 放冰箱中保存。

㉜ 厚朴麦芽汤

【原料】 大黄、山楂、厚朴各8克，白芷、麦芽各6克，生甘草15克。

【制作】 上6味粗碎，置容器中，添加清水，文火煎沸，去渣留液。

【功效】 消食导滞，行气宽中。

【主治】 饮酒过量。

【用法】 口服。每日3次，每次1/3剂。

㉝ 扁豆汁

【原料】 白扁豆50克，食盐2.5克。

【制作】 白扁豆粗碎，置容器中，添加清水500毫升，文火煮至300毫升，入食盐溶解，候冷。

【功效】 健脾和中。

【主治】 饮酒过量。

【用法】 口服。饮酒后服用100~150毫升。

【注意】 放冰箱中保存。

㉞ 柑橘柠檬茶

【原料】 茶叶1克，干柑橘皮25克，干柠檬皮10克，柑橘糖浆50毫升。

【制作】 前3味粗碎，置容器中，添加清水，文火煮沸，密封浸泡2分钟，去渣留液，入柑橘糖浆搅匀。

【功效】 行气宽中，和胃解酒。

【主治】 饮酒过量。

【用法】 口服。饮酒后服用100~150毫升。

【注意】 放冰箱中保存。

㉟ 柠檬砂糖汁

【原料】 鲜柠檬500克，白砂糖250克。

【制作】 柠檬切片，置容器中，捣汁，文火煮沸，随煮随搅，加白砂糖溶解，候冷。

【功效】 生津止渴解酒。

【主治】 饮酒过量。

【用法】 口服。饮酒后服用100~150毫升。

第四章 家用解酒便方

【注意】 放冰箱中保存。

36 柿叶茶
来源：民间验方

【原料】 柿叶 10 克。
【制作】 上味粗碎，置容器中，添加清水，文火煮沸，候冷。
【功效】 清热解酒。
【主治】 饮酒过量。
【用法】 口服。饮酒后服用 100～150 毫升。
【注意】 放冰箱中保存。

37 活命醒酒丹
来源：民间验方

【原料】 贯众、甘草、板蓝根、葛根、芒硝各 30 克，大黄 45 克，牛黄、珍珠、生犀牛角、薄荷各 15 克，朱砂 12 克，麝香、桂枝、青黛各 9 克，冰片 6 克，蜂蜜适量。
【制作】 前 15 味研末，置容器中，炼蜜为丸，每丸 3 克，金箔为衣。
【功效】 清热解毒，平肝开窍。
【主治】 饮酒过量，发热腹胀，大、小便不利，胸膈痞满，气闭面赤，汗后余热不解及脑卒中不语，半身不遂，肢体麻木，痰涎上涌，咽嗌不利，牙关紧闭。
【用法】 口服。饮酒前或饮酒后用新汲水冲服 1 丸。
【注意】 朱砂有毒，贯众小毒。本丹不宜多服、久服，孕妇及体虚者慎服。

38 济生百杯丸
来源：《济生拔萃》

【原料】 橘皮、干姜各 90 克，木香、苍术、小茴香、三棱各 9 克，白丁香 50 个，炙甘草 6 克，砂仁、白豆蔻各 30 个，生姜 30 克，蜂蜜适量。
【制作】 前 11 味研末，置容器中，炼蜜为丸，每丸 6 克。
【功效】 燥湿健脾，行气宽中。
【主治】 预防醉酒，饮酒过量，胸胁痞满，面色黄黑，饮食不思，日渐羸瘦。
【用法】 口服。饮酒前或饮酒后用生姜煎汁冲服 1 丸。

39 砂仁葛根散
来源：民间验方

【原料】 甘草、葛花、葛根、砂仁、贯众各等份。
【制作】 上 5 味捣末，置容器中，添加清水，武火煮沸，去渣留液。
【功效】 疏风解酒。
【主治】 饮酒过量，急性酒精中毒。
【用法】 口服。每次 20～30 毫升。
【注意】 贯众小毒。本酒不宜多服、久服，孕妇忌服。

40 草豆蔻汤
来源：民间验方

【原料】 草豆蔻 10 克。

【制作】 上味粗碎，置容器中，添加清水，文火煎沸，候冷。

【功效】 行气燥湿，温中祛寒。

【主治】 饮酒过量，不思饮食。

【用法】 口服。饮酒后服用 100 ~ 150 毫升。

【注意】 放冰箱中保存。

㊶ 草莓砂糖汁

来源：民间验方

【原料】 鲜草莓 500 克，白砂糖适量。

【制作】 鲜草莓洗净，撕去绿色花托，置容器中，捣碎，去渣留液，文火煮沸，入白砂糖溶解。

【功效】 生津止渴。

【主治】 饮酒过量。

【用法】 口服。饮酒后服用 100 ~ 150 毫升。

【注意】 放冰箱中保存。

㊷ 香薷扁豆散

来源：民间验方

【原料】 炒扁豆、茯神、厚朴各 30 克，香薷 60 克，炙甘草 15 克。

【制作】 上 5 味研末。

【功效】 健脾和胃，益气宽中。

【主治】 急性酒精中毒，昏迷不醒，胸胁胀满，吐泻不止。

【用法】 口服。每日 3 次，每次用温开水冲服药末 6 克。

㊸ 桑菊枸杞茶

来源：民间验方

【原料】 霜桑叶、干菊花各 5 克，枸杞子 6 克，决明子 3 克。

【制作】 霜桑叶晒干、搓碎，决明子入锅炒香，与干菊花、枸杞子同置容器中，添加清水，文火煮沸 15 分钟，候冷。

【功效】 清热平肝解酒。

【主治】 饮酒过量。

【用法】 口服。饮酒后服用 100 ~ 150 毫升。

【注意】 放冰箱中保存。

㊹ 盐糖菠萝汁

来源：民间验方

【原料】 菠萝 1 个，食盐、白砂糖各适量。

【制作】 前 1 味去皮及眼，捣汁，去渣留液，入食盐、白砂糖搅匀，添加适量开水。

【功效】 健脾益胃生津。

【主治】 饮酒过量。

【用法】 口服。饮酒后服用 100 ~ 150 毫升。

【注意】 放冰箱中保存。

㊺ 莲藕银耳汤

来源：民间验方

【原料】 鲜莲藕 250 克，银耳 15 克，白砂糖适量。

【制作】 银耳用开水泡发涨，洗净，置容器中，添加清水，武火煮沸，改文火煨，入莲藕片，加白砂糖溶解，文火煮烂，候冷。

【功效】 清热利湿。

【主治】 饮酒过量。

【用法】 口服。饮酒后服用 100 ~ 150 毫升。

【注意】 放冰箱中保存。

㊻ 鸭梨荸荠汁

来源：民间验方

【原料】 大鸭梨 200 克，荸荠 150 克，鲜莲藕 250 克。

【制作】 上 3 味捣烂，置容器中，取汁，和匀。

【功效】 清热利湿解暑。

【主治】 饮酒过量。

【用法】 口服。饮酒后服用 100 ~ 150 毫升。

【注意】 放冰箱中保存。

㊼ 绿芷麝冰散

来源：民间验方

【原料】 绿豆、生石膏各 240 克，滑石、白芷各 24 克，麝香 2.5 克，冰片 270 克，薄荷 220 克，甘油 540 克。

【制作】 前 7 味研末，加甘油和匀。

【功效】 清暑祛风，通窍解毒。

【主治】 饮酒过度，夏令暑热，头目眩晕，恶心呕吐，晕车晕船，蝎蜇虫咬。

【用法】 口服。饮酒前或饮酒后用冷开水冲服 0.6 克。

【注意】 避光保存。孕妇慎服。

㊽ 绿豆甘草汤

来源：民间验方

【原料】 绿豆 100 克，甘草粉 6 克。

【制作】 前 2 味置容器中，添加清水，武火煮沸，取汁 500 ~ 800 毫升。

【功效】 清热解毒。

【主治】 急性酒精中毒。

【用法】 口服。不拘时候，频频饮服。

㊾ 绿豆汤

来源：民间验方

【原料】 绿豆 100 克。

【制作】 上味置容器中，添加清水，文火煎沸，候冷。

【功效】 清热解暑。

【主治】 饮酒过量。

【用法】 口服。饮酒后服用 100 ~ 150 毫升。

【注意】 放冰箱中保存。

㊿ 绿豆花汤
来源：民间验方

【原料】 绿豆花 10 克（鲜品 30 克）。

【制作】 上味粗碎，置容器中，添加清水，文火煎沸，候冷。

【功效】 清热解毒化湿。

【主治】 饮酒过量。

【用法】 口服。饮酒后服用 100 ~ 150 毫升。

【注意】 放冰箱中保存。

51 菊花绿茶煎
来源：民间验方

【原料】 白菊花、绿茶各 9 克。

【制作】 上 2 味粗碎，置容器中，添加清水，文火煮沸，候冷。

【功效】 清肝醒酒解毒。

【主治】 防止醉酒。

【用法】 口服。饮酒前代茶饮。

【注意】 放冰箱中保存。

52 菠萝汤
来源：民间验方

【原料】 鲜菠萝 1000 克，白砂糖 50 克。

【制作】 鲜菠萝洗净，去皮和果眼，切片，置容器中，添加清水 1 升，武火煮沸 5 分钟，入白砂糖溶解，去渣留液，候冷。

【功效】 利湿解酒。

【主治】 饮酒过量。

【用法】 口服。不拘时候，频繁饮用。

53 萝卜砂糖汁
来源：民间验方

【原料】 白萝卜 2000 克，白砂糖 500 克，食盐少许。

【制作】 白萝卜切丝，置容器中，榨汁，入白砂糖、食盐搅匀。

【功效】 健脾下气宽中。

【主治】 饮酒过量。

【用法】 口服。饮酒后服用 100 ~ 150 毫升。

【注意】 放冰箱中保存。

54 萝卜乳蛋汁

【原料】 鸡蛋1个，冰牛奶1瓶，胡萝卜泥25克，白砂糖50克，橙汁25克，食盐少许。

【制作】 鸡蛋打散，置容器中，添加冰牛奶、胡萝卜泥、白砂糖、橙汁、食盐摇匀。

【功效】 解毒醒酒。

【主治】 饮酒过量。

【用法】 口服。饮酒后服用100~150毫升。

【注意】 放冰箱中保存。

55 银花砂糖茶
来源：民间验方

【原料】 金银花30克，白砂糖30克。

【制作】 前1味粗碎，置容器中，添加清水，文火煮沸，去渣留液，候冷，加白砂糖溶解。

【功效】 清热解毒生津。

【主治】 饮酒过量。

【用法】 口服。饮酒后服用100~150毫升。

【注意】 放冰箱中保存。

56 番茄牛奶汁
来源：民间验方

【原料】 番茄汁30毫升，牛奶1瓶，白砂糖适量。

【制作】 番茄汁置容器中，添加白砂糖、牛奶搅匀。

【功效】 解毒醒酒。

【主治】 饮酒过量。

【用法】 口服。饮酒后服用100~150毫升。

【注意】 放冰箱中保存。

57 番茄汁
来源：民间验方

【原料】 鲜番茄1000克。

【制作】 鲜番茄切块，置容器中，捣汁，去渣留液，武火煮沸，候冷。

【功效】 解毒醒酒。

【主治】 饮酒过量。

【用法】 口服。饮酒后服用100~150毫升。

【注意】 放冰箱中保存。

58 紫苏生姜茶
来源：民间验方

【原料】 紫苏叶5克，生姜30克。

【制作】 上 2 味粗碎，置容器中，添加清水，文火煮沸，去渣留液。
【功效】 行气宽中解酒。
【主治】 饮酒过量。
【用法】 口服。饮酒后服用 100 ~ 150 毫升。
【注意】 放冰箱中保存。

59 紫金锭
来源：民间验方

【原料】 山慈菇、五倍子各 60 克，千金子 30 克，麝香、朱砂、雄黄各 9 克，糯米适量。
【制作】 前 6 味共研细末，用糯米煮成的浓汤混匀。
【功效】 清热解毒醒酒。
【主治】 各种中毒、疮疡。
【用法】 口服。酒后用温开水冲服药末 9 克。
【注意】 千金子、朱砂、雄黄有毒。本酒不宜多服、久服，孕妇及体虚者忌服。

60 紫葡萄汁
来源：民间验方

【原料】 紫葡萄 1000 克。
【制作】 紫葡萄置容器中，捣烂，武火煮沸，候冷，去渣留液，改文火煮沸，再候冷。
【功效】 生津止渴解酒。
【主治】 饮酒过量。
【用法】 口服。饮酒后服用 100 ~ 150 毫升。
【注意】 放冰箱中保存。

61 葛花白药散
来源：民间验方

【原料】 葛花 15 克，白药子 12 克。
【制作】 上 2 味研末。
【功效】 疏风解酒。
【主治】 预防醉酒。
【用法】 口服。饮酒前 1 小时用白开水冲服药末 6 克。

62 葛花汤
来源：民间验方

【原料】 葛花 15 克。
【制作】 上味粗碎，置容器中，添加清水，文火煎沸，候冷。
【功效】 健脾益胃。
【主治】 饮酒过量。
【用法】 口服。不拘时候，频繁饮用。

第四章 家用解酒便方

(63) 葛花砂仁丸

来源：民间验方

【原料】葛花、葛根各 15 克，砂仁、草果各 5 克，木香、陈皮、炒枳实各 30 克，沉香、白豆蔻、荜澄茄、茯苓、炙甘草各 1 克，乌梅 14 克，制半夏 12 克，蜂蜜适量。

【制作】前 14 味研末，置容器中，炼蜜为丸，如龙眼大。

【功效】清热解毒，化痰消食。

【主治】急性酒精性中毒。

【用法】口服。每次用温开水冲服 1 丸。

(64) 葛花茶

来源：民间验方

【原料】葛花 10 克。

【制作】上味粗碎，置容器中，添加清水，去渣留液。

【功效】解毒醒酒。

【主治】防止醉酒。

【用法】口服。饮酒前代茶饮。

【注意】放冰箱中保存。

(65) 葡萄乳檬汁

来源：民间验方

【原料】优质葡萄汁 250 毫升，淡牛奶 1 瓶，柠檬汁、白砂糖各少许。

【制作】淡牛奶置容器中，添加冷开水 200 毫升、葡萄汁 250 毫升摇匀，再加柠檬汁、白砂糖溶解。

【功效】生津醒酒。

【主治】饮酒过量。

【用法】口服。饮酒后服用 100～150 毫升。

【注意】放冰箱中保存。

(66) 槟榔茶

来源：民间验方

【原料】槟榔片 10 克。

【制作】上味粗碎，置容器中，添加清水，文火煮沸，候冷。

【功效】消食醒酒解毒。

【主治】饮酒过量。

【用法】口服。饮酒后服用 100～150 毫升。

【注意】放冰箱中保存。

(67) 酸梅汤

来源：民间验方

【原料】乌梅 75 克，山楂 50 克，甘草 5 克，白砂糖 450 克。

【制作】前 3 味粗碎，置容器中，添加开水 500 毫升，密封浸泡 3 小时，去渣留液。

药渣加开水 500 毫升，密封浸泡 2 小时，去渣留液。合并 2 次浸出液，加白砂糖和清水至 3 升，武火煮沸 3 分钟，候冷。

【功效】健脾生津。

【主治】饮酒过量。

【用法】口服。饮酒后佐餐服用 100～150 毫升。

⑱ 鲜藕汁

【原料】鲜藕 250 克。

【制作】鲜藕捣成泥，榨汁，置容器中，武火煮沸，候冷。

【功效】清热解毒。

【主治】饮酒过量。

【用法】口服。饮酒后服用 100～150 毫升。

【注意】放冰箱中保存。

⑲ 鲜橘汁

【原料】蜜橘 1000 克。

【制作】蜜橘切成两半，捣汁。

【功效】生津止渴解酒。

【主治】饮酒过量。

【用法】口服。饮酒后服用 100～150 毫升。

【注意】放冰箱中保存。

⑳ 樟叶葛花散

【原料】嫩樟树叶、葛花各等份。

【制作】上 2 味研末。

【功效】芳香化湿。

【主治】酒醉不醒。

【用法】口服。每次用冷开水冲服药末 9 克。

㉑ 樱桃砂糖汁

【原料】红樱桃 1000 克，白砂糖 250 克。

【制作】红樱桃去茎、洗净、压碎，置容器中，文火煮沸，入白砂糖溶解。

【功效】生津止渴。

【主治】饮酒过量。

【用法】口服。饮酒后服用 100～150 毫升。

【注意】放冰箱中保存。

第四章 家用解酒便方

⑦ 橄榄草盐汤

【原料】 青橄榄、甘草、食盐各适量。

【制作】 前1味在瓦上磨去粗皮，去核，切成细丝，置容器中，每500克橄榄丝用甘草末、炒盐各60克拌匀。

【功效】 清肺利咽，生津解毒。

【主治】 预防醉酒，饮酒过量，口渴咽干。

【用法】 口服。饮酒前或饮酒后用温开水冲服药末10～15克。

【注意】 密封保存。

⑦ 橘莲梅枣汤

【原料】 橘子罐头、莲子罐头各半瓶，青梅25克，大枣50克，白砂糖300克，食醋30毫升，桂花少许。

【制作】 大枣洗净、去核，置小碗中加水蒸熟；青梅切丁；橘子、莲子罐头一起倒入锅中，加青梅、大枣、白砂糖、食醋、桂花、清水，武火煮沸，候冷。

【功效】 清心泻火，生津解毒。

【主治】 急性酒精中毒，口渴咽干。

【用法】 口服。不拘时候，频频饮服。

⑦ 薄荷绿豆汤

【原料】 绿豆600克，白砂糖200克，薄荷少许。

【制作】 绿豆置容器中，添加清水，武火烧开，改文火煮至绿豆开花，候冷；薄荷置容器中，添加清水，浸泡30分钟，武火煮沸，候冷，去渣留液，入白砂糖、绿豆汤搅匀。

【功效】 清热解暑。

【主治】 饮酒过量。

【用法】 口服。饮酒后佐餐服用100～150毫升。

【注意】 放冰箱中保存。

⑦ 螺蚌葱豉汤

【原料】 田螺、河蚌、大葱、豆豉各适量。

【制作】 田螺捣碎，河蚌取肉，同置容器中，添加清水，入大葱、豆豉共煮。

【功效】 清热利湿。

【主治】 急性酒精中毒。

【用法】 口服。不拘时候，频饮汁液。